妇幼保健医师丛书

孕产期保健

主 编 熊 庆

编 者（按姓氏笔画排列）

马玉燕　王晓东　王晨虹　邢爱耘
张 力　李宝娟　杨 平　杨 柳
杨文芳　汪雪雁　肖 兵　陈大鹏
周 淑　贺 晶　赵 倩　席 娜
崔世红　温 静　董 玲　韩 宁
韩秀君　潘 迎

中国协和医科大学出版社

图书在版编目（CIP）数据

孕产期保健／熊庆主编. —北京：中国协和医科大学出版社，2016.7

（妇幼保健医师丛书）

ISBN 978-7-5679-0621-1

Ⅰ. ①孕… Ⅱ. ①熊… Ⅲ. ①妊娠期–妇幼保健 ②产褥期–妇幼保健 Ⅳ. ①R715.3

中国版本图书馆 CIP 数据核字（2016）第 166439 号

妇幼保健医师丛书
——孕产期保健

主　　编：熊　庆
责任编辑：田　奇

出版发行：中国协和医科大学出版社
　　　　　（北京东单三条九号　邮编100730　电话65260431）
网　　址：www.pumcp.com
经　　销：新华书店总店北京发行所
印　　刷：北京玺诚印务有限公司

开　　本：889×1194　　1/32
印　　张：9.625
字　　数：250千字
版　　次：2017年1月第1版
印　　次：2019年12月第4次印刷
定　　价：25.00元

ISBN 978-7-5679-0621-1

《妇幼保健医师丛书》
编写委员会

总 主 编：王临虹

副总主编：金　曦　王惠珊

顾　　问：严仁英　胡亚美

委　　员：(按姓氏笔画排列)

王临虹　　王惠珊　　王　斌　　刘筱娴　　严仁英

苏穗青　　杜玉开　　李　芬　　吴光驰　　余小鸣

张　彤　　张德英　　张蕴璟　　金　曦　　周树森

项小英　　胡仪吉　　胡亚美　　黄醒华　　曹　彬

渠川琰　　程利南　　鲍秀兰　　熊　庆　　颜崇淮

前　言

　　孕产期保健关系到母子的健康，大量研究表明成人期疾病也受到胎婴儿期健康状况的影响。所以孕产期保健在人类繁衍的过程中起到了承上启下的重要作用，需要得到规范、科学的保健。

　　孕产期保健是从受孕前的准备阶段开始，到新生儿的早期阶段，包括孕前、孕期、分娩期和产褥期的全程保健。在这一时期妇女将经历妊娠、分娩、哺乳等重要阶段，孕产期保健也需要孕产妇家庭（特别是其丈夫）的共同参与。

　　本手册以《孕产期保健规范》为指导，结合近年来国内外在孕产期保健和临床工作中的研究进展，按照循证医学最佳证据原则，以实际工作中医疗保健人员可能遇到的问题为线索，以问答的形式编写，以满足一线临床保健专业人员学习、查阅的需求。

　　本手册由国家妇幼保健中心组织国内多所医疗保健机构

的专家编写，但由于医疗保健领域的进展迅速，并不一定能完全反映孕产妇保健的最新进展，疏漏之处在所难免，还望各位同道提出建议。

熊　庆

2016 年 10 月

▤　　录

第一章　概述 ……………………………………………（ 1 ）

第一节　孕产期保健定义 …………………………（ 1 ）

1. 孕产期保健定义 ………………………………（ 1 ）

2. 围生期及围生医学定义 ………………………（ 1 ）

第二节　孕产期保健人群、目标及内容 …………（ 2 ）

3. 孕产期保健目标 ………………………………（ 2 ）

4. 孕产期保健内容 ………………………………（ 3 ）

5. 孕产期保健的服务人群 ………………………（ 4 ）

第三节　孕产期保健服务不同时期保健内容 ……（ 5 ）

6. 孕前期保健内容 ………………………………（ 5 ）

7. 早孕期保健内容 ………………………………（ 5 ）

8. 中孕期保健内容 ………………………………（ 7 ）

9. 晚孕期保健内容 ………………………………（ 8 ）

10. 分娩期保健内容 ……………………………（ 9 ）

11. 产褥期保健内容 ……………………………（ 11 ）

12. 新生儿期保健内容 …………………………（ 12 ）

第四节　健康咨询及健康教育 …………………（ 13 ）

13. 健康人群心理咨询指导 ……………………（ 13 ）

14. 健康危险人群的咨询指导 ……………………（14）

15. 对患病人群的咨询指导 ………………………（14）

16. 健康教育 ………………………………………（17）

17. 服务观念及模式的转变 ………………………（19）

第二章 孕产期保健 …………………………………（22）

第一节 孕前保健 ……………………………………（22）

18. 孕前保健的重要性及作用 ……………………（22）

19. 对健康夫妇的孕前咨询及指导 ………………（24）

20. 对家族遗传病史者的孕前咨询及指导 ………（26）

21. 对不良妊娠史者的咨询及指导 ………………（27）

22. 对慢性病患者的孕前咨询与指导 ……………（29）

23. 对有害因素接触史者的孕前咨询及指导 ……（32）

24. 唐氏筛查的指标及意义 ………………………（34）

25. 健康危险因素的筛查及孕前咨询指导 ………（36）

第二节 孕期的生理与心理 …………………………（39）

26. 孕期各系统的生理变化 ………………………（39）

27. 妊娠各期的心理变化 …………………………（41）

第三节 孕早期保健 …………………………………（43）

28. 最佳的受孕年龄 ………………………………（43）

29. 孕早期注意事项 ………………………………（44）

30. 如何测算预产期 ………………………………（44）

31. 如何建孕期保健卡 ……………………………（47）

32. 孕早期的心理问题 ……………………………（49）

33. 孕妇转移抑郁情绪的方法 ……………………（50）

34. 孕期营养不良对胎儿的影响 …………………（51）

35. 孕期营养不良对母亲的影响 …………………（52）

36. 孕期营养过剩对胎儿的影响 …………………（ 53 ）

37. 孕期营养过剩对母亲的影响 …………………（ 54 ）

38. 孕早期的合理膳食 ……………………………（ 55 ）

39. 孕妇慎用保健品或营养补品 …………………（ 56 ）

第四节　孕早期常见问题的处理 …………………（ 57 ）

40. 孕早期导致阴道出血的常见疾病 ……………（ 57 ）

41. 出现流产不宜勉强保胎 ………………………（ 58 ）

42. 应对早孕反应的策略 …………………………（ 59 ）

43. 孕早期进行 B 超检查的适应证 ………………（ 60 ）

44. 孕期的口腔护理 ………………………………（ 61 ）

45. 孕早期妇女牙龈炎防治 ………………………（ 62 ）

46. 需要在妊娠早期终止妊娠的疾病 ……………（ 62 ）

47. 孕期不宜常用化妆品 …………………………（ 64 ）

第五节　孕中晚期常见健康问题的处理 …………（ 65 ）

48. 下肢水肿 ………………………………………（ 65 ）

49. 妊娠与关节痛 …………………………………（ 66 ）

50. 孕期腹痛下坠 …………………………………（ 66 ）

51. 阴道出血 ………………………………………（ 67 ）

52. 头晕眼花 ………………………………………（ 68 ）

53. 妊娠期贫血 ……………………………………（ 69 ）

54. 胎动计数 ………………………………………（ 71 ）

55. 营养指导 ………………………………………（ 72 ）

56. 健康危险因素的筛查及指导 …………………（ 73 ）

57. 分娩准备教育 …………………………………（ 73 ）

58. 孕后期的心理保健 ……………………………（ 74 ）

第三章　妊娠常见合并症 …………………………（ 76 ）

59. 妊娠合并心脏病 …………………………………（ 76 ）

60. 慢性高血压合并妊娠 ……………………………（ 78 ）

61. 糖尿病与妊娠 ……………………………………（ 81 ）

62. 妊娠期肝内胆汁淤积症 …………………………（ 85 ）

63. 妊娠合并病毒性肝炎 ……………………………（ 87 ）

64. 妊娠合并甲状腺功能减退症 ……………………（ 91 ）

65. 妊娠合并甲状腺功能亢进症 ……………………（ 93 ）

66. 妊娠合并肾疾病 …………………………………（ 96 ）

67. 妊娠合并特发性血小板减少性紫癜 ……………（ 98 ）

68. 妊娠与 TORCH 感染 ……………………………（101）

69. 妊娠合并常见性传播疾病及生殖道感染 ………（107）

70. 早产 ………………………………………………（113）

71. 妊娠高血压疾病 …………………………………（115）

72. 前置胎盘 …………………………………………（118）

73. 胎盘早剥 …………………………………………（123）

74. 羊水过多 …………………………………………（127）

75. 羊水过少 …………………………………………（129）

76. 多胎妊娠 …………………………………………（132）

77. 胎膜早破 …………………………………………（138）

78. 过期妊娠 …………………………………………（143）

第四章　分娩期保健 ……………………………………（146）

第一节　分娩生理简述 …………………………………（146）

79. 先兆临产、临产与产程 …………………………（146）

80. 分娩观念的改变 …………………………………（147）

81. WHO 对分娩常用措施的评估及爱母分娩

行动十点措施 …………………………………（148）

82. 陪伴分娩 ···（150）

83. 分娩镇痛 ···（152）

84. 产程观察及新产程图 ······················（154）

第二节　分娩期并发症的预防及治疗 ·········（158）

85. 宫缩乏力的防治 ·····························（158）

86. 胎位异常的防治 ·····························（161）

87. 产程停滞、胎头下降停滞的防治 ·······（165）

88. 胎儿宫内窘迫的防治 ······················（168）

89. 脐带脱垂的防治 ·····························（172）

90. 产后出血的防治 ·····························（174）

91. 羊水栓塞的防治 ·····························（181）

92. 弥散性血管内凝血（简称DIC）的防治 ·····（189）

93. 产科输血的指征 ·····························（194）

第五章　产褥期保健 ································（198）

第一节　产褥期母体生理、心理变化 ··········（198）

94. 生理变化 ·······································（198）

95. 心理变化 ·······································（202）

第二节　产褥期保健内容 ·····················（203）

96. 产褥康复的观察 ·····························（203）

97. 产褥心理支持 ·································（205）

98. 产后活动及体操 ·····························（207）

99. 母乳喂养指导 ·································（209）

100. 营养指导 ······································（215）

第三节　健康危险因素的筛查及处理 ·········（218）

101. 生理危险因素 ·······························（218）

102. 心理危险因素 ·······························（220）

第四节　常见健康问题 ……………………………… （222）

　　103. 发热 ……………………………………………… （222）

　　104. 乳汁淤积 ………………………………………… （224）

　　105. 乳头皲裂 ………………………………………… （224）

　　106. 乳量不足 ………………………………………… （225）

　　107. 尿潴留 …………………………………………… （227）

　　108. 便秘 ……………………………………………… （228）

　　109. 中暑 ……………………………………………… （229）

第五节　常见产褥期疾病的防治 ………………………… （232）

　　110. 晚期产后出血 …………………………………… （232）

　　111. 产褥感染 ………………………………………… （235）

　　112. 血栓性静脉炎 …………………………………… （239）

　　113. 肺栓塞 …………………………………………… （241）

　　114. 产后抑郁症 ……………………………………… （244）

第六章　新生儿保健 ……………………………………… （247）

第一节　胎儿到新生儿的过渡 …………………………… （247）

　　115. 呼吸系统 ………………………………………… （247）

　　116. 循环系统 ………………………………………… （248）

　　117. 新生儿出生时的评估 …………………………… （248）

　　118. 是否需要复苏 …………………………………… （249）

　　119. APGAR 评分 …………………………………… （249）

　　120. 成熟度评估 ……………………………………… （249）

第二节　新生儿的各系统生理特点 ……………………… （250）

　　121. 各系统生理特点 ………………………………… （250）

　　122. 体温调节 ………………………………………… （251）

　　123. 免疫功能 ………………………………………… （252）

124. 接受喂养的能力 ················ （252）

125. 新生儿日常保健 ················ （252）

126. 新生儿生长发育指标 ············· （253）

127. 新生儿保温 ·················· （254）

128. 新生儿生活护理 ················ （254）

129. 新生儿喂养 ·················· （255）

130. 新生儿免疫接种 ················ （255）

第三节　母乳喂养 ·················· （256）

131. 母乳喂养对婴儿好处 ············· （256）

132. 母乳喂养对母亲的益处 ············ （256）

133. 母亲及新生儿母乳喂养必备的生理反射 ····· （257）

134. 促进母乳喂养的十大措施 ··········· （257）

第四节　健康危险因素的筛查及指导 ········· （258）

135. 新生儿窒息 ·················· （258）

136. 湿肺 ······················ （258）

137. 新生儿呼吸窘迫综合征 ············ （259）

138. 高血红素血症 ················· （259）

139. 贫血 ······················ （260）

140. 代谢异常 ··················· （260）

141. 新生儿感染性疾病 ·············· （261）

142. 缺血缺氧性脑病 ················ （261）

143. 新生儿自然出血症 ·············· （262）

第七章　围生期用药 ················· （263）

第一节　妊娠期用药对胎儿的影响 ········· （263）

144. 妊娠期药物代谢与转运的特点 ········ （263）

145. 妊娠期用药对胎儿影响的决定因素 ······ （265）

146. 美国 FDA 的药物分类 ·················· （267）

147. 常见对胎儿有不良作用的药物·············· （269）

148. 妊娠、分娩期用药原则·················· （270）

149. 父亲用药对胎儿的影响·················· （272）

第二节　哺乳期用药对新生儿的影响 ·········· （273）

150. 哺乳期用药对新生儿影响的决定因素········ （273）

151. 药物在乳汁中浓度··················· （276）

152. 哺乳期用药原则···················· （278）

第三节　新生儿期用药 ················· （283）

153. 新生儿药物代谢的特点··············· （283）

154. 常见对新生儿有不良影响的药物··········· （285）

155. 新生儿用药原则···················· （288）

第一章

概　　述

第一节　孕产期保健定义

1　孕产期保健定义

孕产期保健（pregnancy and childbirth care）是从生命的准备阶段即受孕前的准备阶段开始，到新生儿的早期阶段，包括孕前、妊娠期、分娩期和产褥期的全程保健。孕产期保健是综合应用妇产科学、胎儿医学、新生儿学、营养学、心理学、运动医学等的理论、适宜技术和方法，以孕产妇和胎婴儿为主体，以保障母子健康，促进两代人的生命质量为目标，提供生理、心理、社会多方面的综合保健服务。

孕产期保健的核心内容是围生保健（perinatal care），围生保健与围生期的范围不同，围生期的时间跨度通常不包括孕前和产褥期全程。

2　围生期及围生医学定义

关于围生期的定义目前尚没有统一标准，常用的有以下四种。围生期Ⅰ：孕期满 28 周（胎儿体重≥1000g，或身长≥35cm）至出生后 7 天。围生期Ⅱ：孕期满 20 周（胎儿体重≥500g，或身长≥25cm）至出生后 28 天。围生期Ⅲ：孕期满 28 周（胎儿体重≥1000g，或身长≥35cm）至新生儿出生后 28 天内。围生期Ⅳ：从胚胎形成至新生儿出生后 7 天之内。世界卫生组织（WHO）和国际妇产科联盟（FIGO）与我国均采用围生期Ⅰ的划分方法。围生医学（perinatal medicine）又称围生医学，是研究分娩前后一定时期内孕产妇及胎婴儿生理、病理变化和疾病防治的一门新兴科学，是衡量一个国家或地区社会经济发展水平的重要标志，因此受到各国政府的重视，近 20 年来发展十分迅速，并取得重大进展。1988 年 4 月中华医学会围生医学分会成立，是我国围生医学发展史上的一个重要里程碑。我国的围生医学虽然起步晚，但发展迅速，正呈现出新兴学科的生机和活力。

第二节　孕产期保健人群、目标及内容

3　孕产期保健目标

孕产期保健的近期目标是降低孕产妇及胎儿、婴儿死亡率。孕产妇死亡率是衡量一个国家社会经济发展和国民健康的一个重要指标。世界各国均把降低孕产妇死亡率作为维护妇女健康的重要指标。2015 年我国孕产妇死亡率为 20.1/10万，每年约有数千孕产妇死亡。据 WHO 报道，全世界每年约有 50 万孕产妇死亡，发展中国家孕产妇死亡率比发达国家高 200 倍。20 世纪 80 年代末我国围产儿死亡率为 9.8‰～49‰，在国际上处于中等水平。我国孕产期保健工作开展以来，已经取得了令人瞩目的成绩。进入 20 世纪 90 年代后，

我国政府提出 10 年内孕产妇死亡率降低 50%，婴儿死亡率降低 30%。

孕产期保健的中期目标是降低孕产期并发症的发病率及远期致残率。目前，我国孕产妇主要死亡原因为产科出血和妊娠高血压疾病。值得一提的是妊娠高血压疾病，这种孕产期并发症对母儿健康均有不良影响，但却是可预防和干预的。一些三级医院资料表明在医院接受系统孕期保健的孕妇，很少有发生重度妊娠高血压疾病的。这表明孕产期并发症的发病率及远期致残率与保健服务水平有重要关系。

孕产期保健的远期目标是提高人口素质。母亲不安全会增加新生儿的死亡率，低出生体重儿的发生率，脑瘫、精神发育迟滞等残疾儿的发生率。经过几十年妇幼保健工作的努力，我国婴儿死亡率已经由新中国成立之初的 200‰ 降到 2015 年的 8.1‰，提前实现联合国千年发展目标，但是，我国仍然是出生缺陷和残疾的较高发国家。出生缺陷和残疾不仅影响人口素质，也给家庭和社会带来沉重的经济负担。降低出生缺陷和残疾不单是公共卫生问题，更是影响国家发展的社会问题。

4　孕产期保健内容

随着医学发展，孕产期保健的内容也更为丰富和全面。不仅要研究孕产妇健康及疾病的防治，还要监测胎儿的生长发育及健康，研究胎儿的生理、病理、遗传因素、环境因素对胎儿发育的影响，新生儿的健康及疾病防治等等。概括地讲，孕产期保健主要包括：孕产妇保健，胎儿保健，新生儿保健以及孕产期心理疾病的防治。

5　孕产期保健的服务人群

孕产期保健服务人群包含两个方面的内容：服务的对象和服务的提供者。

服务的对象包括育龄期妇女、孕产妇、胎儿和新生儿。特别应该强调对育龄期未孕妇女的保健服务。在我国提倡妇女晚婚晚育，对于晚婚不准备避孕的妇女要做好孕前的咨询指导工作，避免意外情况给妊娠带来的不良影响。对于暂时没有生育要求的妇女，要指导正确的避孕方法，避免意外妊娠带来的身心伤害，并且告知孕前保健查体的相关知识。

英国皇家妇产科学院（RCOG）对不同的服务提供者进行了研究，包括妇产科医师、助产士和健康服务者。结果表明以助产士和健康服务者为主提供孕产期保健的孕产妇组与以妇产科医师为主提供保健的孕产妇组相比，两组在早产、剖宫产、妊娠贫血、泌尿道感染、产前出血的发生率和围生期死亡率上没有统计学差异。建议以助产士和健康服务者为主体的孕产期保健服务提供模式适用于没有合并症的健康孕妇。在我国，提供孕产期保健的主要是妇产科医师以及从事遗传优生的医务人员，产时保健服务部分由助产士提供。因此可以考虑由社区健康服务者提供孕前和孕期的部分保健工作，这样能够使接受孕产期保健服务人群更多更广泛。

第三节　孕产期保健服务不同时期保健内容

6　孕前期保健内容

在我国提倡少生优生的国情下，选择良好的受孕时机是保证后代健康的重要环节。在这个时期，可以采用门诊咨询、专栏宣传、多媒体示教、知识讲座、发放科普读本等多种方式提供保健服务。主要服务内容包括以下方面：夫妇双方的一般情况：女性年龄<18 岁或>35 岁都是妊娠的危险因素，容易发生妊娠并发症和难产。>35 岁的女性出生染色体异常患儿的风险增加。男性年龄过大也可能发生胎儿染色体异常。良好的生活环境和乐观向上的生活态度对孕母和胎儿的健康都是有益的。职业因素：工作环境中存在对生殖细胞和胚胎有害的物质，长期接触后最好能先脱离不良环境一定时间，待体内有害物质代谢清除后再考虑怀孕。日常生活习惯：妊娠前女方戒除烟酒，男方尽量避免吸烟。形成规律的作息时间，培养良好的生活习惯。孕前 3 个月女方开始补充叶酸。

7　早孕期保健内容

停经 31~71 天是胚胎各个器官和系统发育的关键时期，在这一时期，胚胎对任何不良因素的刺激异常敏感，当有疾病或不良因素作用于母体时，常可波及胎儿导致发育畸形。同时母体在早孕期也可因为激素水平改变发生相应的生理性变化，或者因为不良因素出现一些病理性变化。早孕期保健的内容和具体方法包括：及早发现妊娠，指导孕期定期检查。

继续补充叶酸，避免接触对胚胎有不良影响的理化及生物因素。不随意服用药物，必要时应在医师指导下使用。

出现先兆流产的迹象时应告知孕妇及家属，发生先兆流产的原因很多，胎儿发育异常占了很高比例，其次母体黄体功能不足、甲状腺素分泌不足、子宫畸形、子宫肌瘤都是可能的病因。除非有明确的黄体功能不足，过去有自然流产史，或是利用辅助生殖技术妊娠的，不应过度使用孕激素，孕早期孕酮水平的连续监测对妊娠结局没有改善作用，定期连续的监测 HCG 和超声，可以缓解孕妇的紧张情绪，对改善妊娠结局有益。如果胚胎发育异常的可能性大，则不宜积极保胎，尽量通过流产排出的组织寻找病因，以供下次妊娠参考。

孕早期可对宫内感染进行筛查，常见的宫内感染主要是弓形虫、风疹病毒、巨细胞病毒和单纯疱疹病毒的感染。很多欧美国家在孕前常规的接种风疹疫苗，但我国尚没有广泛开展。目前国外和国内的专家大多推荐在孕前做 TORCH 的筛查。随着优生知识的普及，越来越多的妇女在孕前接受TORCH 筛查实验，但在基层的很多妇女受到文化程度和经济水平的限制往往优生意识比较薄弱。如果一旦在早孕期发生上述 4 种病原体的感染，这就需要妇产科医师更进一步的区分是初次感染还是复发感染，因为不同的感染情况发生宫内感染的概率差别较大。

早孕期母亲发热体温增加会对胎儿产生一系列严重影响，包括畸形、流产、智力发育异常等。因此早孕期应该积极预防发热性疾病并且避免处于可能导致母体温度增高的环境。如已经发热应在医师指导下降温。

妊娠晨吐是早孕反应中常见的正常现象，首先要让孕妇明白恶心、呕吐、胃肠不适是早孕期正常的生理情况，避免情绪过度紧张，解除心理顾虑，少食多餐，均衡营养。如果呕吐剧烈引起水电解质代谢紊乱，大量脂肪分解就可能影响母儿健康，临床上要积极治疗，必要时静脉补液。并注意纠正营养不良，指导合理的饮食搭配，纠正民间的饮食误区，鼓励孕妇进食富含蛋白质和维生素的饮食，避免偏食。

8　中孕期保健内容

中孕期是胎儿迅速生长发育的时期，而母体在这一时期也可以出现一些妊娠并发症，因此这个时期的保健同样需要兼顾母体和胎儿。

监测胎儿生长发育，出生缺陷筛查：中孕期是胎儿体格发育的高峰期，如果母体的营养摄入跟不上胎儿发育的需要则可能出现胎儿宫内生长迟滞。通过宫高、腹围的测量及B超的监测，定期掌握胎儿发育的状况，如果发现胎儿生长受限，及时调整母亲的膳食结构，必要时可静脉补充营养并改善胎儿胎盘血循环。这个时期胎儿内脏发育已经较为健全，羊水量增加，其中的生化物质增多，既可以通过彩超筛查胎儿结构畸形也可以进行羊水穿刺筛查其他的先天异常。

继续预防胎儿发育异常：中孕期的胎儿虽然内脏器官已经比较健全，但中枢神经系统仍处在持续发育的过程中。听神经发育就在这一时期。因此如果不适当的使用对听神经有损害的药物（比如氨基糖苷类抗生素）可以导致胎儿失聪。母体发热仍然可能损害胎儿脑部发育。这个时期应特别注意器官功能损伤的预防。

预防妊娠并发症：孕中期应该重点预防妊娠高血压疾

病。妊娠高血压疾病对母亲和胎儿的健康均有危害，疾病程度越重危害越大。但通过定期产检监测血压及尿蛋白，及早发现疾病的存在实际上是可以避免严重妊娠高血压疾病发生的。孕 24~28 周进行血糖检测，可疑者进一步做糖耐量试验，早期发现妊娠糖尿病并给予相应的治疗以便最大限度降低疾病对母儿的影响。另外母体贫血、缺钙都要进行纠正。

生殖道感染的治疗：对于母体存在生殖道感染的情况，为避免胎儿经过产道分娩时感染，选择在孕中期进行治疗。包括支原体、衣原体、滴虫、真菌感染，细菌性阴道病等都应予以相应的局部治疗或全身治疗。全身治疗应选用既对病原体敏感又对胎儿安全的药物。经过治疗后能降低病原体引起的绒毛膜羊膜炎和胎膜早破的发生率。

预防母婴传播疾病的危害：对能经过母婴途径传播的感染性疾病应该积极治疗，阻断传播途径，并加强对胎儿的监护，尽量减少疾病对胎儿造成的危害。

9　晚孕期保健内容

妊娠晚期胎儿发育最快，此期也可能发生一系列的妊娠并发症，临近分娩孕妇会有明显的情绪变化，这些都需要提供相关保健服务。

加强营养指导，监测胎儿生长发育：胎儿体重和身长的迅速增加，需要大量的蛋白质、微量元素和矿物质。指导孕妇增加蛋白质、微量元素和矿物质的摄入，常规补充钙、铁为胎儿储备做准备。对于特定元素缺乏的地区，还应根据区域特点补充相关元素。营养良好不仅可以降低妊娠并发症还可以减少围生儿病死率甚至是成年慢性病的发生率。此期同样可以通过常规的产检和 B 超监测胎儿的生长发育情况，发现生长发育迟滞需要及时改善营养供应状况。

继续防治妊娠并发症：对于具有妊娠高血压疾病危险因素的孕妇（例如家族高血压或妊娠高血压疾病病史，初产、多胎、年龄<18 或>35 岁，工作压力大等）尤其应该加强监护，给予恰当的干预措施减少疾病发生。若已经表现为疾病症状应积极治疗避免病情严重化。对于妊娠晚期容易发生的胎膜早破，可以通过治疗生殖道的感染和补充适量的微量元素起到一定的预防效果。一些引起产前出血的并发症，需要明确病因，依据出血量和胎儿情况做出相应的处理。

纠正胎位不正，监测胎儿和羊水量：对于臀位初产妇可在孕 36 周后，经产妇在 37 周后采用外倒转术予以纠正，但应注意在 B 超监视下进行。不能纠正的需视具体情况考虑是否采用剖宫产。通过 B 超监测羊水量，羊水过多和过少都可能提示胎儿异常，羊水量异常首先要排除胎儿异常后再给予相关治疗。

产时产后的心理准备：临近足月，很多孕妇会因为惧怕分娩时的疼痛或者担心胎儿的健康儿焦虑不安。通过医师交谈、开办孕妇课堂等方法解除孕妇不必要的恐惧，同时让孕妇家属与孕妇多交流，为孕妇提供精神支持及适当的物质准备。另外要向孕妇宣传母乳喂养的优点，鼓励有条件的孕妇为产后母乳喂养做好乳房准备。

10　分娩期保健内容

分娩期保健包括分娩与接产时的各种保健与处理，这个时期虽然时间短，但内容并不简单。

预防出血：产后出血是导致孕产妇死亡的重要原因，尤其在基层农村，更是孕产妇死亡的头号杀手。在分娩前就应该筛查产后出血的危险因素，对极有可能发生产后出血的孕妇应该建议到具备输血条件的医院分娩。一旦发生产后2小时出血超过250ml就应该积极处理，尽快找到出血原因并对因治疗，必要时及时转院。

预防滞产：滞产会增加胎儿窒息、产后出血和产褥感染的发生率。分娩前应充分估计经阴道分娩的难易程度，一旦发生滞产应及时找出原因，尽快处理，保障分娩的顺利进行，必要时剖宫产结束分娩。

预防感染：这对于基层孕产期保健提供者尤为重要。产房、产床、接产人员应该严格消毒，这样可以明显减少产褥期感染的发生。消毒条件达不到的偏远地区应推广破伤风类毒素的注射。

预防产伤：产伤可以造成孕产妇近期和远期的并发症，近期并发症如出血可以威胁孕产妇生命安全，远期并发症如生殖道瘘可以极大影响孕产妇今后的健康和生活质量。新生儿产伤可能导致智力和运动功能发育异常。有效预防产伤需要提高接产水平和技术，尽量减少不必要的干预，避免粗暴操作。

防止胎儿和新生儿窒息：对于临产前妊娠晚期发生的胎儿窘迫应及时处理，采用吸氧，改善胎儿氧供和提高胎儿对缺氧耐受力的综合治疗。若分娩期发生的胎儿窘迫应尽快结束分娩，必要时阴道助产或采用剖宫产。

11　　产褥期保健内容

产褥期保健包括对产褥期并发症的预防和处理以及调整产妇心理状态以利于更好的抚育下一代。

产褥期感染：产褥期感染是产褥期最常见的并发症，发病率为 1%~8%。包括生殖道的感染和剖宫产后腹部伤口的感染。对于这些感染最好是能做好预防工作，对剖宫产及人工剥离胎盘等操作应预防性使用抗生素。阴道助产和剖宫产手术严密消毒，避免胎膜早破和产程延长。一旦发生感染症状，除了对症治疗以外，最重要的是选用对病原体敏感的抗生素进行治疗。

晚期产后出血：晚期产后出血多发生在产后 1~2 周之内，原因很多，通常需要借助 B 超、尿妊娠试验、血常规化验及宫腔分泌物检查判定病因。依据病因进行相应的处理。

产褥中暑：产褥期产妇需要通过发汗的形式排出体内储存的水分，如果环境温度过高、通风不良就会影响汗液蒸发，导致产妇体温升高。要告诫产妇及家属摒除产褥期捂着闷着的旧风俗，保持产妇居室通风散热，维持适宜的温湿度，这样就能避免中暑。

急性乳腺炎：大多数的初产妇因为缺乏哺乳经验，或者婴儿吸吮疼痛影响哺乳造成乳汁淤积，细菌侵入到淤积乳汁中引发乳腺炎。临床医务人员和接生员应该指导产妇正确的哺乳方法，注意乳头的清洁，如果有乳汁淤积要及时吸尽。早期炎症可以采用物理疗法，形成乳房脓肿后要通过手术治疗。

产褥期精神障碍：有些产妇可能发生产后抑郁症，发病的原因可能与内分泌的改变有关。产妇可能表现出情感脆弱、敏感、依赖性增强等，对于这些情感方面的变化，医务人员和家属应该给予充分的理解和适当的开导，让产妇保持乐观向上的精神面貌，避免发生抑郁型情感障碍。

12　新生儿期保健内容

新生儿保健包括新生儿的喂养和疾病的防治。

新生儿的合理喂养：母乳喂养是新生儿最理想的喂养方式。母乳有其他代乳品不能比拟的优势，只要是具备母乳喂养条件的产妇，都应该鼓励她们采取母乳喂养的方式。医院产科病房应尽力为母亲创造良好的喂哺环境，及早开乳，按需喂乳。对于母乳不足的，可以混合喂养，尽量选取能多方面满足新生儿发育需求的代乳品。

听力筛查：早期发现听力障碍有利于聋儿的康复。对不具备做听力筛查条件的基层医院建议家长带小孩到上级医院筛查。

早期发现新生儿异常：新生儿不能言语，所以需要由儿童保健科的医务人员教授给孩子父母相关的表现症状。例如新生儿的面色是否红润，哭声是否洪亮有力，有无吸吮或呼吸困难，皮肤颜色是否正常都可以作为早期发现新生儿异常的线索。

预防新生儿肺炎：肺炎是导致围生期小儿死亡的最重要原因。包括吸入性肺炎、产前产时感染性肺炎、产后感染性肺炎。防止胎儿窒息、缺氧，胎头娩出后立即吸取口鼻咽内的羊水胎粪。感染性肺炎多需要新生儿科医师的积极治疗。

预防小儿佝偻病和维生素 K 缺乏症：妊娠中晚期的孕妇补钙和哺乳期乳母的钙剂补充都是十分重要的。婴儿一定时间的户外活动也能够起到很好的预防作用。宣传和鼓励孕妇和乳母进食富含维生素 K 的蔬菜、蛋、奶、肝类食品可预防维生素 K 缺乏，必要时可以药剂形式补充。

关于新生儿的保健可以采取家庭访视的方式进行，对于农村基层来说做好新生儿出生、死亡、预防接种登记、统计和上报工作是完善新生儿期保健制度的基础。

第四节　健康咨询及健康教育

13　健康人群心理咨询指导

孕产妇的心理问题对孕产妇健康影响很大，应重视孕产期各个阶段的心理保健。紧张、焦虑和抑郁是妇女在孕产期最常见的心理症状。常因为胎儿发育是否正常，比较严重的妊娠反应，因而担心自己的身体状况；对分娩及分娩方式的期待和顾虑，由于孕晚期常常容易出现一些合并症或并发症，更增加孕妇的紧张和焦虑。分娩期孕产妇由于宫缩的疼痛以及担心分娩过程对母儿带来的危险性，而加重了恐惧和紧张，常常导致产程的延长或发生难产。产后抑郁是最常见的孕产期精神障碍，主要表现有委屈、易流泪、情绪不稳、急躁，重者可出现头痛、失眠、无兴趣、无信心，甚至可有自责自罪感。丈夫和家人的关心和支持以及产后休养环境与发病有很大关系。孕产期心理保健：加强孕期心理保健，开设孕妇学校对孕妇及家属讲解孕期生理和保健知识，使其了解孕期保健的内容及意义、分娩过程和产后保健的健康教育，了解孕产妇心理特点，并解除对分娩的恐惧心理。产后应给予产妇更多的关心和照顾，注意产妇休息和睡眠，注意产妇情绪变化，减轻精神压力，避免过度劳累，预防产后抑郁的发生，产妇丈夫和家人的关心尤为重要。

14　健康危险人群的咨询指导

肥胖对妊娠妇女及胎儿是一个威胁。在肥胖患者中慢性高血压、妊娠期糖尿病发病率增加，而且胎儿及新生儿的并发症增加。因此对于肥胖妇女应做好营养健康咨询，监控饮食质量。

对于有明确家族遗传病史的咨询者，如地中海贫血、血友病等单基因病，应对其再发风险作出估计；对于多基因遗传病应估算一般风险。

孕妇应避免职业性有害化学物质的接触，例如有机汞、铅、砷、镉等重金属，多环芳香烃、亚硝基、苯类、酚等化合物，一氧化碳、二氧化碳气体，有机磷等农药。

对于高龄妇女，由于染色体疾病发生的风险增加，建议做产前诊断。

有不良妊娠史、分娩史、死胎死产史的孕妇，应坚持孕前、孕期检查，并宣教正规产检的必要性及意义。

15　对患病人群的咨询指导

心脏病：导致孕产妇死亡常见的心脏病因素为发生肺部并发症、心肌病、感染性心内膜炎、冠状动脉疾病和严重的心律失常。妊娠期的血流动力学改变可能会影响患有心脏病的妇女的心功能。孕产妇死亡率与非妊娠时的心功能分级有关，心功能Ⅰ~Ⅱ级的妇女，孕期发生心衰的概率为10%，机械性换瓣手术修复的患者，在妊娠期间应以肝素代替华法林抗凝，因为华法林有致胎儿畸形的风险。

慢性高血压：患有慢性高血压的妇女，应确定慢性高血压持续的时间、血压控制水平、抗高血压治疗的方法。并了解全身情况、饮食习惯等。曾发生过不良事件，如脑血管意外、心肌梗死、心力衰竭和肾功能不全的妇女在妊娠期间，不良事件发生的复发或加重的风险明显增加。那些需要多种降压治疗或者血压控制不理想的妇女发生不良妊娠结局的风险也会增加。有明显左心室肥大妇女在妊娠期发生心功能不全和充血性心力衰竭的风险增加；血肌酐和尿蛋白定量测定有异常，在妊娠期发生心功能不全的和充血性心力衰竭的风险增加，如果经过治疗舒张压持续在110mmHg以上，需要多种降压药联合治疗或血清肌酐超过117μmol/L（2mg/dl）的妇女，妊娠是相对禁忌的。孕前只接受单一降压治疗和血压控制好的大多数妇女，孕期情况较好。但是这些妇女同样有胎盘早剥、合并子痫前期的风险。

泌尿系统疾病：由于妊娠期泌尿道肌层激素性松弛和子宫机械性压迫，孕期泌尿道的扩张梗阻以及膀胱输尿管回流增加可能诱发上泌尿道炎症。单侧肾切除的妇女，若健存肾脏功能全面评估正常，妊娠风险相对较小，有肾功能不全的孕妇妊娠风险较大；无症状性菌尿如不治疗，约有25%的妇女在妊娠期发展为急性有症状的感染。泌尿系统的结石病有可能增加泌尿道感染的概率，但是对妊娠结局的影响较小。

肾移植手术后两年身体健康、肾功能稳定、药物治疗已减少到维持剂量的妇女有可能获得满意的妊娠结局，但是对于环孢素对子代的远期影响尚不确切。而且孕期应注意监护肾功能及排斥反应的发生。

消化系统疾病：慢性炎性肠道性疾病（溃疡性结肠炎或克罗恩病），如果受孕期疾病处于活动期，则妊娠不良结局概率增加。妊娠不会增加炎性肠道疾病的发病概率，但一旦发生，病情可能非常严重。许多常规治疗方法包括皮质类固醇，在孕期仍需继续使用。

病毒性肝炎：没有证据证明甲肝病毒有致畸性，孕期感染胎儿的概率很小，但是早产的危险性会增加。有报道，分娩时造成的新生儿感染，可能会引起新生儿监护室暴发甲肝。乙型肝炎垂直传播与 e 抗原阳性密切相关，对于表面抗原阳性的孕妇，建议定期监测肝功能及病毒复制情况，必要时孕中晚期给予抗病毒药物，且新生儿采用主动加被动免疫。表面抗原阴性孕期有感染高风险的妇女可以在孕期接种疫苗。

甲状腺疾病：妊娠期甲状腺功能亢进以药物治疗为主，但要注意鉴别是妊娠引起的甲状腺功能亢进还是甲状腺疾病引起的甲亢，前者往往不需要抗甲状腺药物治疗，而后者需要。甲状腺功能亢进孕妇妊娠结局与其代谢控制情况有关，未经治疗或未经正规治疗的甲状腺功能亢进妇女，发生子痫前期和心衰的风险较高，早产、胎儿宫内生长受限、死产发生率亦较高，围产结局较差。甲状腺功能减退患者妊娠期需继续服用甲状腺素片，常需要增加剂量。孕早期有条件的应进行甲状腺功能筛查，对于亚临床甲状腺功能减退的患者也应及时使用左甲状腺素片治疗，定期复查甲状腺功能，维持

TSH 在相应孕期的正常范围。甲状腺功能减退的妇女，妊娠期易发生子痫前期和胎盘早剥，低体重儿和死产的发生率亦较高。碘缺乏可导致甲状腺肿，对于缺碘区域对孕妇进行碘补充是必需的。最佳方案是在孕前补充碘。

糖尿病：糖尿病是妊娠期最常见的内科合并症，流产、早产、胎儿畸形，新生儿低血糖、低血钙、高胆红素血症、肥大性心肌病的发生概率增加。妊娠期糖尿病是指由妊娠引起的葡萄糖代谢异常的生理变化。妊娠期糖尿病可导致胎儿的不良预后，妊娠期糖尿病和显性糖尿病不同，糖化血红蛋白在 8% 以内胎儿畸形率并不增加。但是曾患妊娠期糖尿病的孕妇以后发展成为显性糖尿病的概率明显增加。孕期通过饮食、运动控制无效者应及时开始胰岛素治疗。

16　健康教育

母亲的年龄：青少年通常在生长发育阶段，与成年孕妇相比，她们需要更多的热量。青少年妊娠更易发生贫血、胎儿宫内生长受限，而且早产的风险和胎儿死亡率均增加。高龄孕妇，随着母亲年龄的增加，有研究显示非整倍体染色体畸形发生的概率增加的同时，非染色体畸形的发生率亦增加，如畸形足、心脏病等，另外基因突变导致的出生缺陷亦增加。

吸烟与饮酒：烟草中含有大量潜在致畸物质，吸烟对胎儿生长发育的影响呈剂量依赖性，会增加自然流产、早产、胎儿宫内生长受限、低体重儿及儿童注意力缺乏多动症的风险，同时，吸烟也增加了血管内皮功能异常相关妊娠并发症的发病概率，如子宫胎盘功能不全和胎盘早剥等。我国有研究发现孕妇在孕期主动或被动吸烟可显著提高新生儿脐血铅水平，是铅暴露的危险因素，并对新生儿的视觉、听觉有不良影响。对于妊娠而言，酒精（乙醇）属于强致畸剂，常致心脏缺陷和关节缺陷，由于母亲饮酒导致酒精胎儿综合征的孩子早年活动过强或易怒，随后有发育迟缓、智力低下、生长缺陷和不同程度的精神发育迟缓，关键是胎儿酒精综合征无法在宫内诊断。

孕期工作：大量的工作强度可能影响到妊娠，但大部分孕妇在妊娠期间继续工作是安全的，对于接触有毒有害物质及放射性工作的孕妇应在孕期避免接触。应避免暴露于 X 射线、干洗店蒸汽及从事印染工厂、化工、美发等行业。长期接触某些化合物如在生产脂肪醛、乙醇、含铅制品、生物杀虫剂、抗肿瘤药等环境工作的女性与单纯性腭裂发生有相关性。患儿父亲的工作环境也与子女非综合征性唇腭裂的发生有关，油漆工、发动机维修、接触农药农民的子女患病率也会增加。

孕期饮食：肥胖与多种母亲并发症有关，如高血压、子痫、妊娠期糖尿病、血栓性静脉炎、难产、过期妊娠及手术并发症；亦会增加婴儿不良结局。厌食也会增加发生并发症的危险，建议可以增加孕期能量及蛋白质的摄入。通常，应建议孕妇孕期注意饮食多样性，最好是新鲜食品，包括多吃蔬菜水果、淀粉类食物如面包、米饭、面条、土豆；蛋白质如瘦肉、鱼、海鲜等；大量纤维素包括蔬菜水果及全麦面包等。甲基汞含量较高的鱼（如鲨鱼、箭鱼、枪鱼）会影响胎儿神经系统；咖啡因每天不超过 300 微克，咖啡、可乐及茶里都含有咖啡因。孕前三个月至孕早期三个月建议至少每天补充叶酸 400 微克。维生素 A 类物质不足与过量具有致畸性已经得到认可，因为肝脏及肝脏制品含有维生素 A 很高，所以孕妇早孕期应减少食用这些食品。在我国以素食为主，营养学会推荐孕妇维生素 A 摄入量每天不超过 3300 国际单位，应避免食用未经巴氏消毒或煮沸的牛奶、鱼酱肉酱等食物及未经烹饪的肉食，妊娠期不要饲喂宠物。不能吃生鸡蛋，包括鸡肉在内的所有肉类要经过烹调煮熟，在准备生肉后要洗手。

孕期运动：妊娠期间，可继续进行轻度到中度、对健康有益的常规运动，可继续骑自行车和游泳等。应避免仰卧位的锻炼，避免长时间静止性站立。妊娠期有氧运动会减少胎儿氧供，不宜锻炼到筋疲力尽。任何有可能涉及腹部伤害的运动项目应该避免。而且平衡性技巧性的运动应该避免。妊娠期妇女运动时应注意适当补充体内水分，并确保足够的饮食。

孕期旅行：长时间的飞行后静脉血栓发生率增加，应避免长时间飞机旅行。乘坐汽车应注意系好安全带，孕期推荐孕妇正确使用安全带：安全带应该跨越妊娠子宫的上方或下方，不应该直接跨越妊娠子宫；使用三点固定式安全带，其中一条应置于妊娠子宫下方跨越大腿，另一条置于子宫上方，跨越对角肩；调节适度尽量舒服。

17　服务观念及模式的转变

知情告知：传统的产前保健模式中孕妇不知自己在整个孕期过程中可能会做什么检查，应该做什么检查以及做这项检查的必要性。在产前保健的过程中，她们将面临什么样的问题及解决方式，在什么时期需要做哪些相关检查，在做这些检查之前，他们需了解这些检查所包含的全部信息，包括检查的意义，检查结果的判定，假阳性率及假阴性率以及这些检查本身对妊娠的风险。对孕妇进行知情告知，可以帮助其了解整个孕期保健的过程，及各项筛查实验的意义，从而减少其焦虑。

产前教育：产前教育涵盖范围较广，帮助准父母了解他们在妊娠期间的社会、情感需求，生理、心理变化，通过产前教育了解妊娠及分娩的过程树立孕妇分娩的信心，及如何照顾好胎儿等。产前教育可以帮助孕妇建立健康的行为，有利于优生优育，改善孕妇心理健康水平，帮助其顺利渡过孕产期。产前教育可以增进孕妇对妊娠的了解，克服紧张焦虑情绪，应在孕期推广，但是具体方式及内容目前尚缺乏循证依据。在偏远山区条件有限或是孕妇文化层次的差异，应根据特殊情况有针对性地进行产前宣教。

产前保健的次数：产前保健最初起源于1929年建立的保健模式，在传统产前检查的次数上，适当减少产前检查的次数并不会增加妊娠的不良结局，对于那些没有妊娠合并症的孕妇可以适当减少产检次数。其实关键的是并不在于检查次数的多少，而是告知妊娠保健程序的有效性及应达到的效果，而产前检查的次数可以根据情况具体调节。适当减少产前检查次数，不会增加妊娠风险，还可以减少孕妇的费用支出。而且能使医务人员为那些需要特殊风险的孕妇提供更多的服务。针对农村条件相对局限，其产检次数应在5次以上。

服务网络的建立：在我国建立了省市县及县乡村三级妇幼保健组织网络，明确三级医疗管理的职责，充分发挥各级网络的作用，做好孕产期保健管理。积极推行组织专家传授科学知识，加强孕产妇系统管理措施，高危筛查及系统管理，提高住院分娩率，减少家庭分娩率。加强孕期管理和产后访视，坚持孕产妇及围产儿死亡评审，危重孕产妇评审，加强基层妇幼保健队伍培训，实行三级网络逐级培训。

（肖兵席娜熊庆）

第二章

孕产期保健

第一节 孕前保健

18　孕前保健的重要性及作用

孕前许多因素如疾病、感染、药物、生活环境中有毒有害物质、营养、心理及家族遗传等因素都可能会影响生殖细胞或胎儿的发育，如孕前不采取预防措施，孕期可能造成高危妊娠或胎儿发育异常，对提高出生人口质量和孕产期母婴健康安全不利，因此有必要进行孕前保健。

卵子和精子的质量及胎儿的营养环境很大程度上决定了新生儿的健康程度。卵子发育成熟时间约需要 3 个月，精子需要 2 个多月，为怀孕进行的饮食和营养准备约需要一个月才能完全发挥作用，所以，准备怀孕的男女双方需要至少提前 4 个月进行全面孕前准备工作，只有这样才能为卵子、精子的成熟过程创造良好的环境。

孕前保健是孕产期保健的一项重要内容，包括孕前筛查和指导、孕前体质监测与促进、孕前饮食分析与指导、医源性影响分析、环境与习惯分析、培训及训练课程。孕前筛查和指导是孕前保健的常规内容，包括家族史调查、必要时的遗传学检查、全面体格检查，包括夫妇双方分别进行男科和妇科检查。绝大多数夫妇都可以通过这些筛查项目，孕前筛查的目的是确定双方能否以及是否适宜怀孕。如果存在任何问题，应指导夫妇到相应的科室进行进一步诊治。

体质监测主要针对孕前妇女的体格检查，如身高、体重、血压等；实验室检查，化验血脂、血糖、肝功、肾功、微量元素等多项指标；心肺功能测量；肌力测量，如盆底及下肢肌力等；形体测量，如肌肉和脂肪数量等。通过对上述测量参数的分析，能够基本掌握怀孕对孕妇健康可能造成的影响，并预测孕妇能否承受妊娠和分娩的负担。

饮食分析与指导是孕前准备工作的一个重要组成部分。食物是人类赖以生存的最基本的条件之一，但绝大多数人对科学饮食知之甚少。对于个体而言，应该多摄入哪些食品，应该尽量避免哪些食品，怎样检测自己的饮食结构是否合理，怎样确定自己的饮食结构，这些都是孕妇常提的问题。

注意用药或其他医学治疗不当会对受孕或胚胎发育产生影响。药物本身的性质、剂量及使用药物的持续时间等都是药物对胎儿产生不良影响的因素，但最主要的因素是用药时的胎龄。在胎儿发育的不同阶段，药物的影响各异。受精卵在受精后第 7~8 天着床，着床前为组织营养期，此期因胎儿、胎盘血液循环尚未建立，用药不导致畸形。孕 8 周内为血液营养期，在孕 4~5 周建立脐带，但吸收药物浓度较低；孕 3~9 周为对孕期用药的最敏感期，受药物影响发生结构异常的可能性最大。孕期对胎婴儿质量肯定有害的药物包括抗癌类药物、激素类药物及某些抗生素如四环素、氯霉素、链霉素、卡那霉素等。镇静药如氯丙嗪及退热镇痛药也应慎用。

避免环境与习惯影响，我们可能无法摆脱环境污染对胚胎或胎儿发育的影响，这其中包括公路附近空气中的致癌气体，蔬菜上残留的农药，房屋装修残留的有害物质，养殖水产品及家禽体内的激素等。由于上述环境只有通过生活方式才能发挥作用，因此，可以通过指导夫妇双方改变生活方式避免环境对胚胎或胎儿的危害。如应尽量远离公路、用臭氧水和洗涤液浸泡蔬菜、孕前及孕期避免装修房屋、选择深海鱼和柴鸡等，以避免有害物质的影响。

19　对健康夫妇的孕前咨询及指导

一对夫妇计划想要一个孩子，从身体、环境条件等应做哪些准备？如何选择最理想的受孕时间？孕前咨询可以解决这些问题。

受孕应具备的条件：一个新的生命来自于精子与卵子的结合。受孕成功必须具备成熟的精子和卵子，运输精卵的通道畅通无阻、精卵顺利相遇以及适合受精卵种植及发育的子宫内环境。精子的活动度与环境的酸碱度有关。碱性环境有利于精子的生存和游动。精液呈碱性，可中和阴道的酸度，若精液量太少，则对精子的生存和游动不利。在女子排卵期，宫颈黏液的碱性度最高，有利于精子的运送。除此之外，精子的运动能力还受子宫收缩、宫腔液体流动、输卵管上皮纤毛活动以及神经反射等因素的影响。大多数的精子在运行过程中被淘汰。精子进入输卵管后仅有 48 小时的寿命。具有生育能力的女性在每个月经周期中有一次排卵。卵排出后，通过输卵管伞部的捡拾而进入管腔，在输卵管纤毛的推动下前进。卵子的运送需要有畅通无阻的通道，有正常的纤毛摆动。

如果输卵管不畅通，或因炎症使纤毛受到破坏，都会影响受孕。受精的正常位置是输卵管的壶腹部。如果在排卵后24小时之内在输卵管壶腹部处与精子相遇，就有一个精子优先进入卵子与其结合而成为受精卵。受精发生在输卵管的壶腹部，受精后的卵子借助输卵管纤毛的摆动和肌肉的收缩，逐渐向子宫方向移动，在受精后的3~5天到达子宫腔。受精卵在受精后的6~7天植入到子宫内膜内，这个过程称为着床。

生育年龄的选择：从医学及社会学的角度来看，女性最佳的结婚年龄是23~25岁，男性为25~27岁，最佳生育年龄一般都认为女性为25~29岁，男性为25~35岁。有人对302个家庭中的1050名子女进行调查的结果表明，智力和体质最好者，其父亲的生育年龄为28岁左右，母亲的生育年龄为25岁左右。如果选择了最佳年龄生育，这个时期的生殖力最旺盛，所产生精子、卵子的质量较好，受孕成功的可能性大，难产的可能性小，有利于母儿的健康。

受孕季节的选择：相对来说，冬、春季呼吸道及其他病毒感染的机会更多，如冷暖频繁交替，人们容易患感冒；又如风疹、流感、腮腺炎等病毒引起的呼吸道传染病都好发于冬春季。冬、春季，尤其是在北方地区，饮食中绿叶蔬菜摄入较少，容易发生叶酸、维生素缺乏。孕早期，胚胎正处于分化时期，很容易受环境中致畸因子的影响而致畸，直接影响胚胎的发育。因此，尽量不要使孕早期遇上冬、春初季节。夏末秋初之时，是各种蔬菜、水果、干果上市的季节，容易调节食欲，增加营养。此时受孕，避免了盛夏对食欲的影响，还能满足胚胎发育的营养素的需要。当进入易感风疹、流感等疾病的冬季时，妊娠已达中期，胎儿发育过程中的致畸敏感期已经过去，到转年春末夏初分娩时，正是气候宜人之时，有利于新生儿对外界环境的适应。

20 对家族遗传病史者的孕前咨询及指导

遗传咨询是医师对患者及家属对某些家族遗传性疾病的发病原因、遗传方式、诊断、治疗、预后、预防及亲属的患病风险、携带风险等问题进行解答，供患者或其家属在决定生育等问题时参考。遗传咨询是防止严重遗传性疾病患儿出生和提高出生人口素质的有效措施。

遗传咨询的对象：患遗传病将结婚的男女青年或已婚夫妇；有遗传病家族史的将结婚的男女青年或已婚夫妇；长期接触不良环境的育龄男、女青年；染色体病患者的父母和同胞；性器官发育异常者；已生过严重畸形或遗传病患儿的夫妇或血缘亲属；有致畸因素接触史的孕妇；不明原因反复自然流产、死胎、死产或新生儿死亡史夫妇；已生过原因不明智力低下儿的夫妇；不孕夫妇，原发闭经妇女。

遗传咨询的步骤：明确疾病的诊断：询问病史，绘制系谱；临床查体；实验室检查（细胞遗传学、生化学、免疫学、内分泌学等检查及基因诊断）和辅助检查（超声、心电、脑电、肌电和 X 线检查等）。运用遗传学基本原理和方法，确定遗传疾病的遗传方式和有关血缘亲属的基因型，推算再发风险，预测发病情况。解答问题和提出医学意见，向咨询者解释有关遗传病的遗传方式、子代再发风险、预后等问题，在提出医学意见时，既要遵循医学科学原理，又要考虑咨询者的家庭经济生活及宗教信仰等情况，并对我国的有关法律法规给予详细解释。

遗传疾病的分级：根据患者的社会功能和再发风险，将遗传性疾病分为三级。第一级：患者完全丧失自主生活能力和工作能力。如重度智力低下、遗传性痉挛性截瘫，假性肥大型肌营养不良（DMD）等。第二级：患者有一定自主生活能力和工作能力。如先天性聋、精神分裂症、白化病、血友病、软骨发育不良等。第三级：对患者健康有一定影响的遗传性疾病，但不影响生活能力和工作能力。如鱼鳞癣、多指（趾）、银屑病等。有些遗传病经治疗，临床症状可以基本改善，如唇裂、腭裂、髋关节脱位、先心缺损、腹股沟斜疝等。

21　对不良妊娠史者的咨询及指导

不良妊娠史指育龄妇女既往有一次或几次不成功或不顺利的妊娠经历，包括母亲因素或胎儿因素。

自然流产：自然流产的发生率为10%~18%。自然流产的原因很多，研究表明，染色体异常是自然流产最常见的原因。基因异常是自然流产最常见的原因，早期流产中，染色体异常者占50%~60%。染色体异常可表现为染色体数目异常和结构异常，有研究显示，流产胚胎以染色体数目异常为主，占95.1%，结构异常仅3.8%。外界环境中有很多化学物理因素对胎儿有损害，如铅、有机汞、农药、放射性物质、吸烟、酗酒等。这些有毒有害物质可直接作用于胎儿体细胞，也可通过胎盘损害胎儿。母体因素包括母体全身性疾病，如孕妇患严重的心脏病、严重贫血、高血压、肾炎等均可危害胎儿，导致流产；内分泌性疾病，如孕妇合并黄体功能不全、甲状腺功能异常、糖尿病等均可影响蜕膜的发育，引起早期流产；其中，黄体功能不全是自然流产最重要的原因，占

35%~40%；子宫病变，如先天性子宫发育异常、宫腔粘连、子宫肌瘤、子宫颈功能不全等。免疫因素是指由于母儿双方免疫不适应，导致母体排斥胎儿而发生流产。大约20%的重复流产由免疫因素所致。

自然流产的咨询与指导包括对不明原因流产或习惯性流产的妇女再次妊娠前应先查病因，针对病因进行治疗。流产夫妇之一有染色体平衡易位者，目前尚无特殊治疗。可采用供精或供卵的助孕技术。对于年龄大于35岁，或接触大量放射线、致畸物者，疑有性连锁遗传病者，曾分娩过神经管畸形胎儿的妇女，怀孕后应进行产前诊断。

胎儿发育异常：胎儿发育异常主要包括胎儿宫内生长受限和胎儿先天缺陷，而死胎发生的原因之一也是因为胎儿先天发育异常。胎儿宫内生长受限的原因包括：孕妇因素，最常见，占50%~60%。胎儿遗传性疾病，21、18或13三体综合征，Turner综合征（45，XO），三倍体畸形等。营养因素：孕妇偏食、妊娠剧吐、摄入蛋白质及维生素不足，出生体重与母体血糖水平呈正相关。妊娠病理：如妊娠高血压疾病、多胎妊娠、前置胎盘、胎盘早剥、过期妊娠等。妊娠合并症：如心脏病、慢性高血压、肾炎、贫血等，使胎盘血流量减少，灌注下降导致胎儿宫内发育迟缓。其他原因：孕妇年龄、地区、体重、身高、吸烟、吸毒、酗酒等，缺乏微量元素锌，宫内感染综合征、接触放射线等。胎儿因素：胎儿本身发育缺陷、胎儿代谢功能紊乱、各种生长因子缺乏等。胎盘、脐带因素：胎盘异常，脐带过长、过细，脐带扭转、打结等。

22　　对慢性病患者的孕前咨询与指导

在决定胎儿生长发育的诸因素中，起主导地位的是母体因素，因此，要想孕育健康胎儿，首先必须母亲健康。

对感染性疾病的孕前咨询与指导：比较常见及严重影响下一代健康的感染性疾病主要有三大类：一是病毒感染，主要有风疹病毒感染、单纯疱疹病毒感染和巨细胞病毒感染；二是性传播疾病，主要有梅毒螺旋体感染、淋病双球菌感染、HIV 感染、乙肝病毒感染；三是细菌感染，如结核杆菌感染等。

风疹病毒感染：孕妇感染风疹病毒后可导致胎儿风疹综合征（CRS），风疹是造成胎儿先天畸形的主要原因之一。胎儿先天性异常的发病率随母体感染时间的不同而不同。孕前指导要点包括：对计划怀孕的妇女进行必要的咨询与孕前检查，避免感染期怀孕；进行风疹病毒 IgM 测定，如结果为阴性，应考虑接种风疹疫苗，接种后，三个月内不能怀孕；母亲在妊娠早期怀疑患风疹，必须做 IgM 测定。如果确定为急性风疹，则应终止妊娠。

单纯疱疹病毒感染：感染单纯疱疹病毒的孕妇可将病毒传播给胎儿，如妊娠头 8 周受染，则病毒破坏胚芽而致流产或发生先天畸形。如在孕中、晚期感染，则病毒以损伤中枢神经系统为突出。孕前指导要点包括：孕前检查是否有生殖器单纯疱疹病毒，如有，要先进行治疗再怀孕；孕期尤其是孕早期发生原发感染者，建议终止妊娠。若继续妊娠，应密切监测胎儿状况直至分娩。

巨细胞病毒感染：巨细胞病毒（CMV）活动性感染的孕

妇有 30%~40% 的概率将病毒传给胎儿，主要侵犯中枢神经系统和心血管系统，以及第一胎弓，影响胎儿宫内发育。孕前指导要点包括：建议夫妇孕前做健康检查，如发现有 CMV 感染，则应立即治疗，待恢复正常后才考虑怀孕；CMV 抗体阴性的孕妇应尽量避免接触已感者免受感染，也尽量少到人群密度大的公共场所活动；对确诊孕早期感染的孕妇要进一步随访有无胎儿明确受累。

梅毒螺旋体感染：孕妇感染梅毒螺旋体可经胎盘传给胎儿，造成死产、流产或梅毒儿（先天梅毒）。孕前指导要点包括：加强相关知识宣教，反对不正常的性接触；追踪性伴侣，对患者给予咨询、监测和恰当治疗；妊娠梅毒，对于妊娠期发现的梅毒感染患者及时开始青霉素治疗。所生婴儿应给予青霉素治疗。

乙肝病毒感染：在母婴传播病中，乙型肝炎可能是危害最为广泛的一种疾病。

乙型肝炎病毒（HBV）的母婴传播可以通过多种途径，其一是经胎盘的垂直传播；其二是分娩时的围生期感染，主要包括分娩时胎盘剥离、绒毛破损，胎儿经过产道时吸入母血，胎儿皮肤擦伤接触母血等。据调查，HBV 阳性的母亲，所生婴儿的感染率高达 98%。另外，母乳喂养和母婴密切接触也可能为母婴传播的另一方式。孕前指导要点包括：进行孕前检查，及时发现 HBV 携带者，HbsAg 阳性者，要在孕前确定其传染性，HbsAg 阳性、HBV DNA 阳性者应在孕前予以适当治疗，争取 HbsAg、HBV DNA 转为阴性，至少也应使其含量有较大幅度降低后再怀孕。对未感染的新婚夫妇及新生儿进行乙肝疫苗的预防接种，增加对乙肝的抵抗力。分娩后，新生儿行主动或联合免疫是预防母婴传播的有效措施。

原发性高血压：患高血压病的妇女妊娠易发生妊娠高血压疾病，并且一旦发生病情往往复杂严重，发生子痫、心力衰竭及脑出血的危险性增加。高血压患者妊娠时早产、死胎、胎儿宫内发育不良及围产儿死亡率明显增高。另外，高血压病与遗传关系密切，约59%的患者具有家族史，妊娠合并高血压的孕妇，其子代发生高血压的概率明显增高。孕前指导要点：病情严重、有冠状动脉硬化、心功能不全及肾功能减退的患者不宜妊娠，已妊娠者尽早终止妊娠。

先天性心脏病：心脏病患者妊娠，胎儿的损失率较高。在妊娠合并心脏病中，先天性心脏病目前占第一位。先天性心脏病分为二大类，①非发绀型：如房间隔缺损、室间隔缺损、动脉导管未闭。②发绀型：如艾森曼格综合征、法洛四联症等。由于心脏解剖的缺陷使心搏出量减少及血液分流，血氧饱和度下降，导致胎儿宫内慢性缺氧，易发生胎儿发育迟缓、胎儿发育不良、胎儿窘迫、早产、死胎，围产儿死亡率高。当母亲血细胞比容在60%以上，动脉血氧饱和度在80%以下，对胎儿影响极大，围产儿损失率超过40%。另外，母亲患先天性心脏病，子代发生先天性心脏病的概率增加6倍。孕前指导要点：发绀型先天性心脏病，心功能Ⅲ至Ⅳ级不宜妊娠。患心脏病的生育年龄的患者最好经手术治疗后再妊娠。

肺结核：患肺结核的育龄妇女如果妊娠，由于发热、缺氧及营养不良，可使流产及早产发生率增加，胎儿宫内缺氧、营养障碍，可造成胎儿宫内生长迟缓甚至胎死宫内。如母亲有活动性肺结核而未经治疗者，其新生儿在出生第一年约

50%受感染。孕前指导要点：鉴于肺结核对围产儿的影响，生育年龄妇女患结核病，应积极治疗，在治愈结核后再妊娠，以免在妊娠期治疗给胎儿带来损害。

23　对有害因素接触史者的孕前咨询及指导

对胚胎或胎儿有影响的有害因素可分三类：一是化学污染物，常见的有各种有害气体，如二氧化硫、氮氧化物、一氧化碳等和灰尘；各种重金属，如汞、镉、铅、砷、铬等。各种农药、石油及石油化工产品。二是物理污染物，包括噪声、微波辐射和放射性的污染。三是生物污染，包括致病菌、病毒、寄生虫卵及其他生物活性物质。

接触有害因素铅：随着现代化和工业化的飞速发展以及城市化的不断扩大，铅对人体的损伤已不再局限于狭小的职业病范围，它已成为人们日常生活中一个重要的危险因素。

铅对胎儿的影响：研究证明，铅能通过直接或间接作用于生殖细胞来干扰胎儿发育；铅还可以通过胎盘转运到胎儿组织中干扰胎儿的发育，主要表现为胎儿发育迟缓、出生低体重、婴儿期生长缓慢及细微先天异常等。

孕前指导要点：了解体内铅负荷动态、树立驱铅意识：对拟怀孕妇女或新生儿、婴儿做血铅检测，了解血铅水平，必要时采取驱铅治疗措施，以保护神经系统免遭损害。避免铅从口入：孕妇应不食含铅食品，如爆米花、松花蛋、酸性罐头食品等；多吃肉类及含铁、钙丰富的食物以减少铅的吸收；不从热水管中直接接水饮用。减少呼吸道的铅吸收：由于汽油中的铅具有脂溶性，不仅容易通过呼吸道吸收，而且很容易通过皮肤吸收，因此不要到交通繁忙的马路附近散步、游玩。

接触电磁辐射：电磁辐射通常可分为电离辐射和非电离辐射。电磁辐射的波长越短，频率越高，生物学作用就越强，反之，生物学作用就越弱。常见的电磁辐射有雷达、微波、调频（FM）广播、调幅（AM）广播、卫星通讯、无线电导航、电视等。放射线能损害胎儿的生长发育，这一点早在20世纪初就已被人们发现。有学者研究认为，受孕后2~3周内，人类胚胎受中等剂量照射（>2.5Gy），可能消融或流产，但不会产生畸形；妊娠4~11周，辐射会导致大多数胎儿的许多器官的严重畸形；妊娠11~16周，辐射会引起少数眼、骨骼及生殖器畸形，并会导致生长障碍，小头畸形及智力发育不全；妊娠16~20周照射胎儿，可能有轻度小头畸形，智力发育不全及生长障碍；妊娠30周以后，辐射似乎不会引起显著的损伤和畸形，但有可能产生功能性缺陷。

孕前指导要点：孕妇如不是特需，应尽量避免医学射线检查，特别是在胚胎发育的前12周应避免受0.1Gy以上X射线照射；在妊娠期也应避免放射性碘的检查；因多数研究认为视频作业等非电离辐射对胚胎无明确的致畸影响，故不必对妊娠期接触电脑、电视等情况过于恐慌。

噪声污染：噪声不但影响人的学习、工作和休息，而且长期接触到强烈的噪声会损伤人的听力、神经系统、心血管系统、消化系统的功能，还会对孕妇和胎儿产生许多的不良后果。生活中噪声的来源：噪声来源于工业、交通、军事训练演习、建筑工地、娱乐场所和家居生活等。日常生活中较常接触的噪声有汽车、摩托车产生的噪声污染，建筑工地、房屋装修等产生的噪声污染，娱乐场所的高分贝音乐噪声以及家用电器产生的噪声等。噪声对孕妇和胎儿的影响：动物实验证实噪声是畸形的诱发因子，它影响性周期和卵子成熟过程，进而影响受精卵的发育。在接触强烈噪声的女工中，妊娠剧吐的发生率和妊娠高血压的发生率都比其他女工高。有研究显示，妇女怀孕期间接触强烈噪声（95 分贝以上），所生孩子比不接触者智商低，造成这种情况的原因可能是噪声经常引起子宫收缩，影响胎儿的血液供应，进而影响了胎儿神经系统的发育。有研究表明，孕妇在怀孕期间接触强烈噪声（100 分贝以上）使婴儿听力下降的可能性增大。这可能是由于噪声对胎儿正在发育的听觉系统有直接的抑制作用。

孕前指导要点：妇女在怀孕期间应避免接触超过卫生标准（85~90 分贝）的噪声。应尽量减少生活中的噪声，如把电话、电视等音量调低，不要同时开启几种家用电器等以减少家用电器的噪声。怀孕后尽可能远离建筑工地、房屋装修、交通拥堵的环境。

24　唐氏筛查的指标及意义

唐氏综合征又名 21 三体综合征，是足月新生儿最常见的染色体疾病，发病率约为 1/800~1/700。我国每年约 2000 万新生儿出生，据估计其中约有 26600 个唐氏综合征患儿。唐氏综合征患儿生活不能自理，不仅给家庭造成了极大的精神和经济损害，也给社会也带来巨大的负担，影响了中华民族整体人口素质的提高，已经成为一个严重而紧迫的问题。

开展唐氏综合征的筛查，提高筛查质量，及时诊断唐氏综合征，并适时终止妊娠，降低和防止唐氏综合征患儿的出生已成为迫切需要。唐氏综合征的筛查是指通过简便、经济和较少创伤的检测方法，从孕妇群体中发现某些怀疑胎儿患有唐氏综合征的高危孕妇，以便进一步明确诊断。

目前国际上常用的唐氏综合征筛查方法主要有二联法和三联法，筛查时间是孕 15~18 周。二联法是以血清甲胎蛋白（AFP）和人绒毛膜促性腺激素（hCG）两项指标联合起来进行筛查，而三联法是以 AFP、hCG 和游离雌三醇（uE3）三项指标联合起来进行筛查。在筛查中，怀有唐氏综合征儿的母亲的血清中 AFP 和 uE3 水平较正常孕妇偏低，而 hCG 水平较正常孕妇偏高。采用二联法还是三联法，目前仍然有一定的争议。有些学者认为 uE3 测定可有可无，因其对唐氏综合征的筛查效果不如 AFP 和 hCG，也有些学者认为其测定误差范围较大，但美国现在仍然采用三联法以降低假阳性率。在筛查中应综合考虑经济效益问题，增加的指标越多，越可降低假阳性率，但费用也越高。目前使用的二联法唐氏综合征检出率为 50%~60%，三联法检出率略高。

需要指出的是，筛查应向年龄在 35 岁以下的孕妇推荐，并在知情同意的基础上自愿进行。医生在筛查前应与孕妇讨论预期的检出率和筛查的性质、目的和局限性，告之孕妇筛查并不是一种确诊实验。医生在填写筛查申请单时应了解孕妇的末次月经、年龄、体重、民族及种族相应的产科情况和家族史，这些信息将有助于解释筛查结果。筛查出的高危孕妇应经 B 超确定孕周，校正由于孕周错误所致的风险度，校正孕周应基于胎儿双顶径的测量，而不是测量股骨，因为唐氏综合征患儿股骨较短。如果仍然为高危孕妇，仅代表其可能为怀有唐氏综合征的胎儿而不是确诊，应对其进行羊水穿刺，进行确诊实验。对拒绝转诊做进一步产前诊断的高危病例，应进行跟踪观察，直至胎儿出生，并将观察结果记录。羊水穿刺染色体核型分析确诊为唐氏综合征后，应充分告知病情，是否继续妊娠由孕妇和家属作出决定，医生切勿强行让孕妇终止妊娠。

对于 35 岁以上的孕妇，原则上已经属于高危人群，应直接进行羊水穿刺，进行细胞遗传学的诊断。但对于那些不愿承担羊水穿刺的风险，或想在决定是否接受羊水穿刺前得到更多信息的孕妇，可以提供血清筛查，并告知孕妇其所在年龄组有较高的阳性检出率，同时还应告知孕妇，与羊水穿刺相比，血清筛查唐氏综合征或其他染色体异常如 47，XXX 和 47，XXY 的检出率降低。

25 健康危险因素的筛查及孕前咨询指导

这里健康危险因素主要是指不良的生活嗜好，一般包括吸烟、酗酒、药物成瘾与吸毒、咖啡因等等。据统计，美国只有 10% 的疾病是由微生物引起的，另 10% 是遗传性的，30% 起源于环境因素，而 50% 却与人们采取的生活方式有关。在生活方式中，种种不良嗜好，如吸烟、酗酒等习惯对健康有严重危害，危害嗜好者本人，也累及下一代。

吸烟与生育：吸烟对健康的影响已被越来越多的人所认识，而吸烟对胎儿的危害更大。如今女性吸烟者明显增加，由于妇女的生理结构和她们孕育婴儿的特殊作用，吸烟的危害比男性更大。妊娠期吸烟对胎儿和婴儿的危害包括：引起胎儿宫内发育迟缓，不论孕妇年龄、产次、体重、身高、孕周、社会经济状况等的差别，都存在这种关系。孕妇每天吸烟 10~20 支，约降低出生体重 200 克。但如孕妇在妊娠前期停止吸烟，分娩的婴儿体重可接近非吸烟者。引起自然流产，孕妇吸烟能增加自然流产率，吸烟者自然流产率为12%，不吸烟者为8%。围生期死亡率增高，其死因为胎盘早剥、前置胎盘、早产和肺炎等。增加先天畸形发生率：有研究发现，吸烟母亲所生先天畸形儿数是非吸烟者的2.3倍，认为孕妇吸烟，婴儿发生畸形的危险大大增加。吸烟使神经管缺陷的发生轻度增加。

父亲吸烟对胎儿的影响：胎儿畸形率增加，父亲不吸烟，孩子严重先天性畸形仅0.8%，每天吸烟1～10支为1.4%，10支以上可达2.1%。影响精子质量，发现异常精子的比率与每天吸烟量有关，每天吸烟30支以上者，产生精子形态异常的危险性几乎成倍增加，而且精子数目减少、活动能力下降。精子的形态异常，质量下降，先天性地造成受精卵的质量低劣，甚至产生畸形胎儿。遗传病发病率增高：长期吸烟能引起人体内染色体畸变和基因突变，使遗传物质缺损、重复和重排，并遗传给子代，使后代产生形态、结构或功能异常性的遗传性疾病。

对吸烟者的孕前指导：劝告要怀孕的妇女孕前要停止吸烟。把妊娠期吸烟对健康的危害和对胎儿的影响告诉已婚年轻夫妇，使之知道吸烟和胎儿发育的关系。

酗酒与生育：酒精对人体的危害是多方面的，长期饮酒，可引起慢性酒精中毒、肝硬化，还可以诱发其他疾病，如上呼吸道感染、消化道癌、结核病等，也是损害生殖细胞，使胎儿致畸的重要因素。

酒精对人体的影响：对女性生殖功能而言：乙醇是常见的致畸物质，能自由通过胎盘。孕期妇女酗酒，其孕期合并症如胎盘早剥、羊水污染、胎粪污染等比非饮酒者高。流产、围生期死亡、低体重儿及智低儿的发生率增加。对男性生殖系统而言：据统计男性酗酒者并发睾丸萎缩、不育、性欲降低和阳痿者占 70%~80%。酗酒后精子形态变化，精子活动能力降低，以及无精子。妊娠不同阶段酗酒对胎儿而言：酒精是导致胎儿先天性畸形的一种化学因素。孕妇饮酒，酒精通过胎盘导致胎儿中枢神经系统受损害，促进畸形发生。在怀孕的第 10~18 周是胎儿脑细胞增长的第一个高峰，妊娠末三个月至出生后早期为脑回和小脑进一步发育的主要阶段，这两个时期，胎儿脑组织最易受到酒精的影响。因此，孕妇在怀孕后期饮酒，会使胎儿的中枢神经系统损害更为严重。妊娠早期饮酒可能有细胞毒和致突变作用，同样也是有害的。

对饮酒者的孕前指导：准备生育的夫妇，应于受孕前戒酒。膳食和维生素的补充很重要，特别是对肝功能不正常者。必要时可给予制定医疗性食谱，要愈早愈好。主要补充的是蛋白质、B 族维生素、叶酸等。如果产前检测发现胎儿明显畸形、患者有明显的酒精中毒史、严重肝病，以及其他社会经济因素，可考虑终止妊娠。

吸毒与生育：随着社会的发展，吸毒逐渐成为一个社会问题，越来越多的女性加入吸毒行列，甚至一些孕期妇女也有吸毒现象。由于吸毒对母体和胎儿的危害巨大，应引起足够的重视。

吸毒对人体的影响：对女性生殖系统而言：海洛因可作用于下丘脑抑制促性腺激素的释放。已发现 64% 用海洛因的患者月经周期异常，常见有月经减少或停经。母亲吸毒对胎儿而言：孕妇吸毒可增加围生期发病率和死亡率，主要问题包括自然流产、早产、死胎、死产、小样儿、胎盘早剥、胎儿生长迟缓、胎儿窘迫、胎膜早破、先天性异常、低出生体重等，新生儿死亡率增加。新生儿戒断症状：海洛因成瘾母亲新生儿戒断症状一般表现为躁动不安、哭闹、呕吐、腹泻、喷嚏、颤抖、气促、出汗、肌痉挛、反射亢进、体温升高或下降等，还可能出现呼吸性碱中毒。

对吸毒者的孕前指导：妇女应在孕前戒除吸毒及药物依赖以保护胎儿。成瘾者在治疗康复前不宜怀孕，发现怀孕应进行人工流产。对药物成瘾的母亲，注意产前监护和药物控制。

第二节　孕期的生理与心理

26　孕期各系统的生理变化

自精子与卵细胞结合形成受精卵开始，孕卵在宫腔着床直至胎儿及其附属物发育成熟排出之前这一段时间称为孕期。孕期一般为 280 天，即 40 孕周。

孕妇体内各个系统均发生许多变化，以适应妊娠的发展及分娩的需要。了解这些正常的生理变化是掌握孕期保健知识的基础，对患有器质性疾病的孕妇，应根据妊娠期间所发生的变化，考虑能否承担妊娠，进而及早采取积极措施。

生殖系统：子宫逐渐增大变软，由非孕时的（7～8）cm×（4～5）cm×（2～3）cm 增大至妊娠足月时的 35cm×25cm×22cm，重量由 70g 增至足月时 1000g，宫腔内容积至足月时增大 500~1000 倍，子宫血流量从非孕期的 51.7ml/min，到足月时可达 500~700ml/min。宫颈、阴道及外阴组织充血、水肿、增生，因而变得柔软、松弛、扩张性好。

血液系统：血细胞总量到足月时增加 33%，白细胞轻度增加，血容量约增加 48%，血容量增加至孕 32 周时达高峰。由于血浆容量增加多于红细胞增加，故妊娠后期血细胞比容下降 7%，血红蛋白下降 15~20g/L。

心血管系统：妊娠期有明显的循环系统生理变化。心率自孕 8~10 周开始增快，每分钟增加 10~15 次，至 34~36 周达高峰，以后渐降。心排出量约自妊娠 10 周开始增加，至 32 周达高峰，约增加 30%，此后持平至分娩。临产后，特别在第二产程期间，心排血量显著增加。血压在妊娠早期及中期时偏低，在妊娠晚期血压轻度升高。一般收缩压无变化，舒张压因外周血管扩张、血液稀释及胎盘形成动静脉短路而轻度降低，使脉压稍增大。心脏在妊娠后期因膈肌升高，心脏向左上方移位，更贴近胸壁，并轻度扩张。妊娠的高动力循环使心音增强，特别是 P2，90%孕妇可有一个响亮的第三心音。

呼吸系统：妊娠子宫增大，挤压横膈使之上升，最高可达 4cm，胸廓周径增加 5~10 cm，呼吸频率增加 2~4 次/分，通气量每分钟增加 40%。孕晚期肺底部可能听到肺不张性细湿啰音，在深呼吸或用力咳嗽后消失。

消化系统：受大量雌激素影响，齿龈肥厚，易患齿龈炎至齿龈出血。牙齿易松动及出现龋齿。妊娠子宫增大，迫使胃向上移位，阑尾向右上方移位；受孕激素影响，胃肠蠕动减少，排空时间减慢；贲门括约肌松弛，胃内酸性内容物可反流至食管下部产生"烧心"感；肠蠕动减弱，粪便在大肠停留时间延长出现便秘，常引起痔疮或使原有痔疮加重。肝脏不增大，肝功能无明显改变。胆囊排空时间延长，胆道平滑肌松弛，胆汁稍黏稠使胆汁淤积。妊娠期间容易诱发胆石病。

泌尿系统：由于孕妇及胎儿代谢产物增多，肾脏负担过重。妊娠期肾略增大，肾血浆流量（RPF）及肾小球过滤率（GFR）于妊娠早期均增加，以后在整个妊娠期间维持高水平，RPF 比非孕时约增加 35%，GFR 约增加 50%。RPF 与 GFR 均受体位影响，孕妇仰卧位尿量增加，故夜尿量多于日尿量。由于 GFR 增加，肾小管对葡萄糖再吸收能力不能相应增加，约15%孕妇饭后可出现糖尿，应注意与真性糖尿病相鉴别。

27　妊娠各期的心理变化

妊娠期妇女由于生理变化的影响以及妊娠带来的其在家庭、社会环境中的一些变化均可对其心理产生很大的影响，这些心理影响有正面的但也有许多是负面的。孕妇的心理状态和情绪，可以加剧或减轻孕期疾病发生发展过程，影响疾病的严重程度和妊娠的转归。

早孕期心理变化，由于体内激素分泌增加和对未来生活的期望，使大多数孕妇情绪愉快稳定。由于孕酮量的增多，孕妇对异性和性生活的兴趣降低，这些有助于减少早孕期的不适与问题。

但有些情况则会给孕妇带来负面的心理影响：有些孕妇由于家庭或社会上的地位不利，如婆媳不和、无职业或缺乏来自丈夫、家庭和周围环境的支持；有的由于经济或居住条件困难带来压力；有些是非意愿的怀孕，孕妇感到苦恼；有些孕妇经历过不良孕产史，心存恐惧，或是对婴儿性别或是否畸形过分担心，因而紧张不安；还有些孕妇因过重的妊娠反应导致心情紧张、抑郁。

中孕期心理：由于妊娠反应明显好转，孕妇的食欲、睡眠均随之改善，使孕妇的心情开始好转；由于可以通过电子胎心听诊器听到胎心搏动声并感觉到胎动，使早孕期担心流产，或因非意愿妊娠原因导致的苦恼、紧张、不安的心理变化有明显改善。

晚孕期心理：随着胎儿的长大及预产期的临近，一些孕妇因即将成为母亲而感到兴奋与期盼，相反有些孕妇可能因对分娩过程的不了解和担心而感到紧张与不安；有些孕妇由于出现妊娠并发症，或胎儿生长发育出现迟缓或其他问题而开始感到担心和焦虑。

上述妊娠各期出现的问题所造成的负面情绪与心理状态，可能成为流产、早产的触发因素；过分的精神压力与情绪紧张，使肾上腺分泌增加，促使血管收缩、痉挛，可诱发或加重妊娠期高血压及影响胎儿生长发育，都对妊娠转归不利。

孕妇需要来自家庭亲友、丈夫、同事、社会的支持、帮助及关怀，有助于孕妇建立积极的心理状态。有针对性的保健知识教育是常用的干预措施，其他如孕前对丈夫和家人的教育，使能对孕产妇给予足够的关心和帮助，减轻她们各种压力就可以减少发病的机会。孕妇了解了相应的知识同时又受到周围人的关心和帮助，此外，对高危者及早给予心理咨询及治疗，常可避免严重问题发生并保障其孕产期的身心健康。

（潘　迎）

第三节　孕早期保健

28　最佳的受孕年龄

最佳生育年龄：最近研究显示，我国女性最佳生育年龄为 24～30 岁，男性 25～35 岁，过早或过晚妊娠对孕妇和胎婴儿均有不利影响。

过早妊娠可能对女性造成危害，女性 24 岁才完成骨骼发育，过早生育可造成难产，因为骨盆发育还不完全。因胎儿生长发育的需要，会从未完全骨化的母体内摄取钙和磷，导致母体骨化不全，而过早出现牙齿松脱及骨质疏松症，甚至出现脊柱弯曲或骨盆畸形。早育的女性易患妇科病，且宫颈癌患病机会增加。过早生育还不具备做母亲的能力，既不会自我保健，又不会带孩子，影响工作和学习。早育也是和现行生育政策相违背的。

过晚妊娠的危害：35 岁以后的卵巢功能减退，卵泡成熟过程中进行减数分裂时易出现畸变而发生染色体异常，如唐氏综合征。35 岁后骨盆韧带松弛，弹性减弱。子宫收缩减弱，分娩时难产机会增加。男性 40 岁以后，精子也会开始老化。

29　孕早期注意事项

早孕是指受孕后的头三个月（即 12 周），又叫妊娠早期，这时期是胚胎形成阶段，所以也可称为胚胎期。此期任何损害都可能影响胚胎的正常发育，甚至引起早期流产或先天畸形，因此保证早孕孕妇的健康非常重要。

停经第六周开始约有半数以上的孕妇出现挑食、偏食、恶心、呕吐等早孕反应，到第十二周以后消失。孕妇可以注意以下几方面的问题：注意劳逸结合，保证充足睡眠，每晚睡足 8~9 小时，保证午睡 1 小时，保持室内通风，以利于空气清新，注意清洁卫生，避免劳累和性生活。避免不良刺激：避免去人多杂乱的地方，保持情绪稳定、心情舒畅，家人尽量多给予鼓励，使其顺利度过早孕期。不接触有害物质，如汞、苯、放射线和噪声等。做好饮食调整：少吃多餐，注意调味，促进食欲。增加体液，以防脱水。即便呕吐，也要继续进食。避免油腻、油烟及其他刺激。要保持大便通畅，多吃水果、蔬菜和富含纤维素的食物，已经发生便秘者，应多喝些蜂蜜水。避免饮用不适合孕期用的饮料：如咖啡、含酒精的饮品。家庭成员要关心早孕妇女，尤其丈夫要体贴妻子，早孕期不宜行房事，以免引起流产，帮助孕妇摆脱妊娠反应的困扰，顺利渡过早孕阶段。

30　如何测算预产期

测算预产期，可根据孕妇的情况，选择如下的方法之一：末次月经计算法：对于平时月经规律的已婚妇女，在确诊为怀孕后，就可根据最后一次来月经日期推算预产期。从这一天开始到分娩大约需要 280 天，也就是说 40 周后的那天是预产期。预产期的月份为末次月经月份加 9 或减 3，日期为末次月经日加 7。末次月经为农历时，找出对照的公历日再计算。如末次月经日期为 2005 年 10 月 8 日，那么预产期为 2006 年 7 月 15 日。用 B 超胎龄计算预产期：当孕妇平时月经不规律或忘记了末次月经日期时，可以根据孕期的第一次 B 超检查的胎龄推算预产期，即用 40 周减去超声胎龄周数，即得检查时到预产期所需时间。见表 2-1：

表 2-1　胎儿头臀长、双顶径、股骨长、头围、腹围、
　　　　妊娠囊（cm）与胎龄的关系

孕周	头臀长	双顶径	股骨长	头围	腹围	妊娠囊
5						1.0~1.6
6						1.7~2.5
7	0.9~1.5					2.6~3.4
8	1.6~2.2					3.5~4.3
9	2.3~2.9					4.4~5.1
10	3.0~3.8					5.2~5.9
11	3.9~4.8					6.0~6.7
12	4.9~5.9	1.9~2.2	0.6~0.7			6.8
13	6.0~7.0	2.3~2.5	0.8~1.0			
14	7.1~8.1	2.6~2.9	1.1~1.4	11±1.2		
15	8.2~9.3	3.0~3.2	1.5	12.2±1.3	10±1.9	
16	9.4~10.3	3.3~3.6	1.8~2.0	13.5±1.5	11.5	

续　表

孕周	头臀长	双顶径	股骨长	头围	腹围	妊娠囊
17	10.4~10.5	3.7~3.9	2.1~2.3	14.4±1.2	12.5	
18		4.0~4.3	2.4~2.7	15.5±1.15	13.5	
19		4.4~4.6	2.8~3.0	16.7±1.2	14.5±2.0	
20		4.7~5.0	3.1~3.3	18±1.15	16	
21		5.1~5.3	3.4~3.6	19.2±1.15	17	
22		5.4~5.6	3.7~3.8	20.3±1.2	18	
23		5.7~5.9	3.9~4.1	21.5±1.15	19	
24		6.0~6.2	4.2~4.4	22.7±1.1	18	
25		6.3~6.5	4.5~4.6	23.8±1.2	21.5±2.2	
26		6.6~6.8	4.7~4.8	25±1.05	23	
27		6.9~7.1	4.9~5.0	26±1.1	23.5	
28		7.2~7.3	2.1~5.2	27±1.1	24.5	
29		7.4~7.5	5.3	27.9±1.15	25.5	
30		7.6~7.8	5.4~5.6	28.8±1.15	26.5	
31		7.9~8.0	5.7~5.8	29.6±1.15	27.5±2.0	
32		8.1~8.2	5.9	30.4±1.2	28.5	
33		8.3~8.4	6.0~6.1	31.1±1.25	29.5	
34		8.5~8.6	6.2~6.3	31.8±1.3	30.5	
35		8.7	6.4~6.6	32.5±1.25	31.5	
36		8.8~8.9	6.7	33±1.35	32.5	
37		9.0~9.1	6.8~6.9	33.6±1.3	33.5±2.5	

续 表

孕周	头臀长	双顶径	股骨长	头围	腹围	妊娠囊
38		9.2	7.0~7.2	34±1.35	34.5	
39		9.3	7.3~7.4	34.5±1.5	35.5	
40		9.4	7.5	34.8±1.5	36.5	
41				35.1±1.55		

妊娠反应推算法：早孕反应多在孕 42 天左右，所以用早孕反应出现时间加上 238 天，就是预产期。初次胎动计算法：通常孕妇多在孕 18~20 周开始有自觉胎动，所以初次胎动时间，初产妇加 20 周、经产妇加 22 周，就是预产期。当然，所推算的预产期提前或延后不超过 2 周均正常。

31　如何建孕期保健卡

在医生确定育龄已婚妇女怀孕后，就应为其建立"孕期保健卡"，以便孕妇在医生指导下安全度过妊娠、分娩与产褥各个时期。即建立孕期保健卡应从确诊早孕开始。

对于第一次来诊的孕妇，除登记一般情况外，还应调查异常孕产史、严重内科合并症、妊娠合并性病、致畸因素、社会因素，详细了解本次妊娠异常情况，做出评分并将高危孕妇做重点管理，孕期监测评分，动态观察、做孕期保健指导。（各地有相应的高危详细评分标准）

需要做如下检查。体格检查：心、肺、肝、脾、肾的一般检查，同时测血压、体重、身高等。妇科检查：了解阴道、宫颈情况，排除孕妇的生殖器官发育异常，为宝宝顺利出生提供通道；观察阴道黏膜是否充血，阴道分泌物的颜色、量是否正常，是否有异味；看看宫颈是否糜烂、有没有宫颈息肉存在；特别是早孕期间出血时，观察出血的原因是否与阴道、宫颈有关，为治疗提供依据。主要了解子宫大小是否与停经月份相符合，胚胎是否正常发育。同时，医生检查的内容还包括双侧附件是否正常，当卵巢增大时，需要鉴别是妊娠引起的功能性增大，还是器质性增大。若是功能性增大，怀孕三个月后会自然消退，若是良性器质性增大，要尽可能在怀孕三个月后手术，以减少流产率。辅助检查：白带检查：了解阴道内是否有滴虫、真菌存在，必要时还要进行衣原体、支原体、淋球菌检查。若存在以上微生物，容易引起上行性感染，影响胚胎发育，诱发流产。宫颈刮片检查：由于孕期血容量增加，血供丰富，如果宫颈发生肿瘤，及时治疗可以提高生存率。所以此项检查主要是了解宫颈表皮细胞的形态，排除宫颈肿瘤的发生。当然，宫颈刮片检查是较初级检查方法，产生疑点时可以进一步做阴道镜检查或宫颈活检病理切片明确诊断。超声检查：当出现子宫大小与停经月份不相吻合时，需要 B 超检查，以排除子宫肌瘤、子宫发育异常和胚胎发育异常等情况。若存在子宫肌瘤，需要估计肌瘤的大小、生长部位和是否影响胚胎生长发育而需要及时终止妊娠，并尽可能地估计到肌瘤的性质。其他检查：根据孕妇身体健康状况选择。若患有心、肝、肾、甲状腺等疾病，需要请内科医生会诊，了解继续妊娠是否会增大危险。若反复自然流产，早孕期间夫妇双方的全面检查更是十分必要的。

32 孕早期的心理问题

当妇女怀孕后，因内分泌的一系列变化发生后，机体就会有情绪和心理上的一些变化，如爱发脾气及情绪的不稳定。这些也是正常现象，关键是怎样解除这种忧虑不安，有时需要家人的帮助。

孕早期是情绪的不稳定期，因为妊娠反应及孕妇角色的变化使自己有反感的心理，也有恐怖、羞怯心理。

孕前应有充足的心理准备，夫妇双方均处于心情舒畅、精力充沛、情绪饱满的最佳状态时安排受孕，避免在情绪不佳时受孕。有良好的心理准备、对宝宝充满期待的准孕妇，将来的妊娠生活会更为愉快、顺利、平和。她们的妊娠反应轻，孕期并发症较少，胎儿生长在优良的环境中，分娩时也较顺利。而不良的心情无论对胎儿还是孕妇都是有害的。因为孕妇情绪的变化会导致生理功能乃至健康状况的改变，而这些变化又可影响到胎儿的生长发育。

据美国的一些调查资料分析：性格急躁、暴躁、易怒、心胸狭窄、敏感多疑、多愁善感的女性，在怀孕早、中期流产率比正常妇女高出3~5倍。分娩中发生难产多，新生儿体重轻。而一些唇腭裂等婴儿调查发现，母亲孕期往往情绪不好。因此专家认为孕7~10周是胎儿口腔腭部和颌骨形成的时期，孕妇情绪不稳很可能是造成唇腭裂类出生缺陷的不良因素之一。孕妇发怒，可使白细胞数减少，使机体抗病力减弱，不仅影响自身健康，而且可能经常生病而影响胎儿生长发育，甚至使婴儿抗病能力减弱。孕妇发怒，使血中激素如肾上腺分泌的多种激素急剧增加，而这些化学物质完全可经由胎盘进入胎儿体内影响胎儿功能，胎儿可复制出母亲的心理状态，出生后在性格、情绪上还原母亲的性格和情绪。

所以孕期应保持乐观，在家庭和工作中尽可能营造和谐、舒适、快乐的生活环境，保持愉悦的心情迎接新生命的诞生。

33　孕妇转移抑郁情绪的方法

在整个怀孕期间，年轻的妈妈为了使腹中的胎儿健康发育，都要尽量保持平稳、乐观、温和、愉快的心情，这是良好的胎教启蒙。

（1）告诫法：时时用名言、警句告诫自己，使自己保持良好的心情，每当生气或正要发脾气时，首先想到宝宝正看着妈妈呢！

（2）转移法：烦恼时尽快离开使自己不愉快的地方，去做一件自己喜欢的事情，如听听音乐、看看画册、读读喜欢的刊物、看看电影或去郊外玩玩，尽量让高兴的东西转移自己的注意力，忘掉那些不愉快的事情。

（3）释放法：向密友倾诉自己的烦恼，或写信或写日记，这几种方式都可以有效的释放自己的糟糕情绪。

（4）社交法：广交性格开朗、积极向上的朋友，充分享受与好友相聚的快乐，让他们的心情感染自己。

（5）改变形象法：换一个心仪已久的发型，买一件中意的衣服，或装点一下自己的房间，给自己带来一点新鲜感，可以摆脱沮丧的心情。

（6）散步法：在林荫大道、江边、田野散步，宜人的自然风光会无形中消除自己紧张不安的情绪。

34　孕期营养不良对胎儿的影响

　　生殖细胞的质量与营养状态有关，而且孕早期的胎儿发育很大程度上是依赖于孕妇的营养储备。夫妇双方在孕前均应适当加强营养，多吃优质蛋白质及富含维生素和微量元素的食品，如瘦肉、鱼虾、蛋、奶、豆和新鲜果蔬等。

　　胎儿畸形是指胚胎或胎儿在宫内发育过程中，受种种内外因素的影响，引起形态结构、生理功能及行为发育异常。有些学者认为，某些先天性畸形与母亲的营养失调有关。胚胎或胎儿畸形常常造成宫内死亡，导致自发性流产或早产，部分能存活的新生儿称为先天畸形儿。胎儿畸形发生的因素尽管是多方面的，但营养因素十分重要，它对胚胎发育的影响主要体现在干扰胚胎生物合成代谢方面。具体表现在生物合成中所需前体、底物等缺乏，能量来源变化，酶抑制，细胞渗透性失调，细胞膜性质改变等。如维生素 B_2 等维生素缺乏，干扰体内三羧酸循环，形成胚胎发育的能量不足；而锌等微量元素缺乏，使体内脱氧核糖核酸聚合酶、核糖核酸聚合酶等酶的活性降低或消失，影响正常的合成代谢。

　　营养因素对胚胎和胎儿生长的影响主要表现在脑及骨骼等器官。营养不良不但能暂时阻碍组织的生长发育，也可影响以后的组织结构和功能，尽管器官和组织的外形看是正常，但细胞的数量和大小、组织化学反应都会有改变。营养素缺乏与不孕有一定关系。营养不良的妇女即使怀孕，也可能影响胎儿的健康成长，可造成胎儿生长迟缓、流产、死胎。侥幸出生的婴儿，也会体重低、体质差、智力发育低下，还会出现体力和行为方面的某些异常以及免疫功能缺陷等。

35　　孕期营养不良对母亲的影响

孕妇应以正常妊娠体重增长的规律合理调整膳食，并要做有益的体力活动。孕期营养低下使孕妇机体组织器官增长缓慢，营养物质贮存不良，胎儿的生长发育延缓，早产儿发生率增高。

孩子的健康对所有父母来说都是至关重要的大事，而孩子的健康始于母亲的健康。母亲和儿童的健康与营养状况密切相连，因此，改进婴幼儿喂养需从确保妇女本身在生命各个阶段的健康和营养状况开始。

孕前营养至关重要。孕妇营养问题不单纯指妊娠期间的营养问题，育龄妇女在怀孕前就要注意自身的营养状况，将营养状况调整至最佳。例如，体重过轻和过重的育龄女性，应把体重恢复至正常水平。

孕育生命是个很长的过程，并不仅仅是从受精卵形成以后才开始的。怀孕前很长一段时间里，夫妻双方就应该着手准备，身体、心理的健康，饮食营养的调理，都很重要。而更重要的是准备怀孕的女性自身健康状况要良好，营养全面、充足，并为孕育胎儿补充必需的营养素，例如胎儿发育特别需要的叶酸等。李卡德提醒说，怀孕以后才去补充某些维生素，可能已经为时过晚。

遗憾的是，许多人还未意识到孕前补充营养的重要性。实际上，从受精卵形成的那一刻起，胎儿或者说未来孩子的素质有一半已经定型了，因此，孕前的营养十分重要。

胎儿的营养状况受到母体绝对的影响，因此在怀孕期间母亲的营养摄入不仅要求"量"的足够，更要求"质"。孕妇的营养问题有其自身的特点，其一即为孕妇对各种营养素的需要量大大增加。如果营养供给量不充足，孕妇除自身会出现缺铁性贫血、骨质软化症等营养缺乏病。除了满足自身对钙的需求，孕妇还要满足体内胎儿对钙的需求。但是，很多孕妇钙的日摄入量远远达不到中国居民膳食营养素推荐摄入量的标准。有研究表明，如果孕妇每天只摄入500毫克左右的钙，虽然尚不至于影响到胎儿出生时的骨骼发育，但母体自身的健康将因此而严重受损。而当钙摄入量严重不足时，便会由母体的骨骼、牙齿中游离出钙质，供给胎儿成长所需。所以，在怀孕期间，补充足够的钙是对母体的一种重要的保护措施，母体的骨密度才不会有很大的下降。

另外，在中国的北方地区，叶酸缺乏较为普遍，应针对性地给予补充。中美两国研究人员多年合作的一项科研成果显示：妇女妊娠期每天至少服用400微克叶酸，能避免85%以上的婴儿神经管畸形的发生。

36　孕期营养过剩对胎儿的影响

传统的观念认为，孩子生下来越胖越好，说明越健康。其实不然，胎儿的体重不是越大越好。当出生时胎儿体重>4000克时，我们称之为"巨大胎儿"。巨大胎儿有些是生理性的、是健康的；而有些巨大胎儿却是病理性的，胎儿体重过重也是胎儿发育异常的表现。还会因为胎儿过大，新生儿在出生时造成肩难产，从而可能会导致神经损伤、锁骨骨折等，以及可能造成胎儿窘迫、新生儿窒息及新生儿颅内出血等并发症的发生。

巨大胎儿是发生除遗传、种族、地区有关系外，还与孕期营养过剩，孕期活动减少有很大的关系。在当今，随着我国人民生活水平的普遍提高，大多数家庭在当一个妇女怀孕后，就开始了"增肥"的历程。殊不知，当孕期营养过剩而孕妇活动又减少时，就有可能造成一系列并发症的发生。如巨大胎儿、妊娠期糖尿病等。妊娠期糖尿病在当今越来越引起医学界的重视。因为这种疾病对母儿的影响都是很大的。首先，在怀孕早期，糖尿病母亲由于其高血糖可导致胚胎畸形、流产；孕中晚期高血糖则对胎儿各脏器的生长发育和内分泌能造成严重影响。出现一些如巨大胎儿、羊水过多、新生儿呼吸窘迫综合征、胎儿脑损伤、新生儿低血糖、低血钙等症的发生。其次，妊娠期合并糖尿病孕妇有一部分妇女在分娩若干年后，有可能转为真性糖尿病。

总的来说，胎儿不是越大越好，我们医务人员必须加强孕期宣教，普及孕期卫生知识，加强产前监护，预防巨大胎儿的发生，减少妊娠期及分娩期母婴并发症，以保障母婴的安全。

37　孕期营养过剩对母亲的影响

怀孕起必须增加能量和各种营养素，以满足合成代谢的需要。我国推荐膳食营养素供给量中规定孕中期能量每日增加 200 千卡，蛋白质 4~6 个月时增加 25 克，钙增加至 1500 毫克，铁增加至 28 毫克，其他营养素如碘、锌、维生素 A、维生素 D、维生素 E、维生素 B_1、维生素 B_2 和维生素 C 等也相应增加。膳食中应增加鱼、肉、蛋等富含优质蛋白质的动物性食物，含钙丰富的奶类食物，含无机盐和维生素丰富的蔬菜、水果等。

但孕妇体重增长过度、营养过剩对母亲不利：一则易出现巨大儿，增加难产的危险性，巨大胎儿对母儿的影响都是很大的。母亲在分娩过程中产程延长、胎膜早破、子宫破裂、软产道裂伤、产后出血、剖宫产率增加等；二则孕妇体内可能有大量水潴留和易发生糖尿病、慢性高血压及妊娠高血压综合征。另外维生素 A、维生素 D 的过多摄入可引起中毒，蛋白质的过多摄入可增加母体肾负担。碘、钙、锌的过多摄入使体内无机盐、微量元素紊乱，当然会导致孕妇肥胖。

38　孕早期的合理膳食

孕早期是指妊娠 12 周以内。这个时期的胎儿长得很慢，体重在孕早期结束时只有几十克，所以此时膳食中营养素供给量与非孕时相同。妊娠初期孕妇的体重增加不多，一般在孕 10 周增加 650 克，个别因孕吐、食欲减退，可能体重未增或稍减，所以供给量与非孕时相同，但其中蛋白质、钙、铁、锌与维生素一定要满足供给量标准。

为适应妊娠反应，要做到少吃、多餐，每日可进食 5~6 餐，用固体或半固体食品以减少体积。在反应较重、不得不减热量供给量时，也不宜低于每日 1500 千卡。食欲恢复后，应立即采用正常供给量。要适应孕妇口味，用少量酸、辣味食品增加食物的色香味，做到多品种、多花样、少用油。

为了满足孕妇的特殊营养需要，蛋白质要充足，不喜欢吃动物性食物的，可多吃豆制品、干果类、花生酱、芝麻酱等植物性高蛋白质食品。要供给充分的锌、维生素 B_1、维生素 B_6、叶酸等以提高食欲。为补充钙要多喝牛奶，多吃奶制品。碳水化合物不少于每日 150 克，以防止酮症酸中毒；脂肪用量不能过低，以防止脂溶性维生素 A、维生素 D、维生素 E 和维生素 K 的不被吸收。维生素和微量元素的需要增加：应多吃些瓜果蔬菜，摄入维生素 A、维生素 C、钙、铁等；多食用土豆、玉米等；多吃豆制品、花生、芝麻酱等，其中含丰富的维生素 E；适当食用一些海带、海米、虾皮、紫菜等，补充碘，以利于胚胎发育。

39　孕妇慎用保健品或营养补品

一切为了孩子。"准妈妈"要戒掉烟酒，咖啡要限量，一天至多一杯，不要喝可乐，可喝新鲜果汁。饮食多样化，各种水果、蔬菜、奶、鸡蛋、鱼类、五谷类、脂肪类搭配均衡，并且多喝水，避免难消化、刺激或太咸的食物。天然食品是第一选择，保健品大多是广告大于实际作用，所以孕妇慎用保健品，看情况选择，与添加剂食品则要保持距离。

有些孕妇则自行购买各式各样来路不明的孕期营养补品。盲目的滥用营养补品是不必要的，有些妇女怀孕后，希望胎儿长得快、长得好，不管是人参还是鹿茸，样样吃。这种做法不可取，这类补药对孕妇和胎儿，实在是弊多利少。

人参虽属老少皆宜的大补元气之品，但怀孕后久服或用量过大，就会气盛阴耗，阴虚则火旺，出现不安、兴奋、眩晕、头痛、失眠、体温升高和出血等，还容易加重妊娠性呕吐、水肿和高血压，也可促使阴道出血而致流产。孕妇久服人参也会影响胎儿的发育。从胎儿来看，胎儿对人参的耐受性很低，服用过量有造成死胎的危险。所以孕妇不可滥用人参。桂圆虽有滋补的作用，却是辛温助阳生火之品，一切阴虚内热体质及患热病之后的人不宜食用。妇女怀孕以后，阴血聚以养胎，因而多致阴血偏虚。祖国医学一贯主张胎前宜清热凉血滋阴柔润。而桂圆甘温助火，易动血动胎，孕妇多食，不但不能保胎，反而极易出现漏红、腹痛等先兆流产症状，甚至导致流产，所以孕妇一般不宜食用桂圆。

除了人参和桂圆之外，鹿茸、鹿角胶、胡桃肉、胎盘等也属温补助阳之品，孕妇也不宜服用。如果病情需要，也应在医生指导下服用。最好的营养补品就是食物中的蛋白质、维生素、微量元素等营养素，只要注意营养合理、膳食平衡即可，不要自己随便买营养补品。

第四节　孕早期常见问题的处理

40　孕早期导致阴道出血的常见疾病

在怀孕初期，当绒毛部分或全部分离，蜕膜中血窦开放，便导致阴道出血。在这段时期可能导致阴道出血的常见疾病如下。

（1）流产：是指胚胎或胎儿在孕20周前终止排出母体。而早期流产是怀孕初期阴道出血的常见疾病之一。流产可分为先兆流产：可以为阴道少量流血，腹痛较轻或伴腰痛。妇科检查宫颈没有变化。经治疗、休息，症状消失后妊娠可继续，若流血增多、腹痛加重则可转变为难免流产。完全流产：胚胎组织完全自宫腔排出，阴道流血减少后很快停止。不全流产：部分妊娠物已自子宫流出体外，尚有一部分残留在子宫腔内，患者腹痛剧烈，呈阵发性，阴道流血量较多。难免流产：腹痛明显较重，阴道流血多，检查见子宫颈口扩张，流产不可避免。稽留流产：胚胎停止发育而长期存留在子宫内，可有阴道流血。

（2）葡萄胎：葡萄胎来源于胚胎的滋养细胞，绒毛水肿增大，形成大小不等的水泡，状似葡萄，故称葡萄胎。有不规则阴道流血。

（3）异位妊娠：是指受精卵种植在子宫腔以外部位的妊娠，有腹痛和阴道流血。

（4）绒毛膜癌：在葡萄胎妊娠流产后，有不规则的阴道流血，持续少量或突然发现增多者，应考虑绒毛膜癌。

41　　出现流产不宜勉强保胎

对于出现流产现象的处理，必须先确定流产的不同病因和类型，给予积极而有针对性的恰当处理，绝对不能一律勉强保胎治疗。根据具体情况做出正确处理。

先兆流产：解除思想顾虑，加强营养，卧床休息，禁止性生活。对黄体功能不全及孕激素水平低者，可用天然孕激素，如黄体酮20mg每日一次肌内注射。可酌情使用对胎儿相对安全的镇静药。甲状腺功能低下者，可服左甲状腺素。完全流产：仔细检查阴道排出物，确定完全流产者不需特殊处理，可根据实际情况酌情使用抗生素，或输血补液。不能确定诊断者应清宫治疗。不全流产：确定诊断后马上刮宫治疗，术后酌情输血补液、使用抗生素。难免流产：一旦确诊，立即排除妊娠胚胎、胎盘。同时补液或酌情输血。稽留流产：确诊后，先做凝血功能检查，正常者，妊娠小于3个月者刮宫，大于3个月引产。凝血功能异常者，先用肝素或配合使用氨甲环酸等纠正凝血功能障碍后再处理。习惯性流产：先

第2章

孕产期保健

查明病因，针对病因治疗。流产合并感染时，可酌情控制感染和清宫。至于顺序因病不同而异。所以，流产的情况不同，处理原则不同，预后不同。出现流产不宜勉强保胎。

42　应对早孕反应的策略

（1）心理战胜：心情要保持轻松愉快；自学一些保健知识，以充分认识早孕反应，解除心理负担；爱人的体贴，亲属、医务人员的关心能解除孕妇的思想顾虑，增强孕妇战胜妊娠反应的信心；另外还需要一个舒适的环境，可有效减轻症状。

（2）饮食对策：注意食物的形、色、味，多变换食物的品种，引起食欲；在能吃的时候，尽可能吃想吃的东西；要减少每次进食的量，少食多餐；多喝水，多吃些富含纤维素和维生素 B_1 的食物可以防止便秘，以免便秘后加重早孕反应的症状；改善就餐环境，可以转换情绪，激起孕妇的食欲。孕妇可以在早晨起床后喝一小杯新鲜柠檬汁或番茄汁，有较好的止吐效果。或在晨起欲吐前喝一点凉开水，吃几片饼干、小咸菜等。也可将柚子皮一两切成碎片加水煮，取汁常饮，亦用一定功效。应该根据自己的具体状况进餐，不要勉强进食，可少食多餐；多吃清淡、富含水分及维生素的食品。同时多吃蔬菜、水果以补充维生素和矿物质。口服维生素 B_6 也有止吐作用，每次 1~2 片。

（3）适量活动：不要以为恶心、呕吐就整日卧床不起，这样只能加重早孕反应；如果活动太少，恶心、食欲缺乏、倦怠等症状则更严重，容易形成恶性循环；适当参加一些轻缓的活动，如室外散步、做家务、孕妇保健操等，都可有效改善心情，强健身体，减轻早孕反应。

（4）住院治疗：治疗原则是，解除顾虑，禁食 2~3 天，静脉补充葡萄糖或葡萄糖盐水 3000 毫升，加入适量氯化钾、维生素 C 和维生素 B_6，肌内注射维生素 B_1；纠正代谢性酸中毒，静脉补充碳酸氢钠，经治疗好转后可进食，逐渐减少输液量。经治疗 2~3 天不见好转，体温 >38℃，心率 >120 次/分，或出现黄疸，则应终止妊娠。

43　孕早期进行 B 超检查的适应证

早孕期应有指征的行超声检查，自 20 世纪 50 年代中期，超声波开始运用于妇产科临床，并被认为是安全无害。近年来，随着超声诊断仪器的种类增多、功率增大、频率增高，妇产科超声诊断呈现出早期化、多次化的趋势，而且已扩展到对孕卵和胚胎发育期进行监测。但是，国内外医疗专家们的研究结果表明：超声检查对胚胎并非绝对安全。

在胚胎发育的早期，特别是在妊娠 31~64 天期间，是胚胎 3 个胚层的分化及形成的发育时期，是胚胎的高敏阶段。此时，B 超检查有可能造成胚胎的发育异常。因为 B 超所使用的是高频超声波，波长短，能量集中，强度大，振动较剧烈，会引起许多特殊作用，结果可能产生机械、热、光、电、化学以及生物等各种效应。美国超声机械的动物试验表明：妊娠大鼠在妊娠早期连续接受超声扫描后，鼠胎仔出生时体重下降。有研究对准备做人工流产、平素健康、孕龄为 6 至 9 周的孕妇用诊断超声照射后，取绒毛组织分析，发现引起染色体 DNA（即脱氧核糖核酸）受损。

如果有明显适应证要应用超声诊断，应当坚持小剂量原则，尽可能采用最小的辐射强度和最短的辐射时间。早孕期行超声检查的指征包括：有先兆流产现象，且阴道出血时间长，需了解胚胎是否存活，是否有必要继续保胎。对有先兆流产现象的孕妇，还需要排除葡萄胎的可能。出现下腹痛，需排除宫外孕或妊娠合并肿瘤。对月经欠规则的孕妇，需了解胚胎发育情况，估计孕周，推算预产期，排除多胎。有明显的胎儿畸形如无脑儿、缺肢等可能在孕 12 周左右通过 B 超检查发现。

44　孕期的口腔护理

孕妇要比平时更注意口腔卫生，因为孕期易患牙龈炎等口腔疾病，为了减少对母体和胎儿的损害，必须注意口腔护理。

孕前做好口腔检查，治疗已有的牙病。孕早期和晚期再做常规口腔检查，以便早发现、及时治疗牙病或牙周炎。

经常叩动上下牙齿，增加唾液分泌，增加杀菌和洁齿。注重平时的牙齿保健。

每天早晚刷牙，饭后漱口。坚持早晚及进食后漱口，若吃酸性食物引起了牙齿过敏，可嚼川椒粒或选用脱敏牙膏；如不能刷牙时，可用漱口水代替。

每次孕吐后，应用 20% 苏打水漱口，以中和胃酸减轻对牙齿的腐蚀。

发生牙龈炎时，应该避免吃刺激性食物，应选择有营养的软性食物。

45　孕早期妇女牙龈炎防治

怀孕期间的牙病，会给母体和胎儿带来很多的麻烦，甚至带来危险。孕期由于女性内分泌和饮食习惯发生变化，体耗增加等原因，容易引起牙龈肿胀、出血、蛀牙等口腔疾病。而牙龈出血，给毒素、细菌直接侵入女性血液进入身体提供了良好的机会。

"妊娠期牙龈炎"多见于孕早期，这是因为孕妇怀孕后，雌、孕激素水平生高，造成牙龈毛细血管扩张、弯曲、弹性减弱，使血液淤滞、血管壁通透性增加而形成牙龈炎，所以，我们常见孕早期妇女有牙龈肿胀、出血，甚至牙龈乳头部有紫红色乳头或蘑菇样增生物。患病后更要注意口腔卫生。

如果牙痛过于剧烈，还可能引起子宫收缩，影响胎儿的正常生长。孕期口腔卫生不良或原先有牙龈炎的孕妇，在孕期都容易发生牙周问题。而严重的牙周炎，可能会引起胎儿早产。所以，怀孕前要到正规的口腔医院，接受一次口腔检查和适当的口腔治疗，使怀孕以后发生口腔问题的可能性降低到最小。注重口腔保健，增加营养摄入，保持营养平衡。

46　需要在妊娠早期终止妊娠的疾病

确诊患有某些不利于孕产妇健康的疾病要先治好疾病再怀孕。若已带病怀孕，则要注意自我监护和产前检查，不适合怀孕时，为确保母亲平安，需要在孕早期终止妊娠。

患贫血的妇女暂时不要怀孕，因为贫血是全身性疾病，多为营养不良性缺铁性贫血，怀孕后不仅母体贫血加重，还会造成胎儿发育迟缓，产后母婴状态均差。所以应先治疗贫血，治好后再怀孕。重度贫血怀孕后也要终止妊娠，先查找贫血原因，纠正贫血后怀孕。

患高血压的女性，计划怀孕前，有眼底血管明显痉挛或硬化的高血压患者，怀孕后，孕晚期易发妊娠高血压疾病，还可在胎盘绒毛缺血严重时，引起胎盘早剥，患这种高血压者不可以怀孕。一旦怀孕，在孕早期终止妊娠。

患心脏病时，根据心功能分级的四级。风心病有下列 7 种情况之一者不可以怀孕，一旦怀孕，在孕早期终止妊娠。心脏功能Ⅲ～Ⅳ级者；有心力衰竭史者；有严重二尖瓣狭窄，经常气短咯血者；风湿活动，如发热、关节痛、血沉快；心脏明显增大；心脏病合并肾炎、肺结核等全身性疾病；有心脏内栓子脱落引起脑、肾或眼底血管栓塞者。先天性青紫型心脏病者切忌怀孕。怀孕后要在孕早期终止妊娠。贫血性心脏病、高血压性心脏病和病毒性心肌炎，在治愈前不可怀孕，一旦怀孕也应在孕早期终止妊娠。

患哮喘病尤其患慢性哮喘病的妇女，不适宜怀孕。受孕后在孕早期需终止妊娠。

患肺结核的妇女，最好先不结婚，待医治好后再结婚怀孕，孕前要进行产前检查，加强监护，以保证母子健康。一旦没医治好就结婚怀孕，也要在孕早期终止妊娠。

患糖尿病的女性，怀孕后胎儿死亡率很高，所生巨大儿、畸胎率比正常人高 3 倍，达 6%～10%。且怀孕后临床过程复杂，处理不当会危及母子生命。故已有明显肾疾病或严重的视网膜病变的糖尿病患者不宜妊娠。一旦怀孕在孕早期应终止妊娠。

患肾炎的妇女在病情得到完全控制前不宜怀孕。一旦怀孕在孕早期应终止妊娠。

患白血病的妇女严禁怀孕。一旦怀孕在孕早期应终止妊娠。

患甲亢的妇女不可怀孕，待治愈后怀孕为宜。治疗前或治疗中一旦怀孕在孕早期应终止妊娠。

类风湿在活动期不宜怀孕，一旦怀孕在孕早期应终止妊娠。

系统性红斑狼疮，不论病情是否已控制和缓解，都不可怀孕。一旦怀孕在孕早期必须终止妊娠。

肝炎：急性肝炎绝对不能怀孕，要严格避孕。若已怀孕也必须终止妊娠。急性肝炎病愈后 1 年才能怀孕。慢性肝炎患者、肝功能受损严重者不能怀孕，怀孕会加重对肝的损害。一旦怀孕在孕早期也应终止妊娠。

患淋病、梅毒不可怀孕。确认夫妇双方已经治愈后再怀孕。治愈前一旦怀孕在孕早期一定要终止妊娠。

妊娠剧吐经治疗 2 ~ 3 天不见好转，体温 > 38℃，心率>120 次/分，或出现黄疸，则应终止妊娠。

47　孕期不宜常用化妆品

妇女怀孕后，应该将梳妆台上的增白护肤品、指甲油、洗甲水、摩丝、定型喷雾剂收起。孕期不宜常用这些化妆品。

怀孕的妇女随机体内分泌的一系列变化，黑色素沉着，会出现妊娠斑，为掩饰它而化浓妆，对胎儿发育极为不利，因为化妆品中的铅、汞等有害成分可通过胎盘伤害胎儿，导致胎儿发育不良，甚至畸形。而妊娠斑在分娩后会逐渐自然消失，不必担心。平时保持环境安静，睡眠充足，多吃些富含 B 族维生素和维生素 C、优质蛋白质食物，外出时避免阳光直晒，可预防妊娠斑加重；在孕中期皮肤干燥、粗糙，适当的皮肤滋润保养是可以的。

孕期不要染发或烫发，孕妇的皮肤较敏感，染发或烫发会给自己和胎儿造成伤害。染发剂有对胎儿致畸的报道，不良染发剂还可引起皮肤、乳腺癌。

市场上出售的指甲油多是以硝化纤维为基料，配以乙、丙、丁酯、苯二甲酸等化学溶剂及各种染料等制造成的，对身体有一定毒害。孕期不能用，以免对胎儿造成损害。

第五节　孕中晚期常见健康问题的处理

48　下肢水肿

到了孕晚期，有 50% 以上的孕妇脚和手出现明显水肿。这是由于怀孕后内分泌的改变，引起体内水钠潴留，妊娠子宫压迫盆腔到下肢的静脉，使下肢的血流回流受阻，导致下肢水肿。

正常人水肿不超过踝关节以上。不需要特别处理。尽量避免长时间站立及蹲坐，睡眠时适当垫高下肢，采取左侧卧位。坐在沙发或椅子上时可以把脚抬高休息，还可以转动踝关节和脚部，增加血液循环。把两手高举到头部，先弯曲再伸直每个手指，有助于减轻手指的肿胀。如果肿胀特别明显，腿部水肿超过膝盖，就需要去医院检查血压和尿蛋白的情况，警惕妊娠高血压疾病的发生。吃低盐的饭菜，可减少水肿的发生。

49　　妊娠与关节痛

妊娠的中、晚期，随着胎儿发育，子宫逐月增大，孕妇的腹部渐向前突，身体重心前移，为了保持身体的平衡，孕妇上身后仰，双腿分开站立，使背部伸肌经常处于紧张状态，当腰椎过度前凸时更明显，孕期内分泌的变化，引起脊柱及骨盆、关节、韧带松弛，失去正常的稳定性，造成腰背及关节疼痛，此时的腰背疼痛主要是由于肌肉过度疲劳所致。这种疼痛，休息后可以减轻，若避免提重物，纠正过度姿势，做些轻微的运动加强脊柱的柔韧度，注意睡硬床垫，穿低跟鞋，可以减轻妊娠期的腰背及关节疼痛。如果疼痛严重，或影响活动，或疼痛向其他部位放射，应到医院检查。

50　　孕期腹痛下坠

到了孕晚期，随着胎儿不断长大，准妈妈的腹部以及全身负担也逐渐增加，也可能会出现生理性或病理性腹痛现象。

下腹痛的原因和处理：子宫增大压迫肋骨：怀孕后随着宝宝的长大，准妈妈的子宫也在逐渐增大，增大的子宫不断刺激肋骨下缘，可引起准妈妈肋骨钝痛，或因耻骨联合松弛分离而疼痛，甚至导致活动受限。这些情况属于怀孕后的生理反应现象，不需要特殊处理治疗，可通过左侧卧位的睡姿来缓解疼痛。宫缩：到了孕晚期，可因假宫缩而引起下腹轻微胀痛，它常常会在夜深人静时作祟而于天明的时候消失。假宫缩的频率不一致，持续时间不恒定，间隔时间长且不规律，宫缩强度不会逐渐增强，不伴下坠感，白天症状缓解。假宫缩预示孕妇不久将临产，应做好准备，好保持充分的休息，多吃些能量高的食物，养精蓄锐。应与临产前的宫缩区别开来，临产前的宫缩有节律性，每次宫缩都是由弱至强，维持时间为30~40秒，消失后进入间隙期为5~6分钟。

病理性腹痛的常见病因：胎盘早剥是指妊娠20周后或分娩期，正常位置的胎盘在胎儿娩出前，部分或全部从子宫壁剥离。是妊娠晚期严重的并发症。子宫破裂是指子宫体部或子宫下段于妊娠晚期或分娩期发生的破裂。是直接威胁产妇及胎儿生命的产科并发症。急性阑尾炎是妊娠较常见的外科疾病。妊娠合并阑尾炎应出现发热、恶心、呕吐、转移性下腹痛等。妊娠中晚期合并急性阑尾炎，因增大的子宫引起阑尾移位，检查时压痛点升高，压痛最明显的部位甚至可达右肋下肝区。其治疗原则为一经确诊，在给予大剂量广谱抗生素同时，为防止炎症扩散，应尽快手术治疗。急性胆囊炎和胆石症，妊娠是胆囊炎和胆结石的重要诱因，胆囊炎和胆结石可发生在妊娠期任何阶段，以妊娠晚期多见。常在进油腻食物后发病，表现为突然右上腹和（或）中上腹阵发性绞痛，常放射至右肩或背部，并常出现恶心、呕吐等消化道症状。其处理原则：主张非手术治疗，包括饮食控制、支持疗法、抗感染、对症治疗等。经非手术治疗效果不佳且病情恶化，应尽快手术治疗。

51　　阴道出血

孕中期阴道出血以流产，前置胎盘，胎盘早剥为常见原因。阴道出血是流产的最主要症状之一。可由多种原因引起，如孕妇全身性疾病，内分泌疾病，生殖器官疾病，染色体异常，外界环境因素等。阴道流血量多少不一，伴腹胀痛。根据腹胀痛，流血，宫颈扩张，有无组织物排出，分为先兆性，不完全性，完全性，难免性，习惯性，感染性，过期性流产7种类型，处理方案各不相同。胎盘早剥时孕妇可能有妊娠高血压疾病，慢性高血压病，腹部外伤。下腹痛是典型症状，常伴有阴道流血。腹痛程度受早剥面积大小，血量多少及子宫内压力高低，子宫肌层是否完整等综合因素的影响。严重者疼痛难忍，腹部变硬，胎动消失并出现休克。所以在孕晚期患有高血压的孕妇或腹部外伤时，应立即到医院处理，一经确诊，需立即终止妊娠。前置胎盘，多发生于有流产史，前置胎盘史，多次刮宫史及双胎，高龄，胎盘异常等孕妇。根据胎盘与宫颈内口的关系可分为：中央性，部分性，边缘性几种。为无痛性流血，可以少量反复多次，或一次大量急性失血至休克或胎儿死亡。腹软，先露高浮，超声辅助检查为简单，安全及有效的方法。处理依据前置胎盘分类，出血情况及孕周数综合考虑。

52　头晕眼花

　　由于妊娠使孕妇全身出现不同程度的生理变化，机体如不能适应，就会出现多种多样的症状，头晕眼花就是其中之一。如果发生在早孕期，多无不良后果，可能是由于下列因素造成：孕妇的自主神经系统失调，调节血管的运动神经不稳定，可在体位突然发生改变时，因一过性脑缺血出现头晕等。由于妊娠反应引起的进食少，常伴有低血糖，因而容易头晕和眼花。特别是在突然站起、长时间站立、洗澡或在拥挤的人流中更易发生。一旦发生应立即蹲下，或躺下休息一会儿。若经常出现这种现象，就有患贫血、低血压或高血压、营养不良或心脏病的可能性，应及时就医检查。妊娠后，为适应胎儿的生长需要，孕妇血容量增加，血液相对就稀释了，形成生理性贫血，此时应定期检查血常规，如贫血严重则需要口服抗贫血药予以纠正。

头晕眼花发生在妊娠中期多是由于胎盘的动、静脉间形成短路，周围血管扩张阻力下降，使孕妇的舒张压较妊娠前降低，以及孕期整个盆腔范围的血管显著增加，高度扩张，使血液较多地集中在有子宫的下腹部，加上增大的子宫又压迫下腔静脉的回流，使回心血量减少，致使心排出量下降，引起低血压及暂时性脑缺血。

头晕眼花如果发生在妊娠晚期，特别是伴有水肿、高血压等症时，绝不能等闲视之，它常是某些严重并发症如子痫的先兆，应尽快就诊，否则后果极为严重。在排除上述原因后则需到内科就诊，进行详细体检，明确具体原因以便积极治疗。

53　妊娠期贫血

有一些妇女在妊娠前并无贫血病史，妊娠后出现贫血现象，称为妊娠期贫血。

妇女妊娠后由于机体的变化，使体内新陈代谢加快，需氧量增加。此时子宫、胎儿、胎盘增长使血容量也随之大大增加，在增加的血液中血浆增加比红细胞多，出现孕期血液稀释的现象，因为是孕期的生理过程，医学上称为生理性贫血，孕期如果血红蛋白低于 $100g/L$，红细胞计数低于 $3.5×10^9/L$，临床上可诊断为贫血。常见的贫血是缺铁性贫血。铁是合成血红蛋白的原料，正常人体对铁的需要，一般饮食足以补足。缺铁大多发生于对铁的需要量增加而供不应求的特殊情况下，妊娠就是这种特殊情况之一。妊娠后半期，由于母体红细胞增多、胎儿生长、胎盘发育，对铁的需求量大大增加，仅依赖食物中摄取及体内储存的铁。是满足不了需要的，因此会发生缺铁性贫血。

由于叶酸和维生素 B_{12} 缺乏，影响红细胞成熟引起的营养性、巨幼细胞贫血较少见。这类贫血主要因妊娠期对营养需要量增加，而胃酸分泌减少，胃肠道蠕动减弱，影响吸收，或因妊娠择食所致。

红细胞中血红蛋白的主要功能是输送氧气和二氧化碳，当孕妇贫血时，由于红细胞、血红蛋白的减少，血液运载氧气的能力减弱，母体组织细胞缺氧。孕妇会出现头晕、耳鸣、四肢乏力、活动后气急、心悸、心脏搏动增强等症状。妊娠期贫血，机体抵抗力下降，易发生感染。严重的会发生心肌损害，甚至发生贫血性心脏病。胎儿也会因宫内缺氧，导致死胎、早产、新生儿低体重等不良后果。产后出血，极易发生休克，为了保证母婴平安，应当注意预防妊娠期贫血。

为了防止妊娠期贫血的发生，孕妇平时应多食含铁丰富的食品，保证维生素 B_{12}、叶酸的摄入。要多食一些动物的肝、瘦肉，以及蛋类、豆类及豆制品、牛奶、绿叶蔬菜、水果及红枣、花生等。

妊娠期间应定期检查血红蛋白和红细胞计数，及早发现和治疗贫血，必须时补充铁剂、叶酸、维生素 B_{12} 等，严重贫血可考虑少量多次输血。

54　　胎动计数

　　围生医学对胎儿生理病理的深入研究，认为用胎动监测胎儿的安危有一定的临床意义，当胎儿出现危象时，胎动减少胎心消失早 24 小时左右，及时发现，采取措施，常能挽救胎儿生命。建议向每一位孕妇强调从孕 28 周开始每天计数胎动的重要性，并告知孕妇在既定的时间内胎动减少至最低限度时应采取的措施。一旦孕妇感觉到胎动减少应及时进一步检查而不应等到第二天再做处理。美国妇产科医师学会（ACOG）认为有近一半的死胎是发生在低危妊娠中，研究表明百分之百的 30~39 周胎儿，98% 的 24~27 周胎儿在 75 分钟的观察时间里均有胎动。所以计数胎动应观察一个半小时，胎动减少表明胎儿可能受损，需进一步检查评估胎儿的情况。计数胎动至今仍是最古老最简单的评估胎儿安危的手段，Moore 等研究表明每天记录感觉到 10 次胎动的时间，如果 2 小时没有感觉到 10 次胎动立即进一步评估，可以使胎儿的死亡率从 8.7/1000 下降到 2.1/1000。而 Grant 等的研究没有发现计数胎动可以明显减少不明原因的死胎，但确实发现在胎儿死亡前有胎动减少。许多资料表明早期发现胎动减少可以改善围产儿结局。自数胎动长期以来被认为是了解胎儿宫内状况的可靠指标，胎动的急剧减少提示可能胎儿宫内窘迫而需要进一步的监护。所有推荐常规计数胎动，尤其是有高危因素者。常用的方法是计数 1 小时胎动大于 10 次正常，如果小于 10 次，再数 1 小时，如果 2 小时胎动少于 10 次，应警惕。我国传统应用的是早中晚计数分别计数 1 小时的方法，但鉴于有的孕妇时间不便安排，RCOG 和 ACOG 推荐的这种

10 次胎动计数方法更为可行。

55　营养指导

妇女怀孕后，要注意合理营养，以保证孕妇的健康和胎儿的正常发育。在进入孕中期后，由于胎儿生长发育较快，平均每日增重 10g，所以对各种营养素的需求也迅速增加，另外孕妇的基础代谢率增高，比正常人增高 10%～20%，所以热能的需要也大大增加。根据中国营养学会 1988 年供给量标准，多妊娠 4 个月开始，孕妇应在原有的基础上每日增加 837kJ（200kcal），即每日摄入糖类应在 200～250g 以上。孕期蛋白质的营养至关重要，蛋白质不但要满足孕妇本身的生理需要，还要构成胎儿的组织器官生长发育，妊娠第 10～18 周是神经细胞分裂高峰的开始至 16 周达到神经细胞分裂增生的高峰，供应足量的优质蛋白，能使胎儿的脑细胞增殖良好，有助胎儿正常的智力发育。如果蛋白质不足，会影响大脑发育，造成难以弥补的损失。孕中期蛋白质的需要应在正常供应的基础上，每天多增加优质蛋白质 15g。孕妇蛋白质营养，还能为产后恢复和乳汁分泌作准备。此外，孕妇营养中还需供给充足而适量的维生素，补铁以预防贫血，补钙以供胎儿骨骼发育的需要，补锌可增进脑发育。孕妇膳食要注意荤素兼备，粗细搭配，少吃多餐，品种多样化。如果妊娠期饮食马马虎虎，不注意营养，容易造成孕妇营养不足，甚至营养缺乏病。但如果盲目讲营养，大吃大喝拼命进补，则可使孕妇肥胖超重，孕育巨大儿，引起分娩困难。也可造成产后高血压，糖尿病，高血脂等。因此必须合理，科学地安排孕期的饮食。

56　健康危险因素的筛查及指导

首先是孕期常见并发症的防治：妊娠高血压疾病、妊娠晚期出血（前置胎盘，胎盘早剥）、胎位不正、早产或过期产是孕期常见的并发症，一般都发生在孕末期，对孕妇和胎儿、婴儿都会产生不良影响，必须积极防治，除了定期产前检查、及早发现、及早矫治外，还应将这些常见并发症的早期症状及对母婴的危害性告诉孕妇本人及其家属，以便及早识别，加以重视，及早就诊。其次是高危妊娠的适时计划分娩：除了孕期并发症外，妊娠合并心、肝、肾等主要脏器疾病，到了孕末期由于妊娠负担的增加，病情亦会加重。这些都属高危妊娠。随着围生医学的发展，能应用有关设备与技术，对胎儿宫内情况、胎儿成熟进行监测，亦有办法采取措施促胎儿成熟，同时低体重儿（包括极低体重儿）的监护、喂养、护理技术有较大进步。因此，有可能选择适当的时机，对高危妊娠进行适时计划分娩，适时终止妊娠可减少母婴的围产病率及死亡率。以重度妊娠高血压疾病为例，妊娠高血压疾病的胎儿受疾病的影响。在宫内生长发育不良，而妊娠的持续常会使母体病日益加重。如在对母体病情得到一定控制，胎儿已成熟的情况下，适时的终止妊娠，则胎儿可早日脱离不良环境，出生后的精心护理将能使其良好发育；取出胎儿，去除病因亦可促母体早日恢复。近年来对妊娠合并心脏病、肾炎等，按此原则处理，妊娠结局亦有改善。

57　分娩准备教育

在产前对孕妇进行分娩准备教育，是保护和支持自然分娩的重要措施之一。现在的孕妇绝大多数是初产妇，对分娩缺乏亲身体验和经历，随着预产期的临近，准妈妈的心理会发生变化。既期待着分娩的来临和宝宝的降生，又担心分娩时是否会发生意外，再加上传统的观念和影视作品中对分娩痛苦和危险的过分渲染，使她们对分娩产生了恐惧和紧张的心理。这种心理如果不加以纠正和改变的话，在临产时会对产程产生负面的作用，影响产程的顺利进展。因此，对孕晚期的准妈妈开展分娩准备教育，让她们了解分娩的有关知识，充分做好心理上的准备，消除紧张和恐惧感，保持良好的心态，同时熟悉分娩的每一个步骤，掌握分娩时的自我保健方法和要领，做好迎接分娩的准备，可使她们在临产时充分发挥自己的潜力，以顺利完成自然分娩。因此，必须将分娩准备教育纳入到常规的孕期教育内容中去。分娩准备教育的内容包括：①分娩知识：要用通俗易懂的语言，图像，模型等辅助，普及分娩四要素，分娩三产程，临产先兆和潜伏期等相关知识。②分娩前的准备：包括生理，心理，物质三方面的准备及注意事项。③临产住院和急诊住院的指征。④分娩疼痛的原因和分娩镇痛的方法。⑤陪伴分娩的意义和重要性，使准爸爸能早准备，在产时可陪伴分娩。⑥产程中常用的医疗措施，如肛查，阴查等。⑦产时各产程保健要点。

58　孕后期的心理保健

了解分娩原理及有关科学知识克服分娩恐惧，最好的办法就是让孕妇了解分娩的全过程以及可能发生的情况，对她们进行分娩前的有关训练。这对有效减轻心理压力及思想负担，及时发现并诊治异常情况大有益处。不宜提早入院，毫无疑问，临产时身在医院是最保险的办法。但提早住院也不一定好，首先，医院没有家中舒适，安静和方便。其次，住院后长期不临产，会有一种紧迫感，尤其看到后入院的孕妇已经分娩，对她也是一种刺激。另外，产科病房内的每一件事都可影响孕妇的情绪，这种影响有时候并不十分有利。所以，孕妇应稳定情绪，保持心绪的平和，安心等待分娩时刻的到来。不是医生建议的提前住院，不要提前住院等待。做好分娩前准备，包括健康检查，心理和物质准备。一切准备的目的都是希望母婴平安，所以，孕妇了解到家人和医生为自己做了大量工作，并对意外情况有所考虑，那么，她就会有安全感。控制对分娩的恐惧，把对分娩的恐惧转移到别的方面并正视分娩的恐惧。

（周　淑　王晓东）

第三章

妊娠常见合并症

59　妊娠合并心脏病

导致育龄妇女死亡的原因中，妊娠合并心脏病为第三位，约1%的孕妇在妊娠期间合并有不同种类心脏疾病。由妊娠合并心脏病所致的孕产妇死亡率在近几十年来有了显著的下降，在我国的死亡率为 3.95/10 万，占孕产妇死亡率的 0.56%。

妊娠期血流动力学的生理性变化，妊娠期孕妇可出现一系列的血流动力学改变，这些生理性改变一般不会增加孕产妇和围产儿危险，但如合并有器质性心脏病变时，可能使原有的心脏疾病加重。血容量、心排出量和血压的变化如前述章节叙述。心脏向左移位，并沿着心脏长轴稍稍旋转。孕期可出现第一心音亢进并分离，约90%孕妇可闻及收缩期杂音，另有20%的孕妇可闻及柔和的舒张期杂音。妊娠期心脏生理性改变有时与器质性心脏病难于区分，增加了疾病诊断的难度。部分患者也可在28周以后由于妊娠高血容量而出现心力衰竭；但绝大多数的心力衰竭出现在有额外血流动力学负担的围生期。

妊娠合并心脏病的分类，随着医学诊断技术的进步与心脏外科学的发展，妊娠合并心脏病的类型构成发生了变化。过去，风湿性心脏病是妊娠合并心脏病的主要类型；但近二十年来其发病率在不断地减少，仅12%~30%的妊娠合并心脏病是由风湿热所致。医疗技术的进步使许多患先天性心脏病的妇女得以存活到育龄阶段，合并先天性心脏病已成为妊娠合并心脏病的最主要构成病因，占36%~50%。同时，由于肥胖所致的高血压性心脏病在近年亦呈上升趋势。

妊娠合并先天性心脏病：Mendelson 和 Lang（1995）提出将妊娠合并先天性心脏病（congenital heart disease，CHD）分为三种类型。①血容量超负荷型（左向右分流型），包括房间隔缺损和室间隔缺损等；②压力超负荷型，如主动脉或肺动脉口狭窄、主动脉缩窄等；③发绀型（右向左分流型），包括法洛四联症、艾森曼格综合征（Eisenmenger syndrome）等。

妊娠合并风湿性心脏病：近年来，人们居住条件的改善使环境中溶血性链球菌株数量减少；而抗生素的广泛应用使风湿热患者得到了有效的防治，减少了风湿性心脏病的发生，但这些因素仍威胁着我国育龄妇女的健康。风湿热导致心脏瓣膜的病理改变似乎与各瓣膜所承受的压力相关。二尖瓣是风湿性心脏瓣膜病最常累及的瓣膜，当风湿性心内膜炎累及二尖瓣时，瓣膜出现水肿、炎症细胞浸润，甚至组织坏死；炎症修复使得瓣叶增厚变硬，出现瓣口狭窄；肌腱、乳头肌的粘连、挛缩导致瓣口关闭不全。风湿热还可引起主动脉瓣、三尖瓣的病理改变。主动脉瓣狭窄与关闭不全导致了左心收缩排血受阻和舒张期血液反流，负荷加大，左心功能减退最终导致心力衰竭。三尖瓣的病变常并发于二尖瓣或主动脉瓣病变，以关闭不全多见。

妊娠期高血压疾病心脏病：妊娠期高血压疾病心脏病是指由妊娠期高血压疾病导致的心功能损害乃至心力衰竭。妊娠期高血压疾病致心力衰竭的处理与非孕期相似。心力衰竭患者控制病情24~48小时即应终止妊娠。妊娠期高血压疾病心脏病患者的心功能耐受能力差，分娩方式应以剖宫产为主；如宫颈条件好、胎儿较小、估计能在短时间内完成分娩的孕妇可尝试阴道分娩，分娩过程须严密监护，有异常及时处理。

围生期心肌病：围生期心肌病（peripartum cardiomyopathy，PPCM）是一组发生在围生期的，以心力衰竭或扩张型心肌病为特点。围生期心肌病常突然发生。虽然此病的发病率较低，但严重威胁孕产妇和围产儿的健康。

妊娠合并心律失常：妊娠期出现的心律失常可以是因妊娠而发生的生理性改变，也可以是由于心脏器质性病变所致。前者大部分是妊娠期的短暂变化，程度轻，一般不需特殊处理。由器质性病变引起的心律失常可能影响心功能，须有效防治。紧急情况可静注利多卡因后行直流电复律；药物治疗有利多卡因、普鲁卡因和奎尼丁。经治疗好转，宫颈条件好的可阴道分娩；病情严重者先控制心律失常，再考虑分娩方式。

60　慢性高血压合并妊娠

高血压是一种以动脉血压升高为主要临床表现的综合征，是导致心、脑、肾等重要脏器功能性和（或）器质性病变的危险因素和重要病因。妊娠合并慢性高血压是常见的妊娠期疾病，由于妊娠期孕妇血流动力学的改变，使孕产妇和围生儿的发病率和死亡率增加。

妊娠与高血压的相互关系：妊娠血流动力学改变增加了原有高血压疾病的危险，而严重的原发性高血压合并妊娠期高血压疾病或先兆子痫时，孕产妇和围生儿的患病率及死亡率也相应增高。其他危险因素包括：孕产妇年龄>40 岁，高血压持续超过 15 年，孕早期血压>160/110mmHg，合并糖尿病 B~F 级、肾疾病、心血管疾病和结缔组织病。①高血压对妊娠的影响：原发性高血压患者在孕中期可出现血压的暂时性下降，但妊娠晚期后通常明显升高。原发性高血压合并妊娠期高血压疾病、先兆子痫等危险因素时，孕产妇病死率增加，其主要死亡原因是脑血管意外和心力衰竭。慢性高血压合并妊娠时发生早产、死胎、胎儿宫内生长受限（FGR）及围生儿死亡率明显增高。②妊娠对高血压的影响：妊娠晚期孕妇的血容量达到峰值，产程中子宫收缩引起的心排血量增加，以及因产妇屏气用力导致的腹压增高、回心血量增多，这些都增加了原发性高血压患者的心脏负荷，处理不当易出现心力衰竭。正常情况下脑循环能自动调节小动脉水平的脑血管阻力，以适应血压上升或下降引起的脑灌注改变，保持恒定的脑血流。如血压下降时，脑血管扩张；血压上升时，脑血管收缩。但当脑灌注压>130~150mmHg 时，此自动调节就失控，发生脑出血的危险性增高。

妊娠前处理：慢性高血压患者在妊娠前应予以综合性治疗。中重度高血压患者行降压治疗能显著减少心、脑血管意外的发生率；同时应改善生活行为，包括减轻体重、合理膳食、适当运动、限制饮酒等。孕前应对高血压患者能否耐受妊娠做出评估，如严重高血压患者，合并有冠心病、心功能不全、肾功能减退或出现高血压眼底改变者，不宜妊娠；妊娠后应在早期行人工流产终止妊娠。

妊娠期处理：高危门诊随访、合理降压、严密监护、及时发现和处理产科并发症。一般处理：调节饮食：减少脂肪摄入，膳食中脂肪量应在总热量的 25% 以下；采用低盐饮食，每天食盐摄入 1.5~3g；多吃新鲜蔬菜和牛奶补充钙和钾盐。休息和睡眠：保证足够的睡眠时间，避免过度体力劳动，防止精神紧张和情绪激动。必要时可给予镇静剂，如地西泮每次 2.5~5mg，每日 3 次。降压药物治疗：降压治疗的目的是预防子痫、心血管意外和胎盘早剥等严重母胎并发症。收缩压≥160mmHg 和（或）舒张压≥110mmHg 的高血压孕妇必须降压治疗；收缩压 ≥ 140mmHg 和（或）舒张压 ≥ 90mmHg 的高血压孕妇可以使用降压治疗；妊娠前已用降压药治疗的孕妇应继续降压治疗。孕妇无并发脏器功能损伤目标血压控制到收缩压 130~155mmHg，舒张压 80~105mmHg；孕妇并发脏器功能损伤，则收缩压应控制在 130~139mmHg，舒张压应控制在 80~89mmHg。降压过程力求下降平稳，不可波动过大。为保证子宫胎盘血流灌注，血压不可低于 130/80mmHg。常用的口服降压药物有：拉贝洛尔、硝苯地平短效片或缓释片。如口服药物血压控制不理想，可使用静脉用药，常用有：拉贝洛尔、尼卡地平、酚妥拉明。孕期一般不使用利尿剂降压，以防血液浓缩、有效循环血量减少和高凝倾向。不推荐使用阿替洛尔和哌唑嗪。硫酸镁不可作为降压药使用。禁止使用血管紧张素转换酶抑制剂（ACEI）和血管紧张素 Ⅱ 受体拮抗剂（ARB）。

61　糖尿病与妊娠

糖尿病是一种常见的以血糖水平增高为特征的内分泌代谢障碍性疾病。机体内胰岛素分泌不足及（或）胰岛素拮抗，导致了以糖代谢紊乱为主的系列代谢障碍，并可以出现不同程度的并发症。妊娠合并糖尿病包括糖尿病患者妊娠（即糖尿病合并妊娠）以及妊娠期糖尿病（gestational diabetes mellitus，GDM），GDM 占妊娠出现糖尿病的 10% 左右。

糖尿病合并妊娠：通常指孕前诊断患有糖尿病。患者孕前有多饮、多食、多尿、消瘦等症状，且血糖升高；根据特征可分为 1 型糖尿病（type 1 diabetes，T1DM，胰岛素依赖性糖尿病）、2 型糖尿病（type 2 diabetes，T2DM，胰岛素非依赖性糖尿病）及其他类型糖尿病。

妊娠期糖尿病：妊娠期糖尿病（GDM）系指在妊娠前糖代谢异常，妊娠期才出现糖尿病。此定义对无论是否需用胰岛素治疗的糖尿病均适用。我国 GDM 的发病率为 1%~5%，大多数 GDM 患者产后糖代谢异常能恢复正常，但将来患 2 型糖尿病机会增加。

妊娠对糖尿病的影响：妊娠本身具有促进糖尿病形成的作用，且不同时期对糖尿病的影响不同。妊娠期母体空腹血糖较非妊娠期低，加上早孕期恶心呕吐的存在及摄入量减少，糖尿病孕妇如果未及时调整胰岛素用量，部分孕妇可能会出现低血糖、低血糖性昏迷、饥饿性酮症酸中毒等。妊娠早期胰岛素的调整方案必须个体化；但随着妊娠进展及胰岛素拮抗作用的增强，需增加胰岛素的用量，如血糖控制不满意会诱发酮症酸中毒。此外，糖尿病孕妇易发呼吸道及尿路感染，孕期感染也易导致酮症酸中毒的发生。分娩期由于产程中孕妇体力消耗增大，进食减少，若不减少胰岛素用量易出现低血糖；同时临产后孕妇的情绪变化及疼痛均可引起血糖波动，应在严密监测血糖变化的条件下及时调整胰岛素的用量。产褥期随着胎盘排出体外，胎盘所分泌的具有胰岛素拮抗作用的激素迅速撤退，若不及时减少胰岛素用量易发生低血糖性休克。

妊娠合并糖尿病对母儿的影响：妊娠合并糖尿病对母儿的影响与孕妇血糖出现升高的时间、糖尿病的病情控制情况等有关。与显性糖尿病孕妇不同，妊娠期糖尿病并不增加胎儿畸形率；但妊娠早期发现的 GDM（主要为 A_2 组）其胎儿畸形的发生率增高。显性糖尿病孕妇的胎儿死亡危险较大，这种危险同样可见于 A_1 组的妊娠期糖尿病患者。对母体而言，妊娠合并糖尿病可增加高血压和手术产的发生率。

糖尿病对胎儿和新生儿的影响：近年来，由于胎儿监测方法的改进、新生儿护理技术的提高以及孕妇代谢水平的控制，使得妊娠合并糖尿病的围产儿丢失率降低至 2%~4%。许多研究表明孕期血糖水平与围生儿死亡率密切相关，通过血糖控制是降低围生儿死亡率的有效措施；但胎儿畸形仍是引起胎儿死亡的主要原因之一。

妊娠合并糖尿病的诊断：妊娠合并糖尿病的诊断难点在于妊娠期糖尿病（GDM）的确诊。糖尿病合并妊娠者因孕前已存在糖尿病而易于确诊；但 GDM 孕妇通常临床表现不明显，尿糖不能准确反映机体血糖水平，如仅靠空腹血糖筛查容易导致 GDM 的漏诊。首次产检达到以下任何一个标准应诊断为糖尿病合并妊娠。

（1）空腹血糖≥7.0mmol/L。

（2）糖化血红蛋白≥6.5%。

（3）伴有典型的高血糖或高血糖危象症状，同时任意血糖≥11.1mmol/L。

如果没有高血糖的症状，任意血糖≥11.1mmol/L，应在次日复测上述（1）或者（2）项检查确诊。

妊娠期糖尿病的诊断：对有条件的医疗机构，妊娠24~28周及以后，对所有未被诊断为糖尿病的孕妇进行75g葡萄糖耐量试验（OGTT）。

行 OGTT 前 1 晚禁食 8 小时至次日晨（不超过上午 9 时），行 OGTT 前连续 3 日正常体力活动、正常饮食，即每天碳水化合物不少于 150 克，检查期间禁坐、禁烟。检查时口服葡萄糖 75g（将葡萄糖溶于 300ml 水中，5 分钟内服完），查空腹血糖及服糖水后 1 小时、2 小时血糖值。标准：空腹及服糖后 1、2 小时的血糖值分别为 5.1 mmol/L，10.0 mmol/L，8.5mmol/L。任何一项值达到或超过上述标准即可诊断 GDM。孕妇有 GDM 高危因素者，首次 OGTT 正常，可以在妊娠晚期重复做 OGTT。

孕期处理：饮食控制是糖尿病治疗的基础，大部分 GDM 的孕妇（A_1 组）通过饮食疗法能很好地维持正常血糖水平。孕期饮食治疗应达到以下三点目的：①为母体和胎儿提供需要的营养；②控制血糖水平；③防止饥饿性酮症。糖尿病孕妇进行适量的运动有助于降低血糖，运动量不宜太大，主张以躯干上部的心血管锻炼为主，控制心率在 120 次/分以内。胰岛素治疗适用于饮食控制不理想的孕妇。行血糖轮廓试验测定孕妇 24 小时末梢血糖，包括夜间血糖（或睡觉前血糖）、三餐前半小时、餐后 2 小时血糖及相应尿酮体。若夜间血糖≥6.7mmol/L，餐前血糖≥5.8mmol/L 或餐后 2 小时血糖≥6.7mmol/L 应开始使用胰岛素治疗。最近有学者对 GDM 孕妇进行了孕期口服降糖药——格列本脲与胰岛素治疗的比较，发现两者控制血糖的效果相仿，且格列本脲并不增加新生儿并发症的发生，其安全性尚待进一步证实。

胎儿监测：胎儿畸形的监测主要通过孕中期（18～20 周）超声筛查，如怀疑有心血管畸形时应行超声心动图检查；孕期甲胎蛋白（AFP）测定有助于神经管缺损的筛查。妊娠合并糖尿病发生巨大儿的概率增高，应定期超声监测胎儿生长发育情况，肝区腹围是反映胎儿营养状况的良好指标。此外还须注意是否合并胎儿生长发育受限和羊水过多。胎盘功能低下常导致胎儿慢性缺氧，监测方法如下：①从 28 周起自数胎动；②胎心监护：自 32 周起每周一次无应激试验（non-stress test，NST），36 周起每周两次，NST 无反应者，应进一步行缩宫素激惹试验（oxytocin challenge test，OCT）或生物物理评分；③脐血动力学监测：采用超声多普勒测定脐动脉血流速度；④胎肺成熟度：糖尿病妊娠的胎儿肺成熟延迟，如因各种原因提前终止妊娠，NRDS 的发生率增高。胎肺成熟度的测定主要通过羊膜腔穿刺羊水检测，同时注入地塞米松 10mg 促胎肺成熟。

妊娠合并糖尿病应在严格控制血糖、加强孕期监测的条件下尽可能地延长妊娠周数。妊娠合并糖尿病不是剖宫产的指征。无论是采取剖宫产还是阴道分娩，产时均应严密监测血糖水平。新生儿注意防止反应性低血糖发生。

（王晨虹）

62　妊娠期肝内胆汁淤积症

妊娠期肝内胆汁淤积症（intrahepatic cholestasis of pregnancy，ICP）是一种以皮肤瘙痒和黄疸为特征的妊娠并发症，多见于妊娠中、晚期。ICP 虽对母体无严重危害，但却使围生儿早产率和死亡率增高，因而越来越受到人们的重视。

ICP 的组织病理学改变是肝内胆汁淤积，具体病因尚未阐明，发病有明显的种族和地域差异。以前 ICP 又曾被称为：妊娠期复发性黄疸、特发性妊娠期黄疸和产科胆汁淤积症。虽然许多学者对 ICP 的发病机制进行了深入探讨，但确切病因仍不明。目前认为 ICP 的发病可能与雌激素、孕激素、免疫因素及遗传因素等有关。

临床表现：①瘙痒：常为首发症状出现在孕晚期，有时可出现在孕中期；除因搔抓引起的表皮脱落外，瘙痒一般不伴皮肤损伤。瘙痒的程度轻重不一，白昼较轻，夜间加剧，呈持续性。手掌和脚掌是瘙痒的常见部位，可逐渐向肢体近端延伸，大多数在分娩后 2 天内消失。②黄疸：10%~20% ICP 患者出现黄疸，部分患者黄疸可与瘙痒同时发生；黄疸的程度一般较轻，可在分娩后数日内消退，个别持续至 1 个月以上。③皮肤抓痕：可以出现因瘙痒所致的条形抓痕。④其他症状：一般无消化道症状，少数孕妇出现上腹部不适，脂肪痢等症状。

辅助检查：大多数 ICP 患者门冬氨酸转氨酶（AST）和丙氨酸转氨酶（ALT）均有轻至中度升高为正常人的 2~10 倍。部分 ICP 患者血清胆红素可轻至中度升高，一般均≤85.5μmol/L，其中直接胆红素>50%。血清胆酸升高是 ICP

最重要的实验室表现，可在症状出现前存在，与病情严重程度相关，在早期诊断、判断病情上有参考价值。

ICP 对母儿的影响：ICP 的胎儿窘迫发生率比正常高，且妊娠瘙痒合并黄疸时胎儿窘迫的发生率高于单纯瘙痒者。早产的发生率增高。ICP 孕妇的羊水粪染发生率较正常增高，羊水粪染增加了胎粪吸入的可能性。

对孕妇的影响：ICP 患者摄入维生素 K 量减少，使肝合成凝血因子减少，凝血功能障碍，导致产后出血的发生。糖、脂代谢紊乱。

ICP 处理的目的是缓解瘙痒症状，降低胆酸水平，监测胎儿宫内状况，改善妊娠结局。定期复查肝功能、血胆汁酸了解病情。ICP 的瘙痒症状主要与血清胆酸升高有关，使用适当的药物可减轻症状，改善围生儿预后。熊去氧胆酸（UDCA）可通过抑制肠道对疏水性胆酸的重吸收，降低血清胆酸水平，改善胎儿预后。与其他药物对照治疗相比，在缓解瘙痒、降低血清学指标、延长孕周、改善母儿预后方面具有优势，推荐作为 ICP 治疗的一线药物，但停药后可出现反跳现象。用量 15~20mg/（kg·d），分 2~4 次口服，共 20 天。S-腺苷蛋氨酸（SAMe）是一种生理解毒剂，可通过甲基化灭活雌激素和刺激肝浆膜磷脂合成防止雌激素引起的胆汁淤积。Almasio 认为 SAMe 800mg/L 静脉注射治疗 ICP 疗效显著，但有学者持不同意见，因而此药的确切疗效尚待进一步评估。国内就其治疗 ICP 疗效的荟萃分析显示：该药可以改善某些妊娠结局，如降低剖宫产率，延长孕周等，停药后也存在反跳现象，建议作为 ICP 临床二线用药或联合用药。

虽然对 NST 的预测效果存在异议，但由于 ICP 患者胎儿宫内变化突然，目前建议在妊娠33~34周，每周一次，34周后每周2次，同时自数胎动，必要时行胎儿生物物理评分。对于症状严重的孕妇应提早入院，予地塞米松促胎肺成熟，适时终止妊娠。重型ICP患者可出现胎儿突然宫内死亡，特别是临产之后，因而对有指征的孕妇须及时终止妊娠。

（王晨虹）

63　妊娠合并病毒性肝炎

病毒性肝炎（viral hepatitis）是由多种病毒引起的以肝脏病变为主的传染性疾病，具有传染性强、传播途径复杂、流行范围广泛、发病率高等特点。孕妇肝炎的发病率约为非孕妇的6倍，而重型肝炎为非孕妇的66倍，是孕产妇主要的死亡原因之一。

人类对病毒性肝炎的认识和研究经历了一个漫长的过程。目前认为肝炎病毒至少有五种类型：甲型肝炎病毒（HAV）、乙型肝炎病毒（HBV）、丙型肝炎病毒（HCV）、丁型肝炎病毒（HDV）和戊型肝炎病毒（HEV）。甲型和戊型都经粪口途径传播，可散发或暴发流行，有季节性，急性发作多见，黄疸者居多，不转变为慢性。不同之处是甲型肝炎一般以儿童和青少年高发，而戊型肝炎主要发生于青壮年。孕妇患甲肝后，其预后同非孕期，结果良好。孕妇患戊肝后则容易迅速发展为重型肝炎，易发生肝衰竭，病死率可高达10%以上。乙型、丙型和丁型肝炎是主要经血行传播，无季节性，多为散发，发病缓慢，可转为慢性，少数可发生肝硬化和肝癌。不同点是乙型肝炎的血中病毒载量很高，而丙型肝炎的血中载量很低。母婴传播和性传播在乙型肝炎传播中起重要作用，而在丙型肝炎则意义不大。乙型肝炎转化为慢性主要发生在围生期及婴幼儿感染，而成人初次感染乙肝病毒，一般不转为慢性。丙型肝炎的慢性化与年龄无明显关系，各年龄组患丙型肝炎后，均有50%以上转为慢性肝炎。由于引起丁肝的HDV是缺陷型病毒，决定其感染须依赖HBV。

临床表现：各种类型的病毒性肝炎的临床表现大致相同，根据病情轻重及病程长短，有急性病毒性肝炎，五型肝炎均可发生，但多见于甲肝和戊肝。症状有低热、食欲减退、厌油、恶心、腹胀和肝区疼痛等。查体触及肝脏肿大，有压痛。血清转氨酶明显升高。经2~6周症状及体征渐消退。慢性病毒性肝炎，可分为慢性迁延性肝炎和慢性活动性肝炎，临床上多见于乙肝或丙肝。慢性活动性肝炎病程在半年以上，表现为乏力、厌食、腹胀、面色灰暗。临床症状和肝功能损害常不明显。重型病毒性肝炎是引起孕产妇死亡的主要类型。急性重症肝炎也称暴发型或急性肝坏死型肝炎，病情发展迅猛，短期内出现精神神经症状、烦躁不安、嗜睡、昏迷、凝血功能障碍、肝体积迅速缩小、黄疸加重等。随后出现腹水、肝肾综合征及出血倾向等。亚急性重症肝炎又称亚急性肝坏死或亚急性肝萎缩。发病初期症状似急性黄疸性肝炎，但症状更严重。有明显出血倾向及腹水，肝性脑病症状和肝肾综合征常出现较晚。慢性重症肝炎为在慢性活动性肝炎或肝硬化基础发生的亚急性重症肝炎。除亚急性肝炎表现外，有明显的脾肿大和门脉高压。

妊娠对病毒性肝炎的影响：正常妊娠时，由于生理上的变化和需要，使肝脏负担加重，肝脏功能也有某些轻微的变化，如血清蛋白总量和白蛋白降低，胆固醇、血清转氨酶、碱性磷酸酶及乳酸脱氢酶可增高。这些变化对肝脏的抗病能力及解毒功能均有影响，因此妊娠期易感染肝炎病毒，或促使原来的肝炎病情加重和恶化。孕妇合并病毒性肝炎时，肝炎病情常较非孕时严重，尤其妊娠晚期及分娩期易发展为重症肝炎，并且容易转化为慢性肝炎。

病毒性肝炎对妊娠的影响：对母体的影响，妊娠早期合并急性肝炎时，妊娠反应明显加重，甚至出现酮症酸中毒。应注意勿将肝炎的胃肠道反应误认为妊娠反应而贻误肝炎的诊断和治疗。资料显示妊娠晚期合并病毒性肝炎时，妊娠高血压疾病的发生率可达 30%，是对照组的 3 倍，其发生可能为肝脏对醛固酮的灭活能力下降所致。活动性肝炎的孕妇若并发妊娠期高血压疾病则是一个危险的征兆，因子宫胎盘缺血、梗死，释放出组织凝血活酶。使血液更趋向于高凝状态，以及肝炎病毒形成的免疫复合物均可激活凝血系统，而引起弥散性血管内凝血（DIC）。肝炎导致凝血因子合成功能减退，产后出血的发生率是正常孕妇的 10 倍。产褥感染的发生率也明显增加。对胎、婴儿的影响，各种类型的病毒性肝炎均可影响围生儿的结局，由于肝炎病情的不同以及有无母婴垂直传的发生，故影响程度不一。文献报道，早、中期妊娠合并肝炎者分别有 20%～30% 发生流产，明显高于非肝炎妊娠者。早产、死胎、死产及新生儿窒息的发生率也较正常孕妇增高。

母婴传播：母婴传播的流行病学调查 HBV、HCV 和 HEV 可致宫内感染，发生母婴垂直传播，HDV 的母婴传播极少见，而 HAV 则不发生母婴传播。赵素元等报道，在流行期死亡的胎儿及新生儿肝标本中，HEV 的阳性率达 76.9%，并可见肝细胞病变与急期肝炎的病理改变。

肝炎的预防：加强宣教，增强人类对肝炎的防范意识。讲究卫生，注意营养，增强自身的抵抗力。避免与肝炎患者及病毒携带者密切接触。患有病毒性肝炎者应避孕，待愈后一年以上再怀孕。使用一次性注射器、输液器、针灸针及压舌板。严格无菌操作，避免医源性交叉感染。甲型及戊型肝炎，切断传染源是最根本的预防措施：①保护水源，不饮生水；②粪便无害化处理，防止污染水源；③搞好饮食卫生，禁食不洁及不熟水产品；④养成良好的卫生习惯，饭前便后洗手；⑤注射甲肝疫苗或丙种球蛋白可预防甲型肝炎，尤其有甲肝患者接触史的孕妇；⑥母亲为甲肝患者，其新生儿出生 24 小时内肌注丙种球蛋白可产生被动免疫，阻断甲肝水平传播。乙型肝炎、丙型肝炎和丁型肝炎，预防重点为防止血液和体液的传播。①严格执行献血员、血液及血制品的肝炎病毒检验工作，以杜绝传染源；②妥善处理肝炎产妇的胎盘及被母血、羊水侵染的一次性床单、敷料等物，应及时焚毁；③注射乙肝免疫球蛋白（HBIG）和乙肝疫苗可有效地建立被动免疫和主动免疫。

产科处理：一般多主张早孕期的急性肝炎经积极治疗肝炎继续妊娠。对慢性活动性肝炎，因妊娠可使病情加重，应积极治疗，在病情稳定时终止妊娠。妊娠中、晚期不宜终止妊娠，因此时由于手术、失血、用药、创伤、产程中消耗等可加重肝脏负担，使病情恶化。肝炎孕妇应避免过预产期结束分娩。个别重症不适宜继续妊娠者，应在充分准备下考虑终止妊娠。在计划分娩前数日肌注维生素 K，每日 20~40mg。备新鲜血及各种止血、凝血药物以应急用。阴道条件较好、胎儿不大、估计短时间内产程顺利者，多主张阴道分娩。尽量缩短产程，可在第二产程中使用产钳或吸引器助娩，避免产妇用力。对重症肝炎，如估计产程进展不顺利，在积极保肝治疗和纠正凝血功能后，及时行选择性剖宫产，抢救成功率往往比保守处理要高。产后禁用镇痛药。无论何种分娩方式，都要操作轻柔、快捷，以减少创伤。胎儿娩出后即刻注射缩宫素并按摩子宫，促进子宫收缩，避免胎盘、胎膜滞留，以减少出血。产褥期继续保肝治疗，加强营养，卧床静养。必要时补充清蛋白或输新鲜血，以利肝细胞和伤口的修复。产褥感染可使肝炎迅速恶化。故产时及产后应选择对肝脏损害小的广谱抗生素以预防感染，如青霉素、先锋霉素等。

（王晨虹）

64　妊娠合并甲状腺功能减退症

甲状腺功能减退症（简称甲减），通常多是继发于各种原因引起的甲状腺组织结构及功能损害的结果。未经治疗的甲减患者常无排卵发生，且甲减多在青春期前存在，可导致性腺和性器官发育障碍，从而引起闭经和不育，故妊娠合并甲减十分罕见。但病情较轻、给予治疗后则可能妊娠，即使妊娠，母儿的并发症也高于健康孕妇。未经治疗的甲减孕妇新生儿先天畸形、脑及躯体发育障碍的发生率增高，但经过治疗后，可以明显改善围产儿的预后。甲减的早诊断、早治疗是妊娠成功的关键。

妊娠与甲减的相互影响：妊娠使孕妇下丘脑-垂体-甲状腺轴系统处于一种特殊的应激状态。在妊娠早期，胎盘分泌大量的绒毛膜促性腺激素（hCG），而 hCG 的类 TSH 样作用可使孕妇 TSH 的分泌受到抑制。到妊娠中期，由于孕妇基础代谢率增加，导致甲状腺激素的消耗增加。同时由于肾小球排泄率的增加，使尿碘的排出增加，以及胎儿快速生长发育对碘元素的需求增多，从而导致甲状腺激素的合成相对不足，孕妇会表现为血清游离甲状腺激素水平的下降趋势，负反馈引起垂体分泌 TSH 增多，并一直延续到妊娠晚期。另外，母儿两个甲状腺系统并不是绝对独立的，它们之间存在着一定的联系，这种联系的主要基础是对碘供应的共同依赖。

妊娠合并甲状腺功能减退者，妊娠期高血压疾病及胎盘早剥的发生率较高。对胎儿的影响通常认为主要是流产、胎儿生长受限、低出生体重、死产的发生率较高。若母亲的甲状腺素不能维持胎儿生长发育的需要，则胎儿的神经系统发育将受到影响，出生后可表现出智力低下。

临床表现与诊断：有引起甲状腺功能减退的病史，如手术损伤、自身免疫性损伤及放射治疗损伤等。妊娠期甲减的症状与体征主要有全身疲乏、声音嘶哑、黏液性水肿外貌、语言缓慢和精神活动迟钝等，而脉缓、畏寒、皮肤干燥和出汗少等症状不明显。实验室检查显示血清 TSH 升高。临床上的甲减 95% 是原发性甲减，所以血清 TSH 升高对原发性甲减诊断是十分敏感而可靠的。各种原因引起的原发性甲状腺功能减退者除 TSH 升高外，TT_4、FT_4、TT_3、FT_3、RT_3U 及 FTI 均降低。无论是原发或者继发甲减，血清总 T_4 与总 T_3 值都明显低于正常范围（而外周抵抗性甲减的血清 T_4 与 T_3 却是升高的，十分罕见）。

妊娠期处理：妊娠中如发现甲减，应迅速治疗，尤其在孕早、中期，以免影响胎儿脑发育。孕期甲状腺功能减退者应采用甲状腺激素替代治疗，该方案简单、经济有效。剂量应个体化，并与内分泌科医师共同诊治。常用的药物有甲状腺片和左旋甲状腺素（L-T$_4$），并定期进行甲状腺功能检查（如血 T$_3$ 及血 T$_4$）及血 TSH 检查，以便及时调整药量，保持正常的甲状腺功能状态。在胎儿管理上应注意胎儿-胎盘功能监测，注意母体甲状腺激素和碘的补充以及营养状况。L-T$_4$ 极少通过胎盘，对胎儿的甲状腺功能无影响，对妊娠和哺乳期均安全，目前无致畸或大量进入乳汁的证据。甲减患者常需终生行 L-T$_4$ 替代治疗，产褥期、哺乳期也不例外。

产后处理：产后有 5%~10% 的产妇其甲状腺功能进一步减退。这种减退多表现为实验室检查的异常，而临床表现上尚未出现症状的加重。也有部分产妇在产后 6~12 周可表现出暂时性的甲状腺功能亢进，之后很快又出现甲状腺功能减退。也有一部分患者仍保持甲状腺功能减退状况不变。因而产后仍应对这些患者进行随访及给予恰当的治疗。

65　　妊娠合并甲状腺功能亢进症

甲状腺功能亢进症（简称甲亢），是体内甲状腺激素过高，引起机体的神经、循环、消化等系统兴奋性增高和代谢亢进的内分泌疾病。妊娠期引起甲亢的最常见原因为毒性弥漫性甲状腺肿（Graves disease）。

妊娠与甲亢的相互影响：妊娠期甲状腺处于相对活跃状态，甲状腺体积增大。妊娠的最初 3 个月甲亢可能会加重，在孕前接受抗甲状腺药物治疗者，此时常需要调整药物剂量。妊娠中晚期病情可能缓解。但产后部分患者出现免疫反跳，甲亢病情会一时性加重。甲亢控制不当的孕妇，分娩或手术时的应激、疼痛刺激、精神心理压力、劳累、饥饿、感染等均可诱发甲亢危象。轻症或经过治疗控制良好的甲亢患者，通常对妊娠影响不大。重症或控制不当的甲亢患者，妊娠后易引起流产和早产。甲亢患者代谢亢进，不能为胎儿提供足够营养，胎儿生长受限、低体重儿出生率高。某些抗甲状腺药物可通过胎盘进入胎儿体内，有可能造成胎儿、新生儿甲状腺功能低下，有些药物尚有对胎儿致畸的风险。抗甲状腺抗体及 TSH 受体免疫球蛋白还可以通过胎盘，引起胎儿甲亢。

临床表现与诊断：多数甲亢孕妇，孕前有甲状腺疾病病史。但诊断时需要注意：正常妊娠时母体出现的一些代谢亢进的表现，如多汗、怕热、食欲亢进、易激动、脉搏快、甲状腺增大等。心悸、休息时心率超过 100 次/分，食欲很好、进食很多的情况下，孕妇体重不能按孕周增加，腹泻，脉压>50mmHg，怕热多汗，皮肤潮红，皮温升高。甲状腺弥漫性肿大、突眼及手震颤为妊娠合并甲亢的三大主要体征。实验室检查见表 3-1。

表 3-1　甲状腺功能实验室检查

检查项目	正常妇女	孕妇	妊娠合并甲亢
基础代谢率（BMR）（%）	<+15	+20~+30	>+30
血清总甲状腺激素（TT$_4$）（nmol/L）	64~167	轻度增高	明显增高
血清三碘甲状腺原氨酸总量（TT$_3$）（nmol/L）	1.8~2.9	轻度增高	明显增高
甲状腺素结合球蛋白（TBG）（mg/L）	13~34	轻度增高	明显增高

续　表

检查项目	正常妇女	孕妇	妊娠合并甲亢
血清游离 T_3 （pmol/L）	2.2~6.8	轻度增高	明显增高
血清游离 T_4 （pmol/L）	10.3~25.8	轻度增高	明显增高
促甲状腺激素 TSH （mU/L）	2~20	正常	明显降低

甲亢危象的诊断：甲亢孕妇出现高热 39℃ 以上，脉率>160 次/分，脉压增大，焦虑，烦躁，大汗淋漓，恶心、厌食、呕吐，腹泻、脱水，休克，心律失常及心力衰竭、肺水肿可诊断为甲亢危象。

妊娠期处理：抗甲状腺药物（ATD）治疗：妊娠中 ATD 治疗最为常用。丙硫氧嘧啶（PTU）、甲巯咪唑、甲巯噻唑（MMI）、卡比马唑（CMZ）等，均能通过胎盘影响胎儿，但 PTU 通过胎盘量少，速度慢，是孕期治疗甲亢的首选药物。原则上使用最小有效治疗剂量和不影响妊娠时正常高代谢状态为宜，病情减轻或稳定后应逐渐减量，不可突然停药。用药期间密切观察病情变化，应每 4 周检查 1 次甲状腺功能和 TSH，必要时增加检查次数。

手术治疗：现在已很少，只有对药物不敏感、巨大甲状腺肿或需大剂量 ATD 治疗者在孕中期行手术治疗。

分娩期处理：经过治疗得到缓解的甲亢，一般不会影响分娩。甲亢已充分控制才分娩的孕妇可和正常孕妇一样处理，控制不充分的应留意甲状腺危象的发生。产时，除有产科因素外，应尽量经阴道分娩，缩短第二产程，病情重者行手术助产。无论经阴道分娩还是剖宫产均应预防感染，注意产后出血和甲状腺危象。

产后处理：新生儿出生时留脐血检测 T_3、T_4 及 TSH 水平。注意甲状腺大小，有无杂音，有无甲亢或甲状腺功能减退症的症状和体征。产妇甲亢产后易复发，因此应继续治疗，给予相应处理并随诊。至少产后半年内应每月复查 1 次甲功。

产后的哺乳问题：部分甲亢患者产后有病情加重倾向，不但需要继续用药，且需要增加药量。PTU 在母乳中含量极微，24 小时内乳汁含量为母亲口服量的 0.07%，但 MMI 的浓度要高一些，因此，母亲服用 PTU 喂婴儿是安全的。故建议对于产后希望母乳喂养者，应改用 PTU 治疗。有条件者应随诊胎儿的甲状腺功能。

甲状腺危象：甲状腺危象是甲亢病情恶化的严重表现。临床上出现甲亢危象征象应该立即进行抢救。此时不能顾及治疗对胎儿的影响。治疗不及时可危及孕妇生命。

66　　妊娠合并肾疾病

肾是人体的主要排泄器官，肾不仅控制整个身体水分，也决定代谢产物的保存、排泄与水电解质平衡。妊娠合并肾疾病的种类较多，其临床表现多样，为产科高危妊娠中一类重要疾病。

妊娠合并急性肾盂肾炎：急性肾盂肾炎是妊娠期最常见的泌尿系统合并症，多发生于妊娠晚期及产褥早期。孕期由于增大的子宫压迫输尿管，孕酮的作用使输尿管张力蠕动减弱，常有肾盂、肾盏及输尿管的扩张，加之孕妇尿液中氨基酸及水溶性维生素等营养物质增多，有利于细菌生长。因此，孕妇容易发生泌尿系统感染。而急性肾盂肾炎出现高热时，可引起流产、早产。若在妊娠早期，高热还可使胎儿神经管发育异常，无脑儿发病率明显增高。治疗原则是支持疗法、保持泌尿道通畅和抗感染。保证休息，取侧卧位，减少子宫对输尿管的压迫。保证入液量，保持每日尿量在 2000ml 以上，达到对尿路冲洗及引流作用。抗生素可选择青霉素类、头孢菌素类、红霉素及林可霉素，对胎儿相对安全的药物。治疗后 2~3 日内症状多可得到控制，当急性症状控制后，酌情改为肌内注射或口服药物，治疗最少 2~3 周，完成治疗后7~10 日复查尿培养。

妊娠合并肾小球肾炎：妊娠期间急性链球菌感染后肾小球肾炎罕见，孕妇大多预后良好。慢性肾小球肾炎合并妊娠在临床上多见。仅少数由急性链球菌感染所致急性肾炎迁延而来，大多为其他原发性肾小球疾病对肾实质的免疫炎症过程持续进展的结果。妊娠常使原有的慢性肾炎加重。慢性肾炎若病情轻，仅有轻微蛋白尿，无高血压，肾功能正常，对母儿影响较小。若病情较重，或随妊娠进展而肾功能进一步恶化时，流产、死胎、死产发生率随之增加。慢性肾炎病程长着，胎盘功能减退，影响胎儿发育。血压正常、肾功能正常或轻度肾功能不全者，一般可耐受妊娠。已有明显高血压及中重度肾功能不全的孕妇，不宜妊娠。如血压在150/100 mmHg 以下，血肌酐<132.6μmol/L 可继续妊娠。一旦血压超过 160/110mmHg 以下，血肌酐>265.2μmol/L，积极治疗仍不能控制时，应终止妊娠。

妊娠合并狼疮性肾病：系统性红斑狼疮（SLE）是一种自身免疫性疾病。好发于青年女性。SLE 于妊娠期约有 1/3 病情加重。能引起反复流产、死胎、胎儿生长受限，围生儿患病率及死亡率均高。部分 SLE 患者妊娠后可能病情加重，同时妊娠过程可使已有病变的心脏、肾负担进一步加重。SLE 孕妇容易合并妊娠期高血压疾病，其本身症状与妊娠期高血压疾病也不易区别。SLE 本身一般不影响妇女的生育能力，SLE 时血管内皮受损，血小板积聚，当髂内动脉、子宫动脉或螺旋动脉受损，胎盘血栓形成及梗死，易出现反复流产、胚胎死亡、胎死宫内、胎儿生长受限、早产及围生儿缺血缺氧等一系列并发症。少部分 SLE 患者还可引起胎儿先天性 SLE，但病症通常在 1 岁之内消失。目前尚缺乏特异治疗方法，主要是控制病情发展，使病情缓解及巩固疗效。常用的治疗药物有肾上腺皮质激素、免疫抑制剂（环磷酰胺，硫唑嘌呤等）、抗疟药（氯喹）、非甾体类抗炎药、雷公藤等。其中抗疟药主要用于治疗皮肤红斑，孕期一般不宜使用。非甾体类抗炎药则多用于解热镇痛。皮质激素和免疫抑制剂是影响预后的重要药物。由于 SLE 对妊娠结局的不良影响，对患 SLE 的孕妇在孕期应加强胎儿宫内安危的监护。妊娠晚期如发现异常，胎儿基本成熟，应适时终止妊娠。

67　　妊娠合并特发性血小板减少性紫癜

特发性血小板减少性紫癜（ITP）是一种常见的自身免疫性血小板减少性疾病，是产科常见的血液系统合并症。ITP 对妊娠的影响主要是出血，在分娩过程中，产妇用力屏气可诱发颅内出血、产道裂伤出血及血肿形成。而妊娠本身一般不影响本病病程及预后，但妊娠有使稳定型 ITP 患者复发及使活动型 ITP 妇女病情加重的倾向，使 ITP 患者出血的机会增多。

由于部分抗血小板抗体可以通过胎盘进入胎儿血循环，引起胎儿血小板破坏，导致胎儿、新生儿血小板减少。但胎儿及新生儿血小板减少的机会与母体血小板不一定成正比。

主要表现为皮肤黏膜出血和贫血。轻者仅有四肢及躯干皮肤出血点、紫癜及淤斑、鼻出血、牙龈出血，严重者可出现消化道、生殖道、视网膜及颅内出血。脾不大或轻度增大。

实验室检查，血小板 $<100\times10^9/L$。当血小板 $<50\times10^9/L$ 时才有临床症状。骨髓检查巨核细胞正常或增多，至少不减少，而成熟型血小板减少。抗血小板抗体测定大部分为阳性。

根据以上临床表现及实验室检查，可明确诊断。但要注意排除孕期血小板减低的其他原因，如妊娠血小板减少症、先兆子痫、人类免疫缺陷病毒感染、系统性红斑狼疮、抗心磷脂抗体综合征、药物诱发的血小板减低、弥漫性血管内溶血、血栓性血小板减低以及溶血性尿毒症等疾病。

在孕前或孕早期诊断、及时治疗，维持血小板计数是改善母婴结局的重要措施。血小板 $\geqslant50\times10^9/L$ 时，无症状的孕妇不需治疗。

（1）肾上腺皮质激素：肾上腺皮质激素为首选药物，主要机制是抑制抗体产生，抑制抗原抗体反应，减少血小板过多的破坏；改善毛细血管脆性；刺激骨髓造血。推荐剂量为泼尼松 40~100mg/d。待病情缓解后逐渐减量至 10~20mg/d 维持。

（2）脾切除术：脾切除术可以减少血小板抗体的生成，清除血小板破坏的场所。激素治疗血小板无改善，有严重出血倾向，血小板，可考虑脾切除，手术最好在妊娠 3~6 个月间进行。但孕期一般很少使用该治疗方案。

（3）丙种球蛋白：大剂量丙种球蛋白，可抑制自身抗体产生，抑制单核细胞、巨噬细胞的可结晶片段受体，可以快速增加血小板计数。丙种球蛋白适用于对激素治疗无反应者。常用的疗法为400mg/（kg·d），连续5~7日为一疗程。其副作用为头痛、寒战、恶心、背痛、肝功能异常、一过性白细胞减少、潮红、脱发等。

（4）支持疗法：在血小板水平<$10×10^9$/L、有出血倾向时，可输新鲜血或血小板，以防重要器官出血。

（5）其他：免疫抑制剂及雄激素在妊娠期不主张使用。

【处理】

（1）分娩期：分娩方式原则上以阴道分娩为主。ITP孕妇的最大危险是分娩时出血。若行剖宫产，手术创口大，增加出血危险。另一方面，ITP孕妇有一部分胎儿血小板减少，经阴道分娩时有发生新生儿颅内出血的危险，因此ITP孕妇剖宫产的适应证可适当放宽。

（2）产后：孕期应用皮质激素治疗者，产后继续应用。孕妇常伴有贫血及抵抗力下降，产后应预防感染。产后立即抽取新生儿脐血检测血小板，并动态观察新生儿血小板是否减少，并进行相应的处理。ITP不是母乳喂养的禁忌证，但母乳中含有抗血小板抗体，应视母亲病情及胎儿血小板情况而定。

（3）新生儿：新生儿被动免疫性血小板减少症（PIT）是由于孕妇抗血小板抗体IgG进入胎儿体内引起新生儿血小板减少，程度不一。一般病程较短，不需特殊治疗，出生后2~3个月自愈。表现为皮肤出血点、黄疸，极少出现颅内出血。激素及丙种球蛋白治疗，可以预防新生儿PIT。

68　　妊娠与 TORCH 感染

　　TORCH 感染是一组可引起宫内感染并导致胚胎发育异常的一组病原体，包括：弓形虫（Toxoplasma，TOXO）引起的弓形虫病、风疹病毒（Rubellavirus，RUV）引起的风疹、巨细胞病毒（Cytomegalovirus，CMV）引起的感染、单纯疱疹病毒（Herpessimplexvirus，HSV）引起的生殖道单纯疱疹病毒感染，及其他微生物（Other organisms）引起的感染，包括微小病毒 B19、Epstein Barr 病毒、乙型肝炎病毒（HBV）、人免疫缺陷病毒（HIV）、梅毒、淋病等引起的感染。取上述各病原体英文的第一个字母，缩写为 TORCH。这里只叙述妊娠期前四种病原体感染。

　　妊娠期 TORCH 感染严重危害母婴健康，感染发生在妊娠早期，可致流产、多器官畸形；妊娠中晚期感染可能发生胎儿宫内发育迟缓、早产、死胎、死产、早期新生儿死亡，能够继续妊娠者，也有可能发生远期后遗症，如幼儿期及青春期体格及智力发育异常，如低智、耳聋、高度近视等。

【妊娠期弓形虫病】

　　弓形虫病是呈世界性分布的一种人畜共患疾病。人类被感染的主要途径为接触感染了弓形虫的猫、狗以及食用未煮熟的污染的肉类、生乳、生蛋等。

　　（1）对母儿的影响：弓形虫感染在孕期可增加孕妇妊娠并发症，如流产、早产、胎膜早破、产后出血等。妊娠早期感染，对胎儿损害严重，多以脑部和颜面损害明显，如脑积水、无脑儿、脑钙化、视网膜炎，同时伴发热、水肿、心肌炎、肝脾肿大等，并常导致胎儿死亡而自然流产。怀孕中晚期感染，则影响胎儿发育，可出现宫内发育迟缓、弱智或先天愚型。弓形虫主要侵犯中枢神经系统，新生儿可有抽搐、脑瘫、视听障碍、智障等，死亡率较高。发病越晚，中枢神经系统损害与智障发生率越低。

（2）临床表现：孕妇患弓形虫病时多无症状或症状轻微，少数有症状者呈多样化。临床上有急性、慢性之分，急性以淋巴结炎居多，全身或局部淋巴结肿大，可有压痛。慢性常表现为视网膜脉络膜炎。

（3）诊断及处理：因弓形虫感染的孕妇一般无明显症状，因此首先需要了解孕妇病史，如养猫、接触其污物，或生食肉类，或厨具不卫生（生、熟不分）等。

为及时发现孕妇弓形虫感染，应于妊娠早期做酶联免疫吸附试验，监测弓形虫 IgM，阴性者在妊娠中、晚期复查。若弓形虫 IgG 和 IgM 均为阴性，提示未感染过弓形虫，对弓形虫无免疫力，应严密监测。若仅弓形虫 IgM 阳性，提示为弓形虫急性感染，发生在妊娠早期，应终止妊娠；发生在妊娠中、晚期，应在分娩时检测新生儿脐血清弓形虫 IgM，确定有无宫内感染。若仅弓形虫 IgG 阳性，提示孕妇曾有弓形虫感染史并已产生免疫力。需要注意的是，血清学 TOXO、IgG、IgM 虽然有一定参考价值，但不能仅以孕妇血清学抗体结果来决定是否终止妊娠，可考虑作进一步检查，如羊水穿刺、经皮取脐带血及 B 超来综合判断。

（4）治疗及预防：妊娠期弓形虫病如积极治疗，可降低先天弓形虫病的发生，同时能减少严重的胎儿损害。早期宫内治疗的效果远较新生儿期为佳。中枢神经系统后遗症、智障、视网膜病变发生率明显下降。即使要终止妊娠（一般在找到弓形虫后）也需在治疗后进行。

治疗越早，后遗症出现越少。在妊娠期间一经确诊，应该选用乙酰螺旋霉素 0.5g 每次，每日 4 次，连服 2 周为一疗程，间歇 2 周可再重复一疗程。对患弓形虫病孕妇所生的新生儿，即使外观正常，也应给予乙酰螺旋霉素治疗，30mg 每次，每日 4 次，连服 1 周。

孕期应熟食，喂养猫狗者应仔细处理其粪便。为避免先天性弓形虫病儿的发生，应对有明显动物接触史的孕妇，在妊娠早、中、晚期分别检测弓形虫 IgM，以便及早发现弓形虫急性感染病例，及时终止妊娠或及早给予足量药物治疗。

【妊娠期风疹病毒感染】

风疹是一种呼吸道传染病，通过呼吸道传播，除引起急性呼吸道传染病外，也是先天性风疹感染引起流产、死产和胎儿畸形的主要因素之一。一般 6~9 年流行 1 次。得过风疹后将终身免疫。

（1）对母儿的影响：妇女孕早期感染风疹病毒后，能引起胎儿宫内感染，造成多器官、多系统缺陷的先天性风疹综合征（CRS），如白内障、耳聋、先天性心脏病。其他症状为视网膜病、小眼球、青光眼、低体重儿、血小板减少性紫癜、溶血性贫血、黄疸、肝脾肿大及精神运动障碍等。孕期感染是否对妊娠产生不良结局取决于感染的不同时期，孕期感染越早，致胎儿先天性畸形发生率越高。因此，妊娠期确定风疹感染时间很重要，在孕 8 周内感染，CRS 发生率为 85%，9~12 周 52%，而 20 周以后就很罕见。

（2）临床表现：风疹是一种经呼吸道传播、临床症状轻微、预后良，是一种易被忽视的急性病毒传染病。孕妇感染风疹病毒会引起上呼吸道炎症和病毒血症，如发热、皮疹、浅表淋巴结肿大等。

风疹病毒能经过胎盘感染胎儿，妊娠早期受感染，胎婴儿可表现为风疹综合征（CRS）。典型的 CRS 的三联征为：白内障、耳聋、心血管畸形。

（3）诊断及处理：风疹诊断主要靠流行病史与母儿的临床表现。妊娠早期确认为初次感染风疹病毒的孕妇应考虑终止妊娠；妊娠中、晚期感染风疹病毒，应做宫内诊断以便排除胎儿风疹病毒感染的可能。

育龄妇女应该在孕前进行风疹特异性 IgG 抗体检测，如果风疹 IgG 阳性，则说明已感染过，将终身免疫，不必处理。如果风疹 IgG 阴性，则应注射风疹疫苗，疫苗注射 1 个月后可考虑妊娠，孕期将无感染风疹的危险。

（4）治疗及预防：目前尚无针对风疹病毒的特效药物治疗。孕妇患风疹用药更需谨慎，要注意对胎儿的影响。风疹病毒在人口居住相对集中的地方，传播快、阳性率高，所以提示在妊娠期间，孕妇应尽量少到人口较多的公众场合，减少风疹病毒的感染机会。

【妊娠期巨细胞病毒感染】

巨细胞病毒感染是由巨细胞病毒（CMV）引起的一种全身感染性疾病，多为潜伏感染，可因妊娠而被激活，是妊娠期病毒感染中最常见、危害性最大的一种病毒。

（1）传播途径：成年男女的主要传播途径为性接触，亦可经唾液、精液、宫颈分泌物、血、尿等传播。孕妇患巨细胞病毒感染可以垂直传播给胎儿。母婴垂直传播是巨细胞病毒的重要传播途径，包括：宫内感染；产道感染；出生后感染。

（2）对母儿的影响：妊娠导致免疫功能抑制，促进了CMV 原发感染的发生和潜在病毒的激活；而妊娠期间活动性CMV 感染又使得免疫功能进一步受抑制，受感染孕妇免疫功能的抑制促进了胎儿宫内感染的发生并导致严重的后果，可发生流产、早产、死产、新生儿死亡。若存活，CMV 感染的新生儿绝大多数无明显症状和体征，仅有约 10% 新生儿出现低体重、黄疸、紫癜、肝脾肿大、智力障碍、视网膜脉络膜炎、脑内钙化、小头症等。多数患儿出生后数小时至数周内死亡，死亡率高达 50%~80%，幸存者常有智力低下、听力丧失和迟发性中枢神经系统损害为主的远期后遗症；而无症状者中有 5%~15% 在生后 2 年始出现发育异常。

原发性感染 CMV（孕妇妊娠期内新感染 CMV，以前未曾感染过 CMV），导致胎儿先天性感染率最高，但孕期原发性感染率很低。妊娠再发性 CMV 感染较原发感染多，但危害小，且其新生儿感染发病率低。

（3）临床表现及诊断：CMV 感染通常以隐性感染为主或仅表现为轻微的感冒症状。

病原学和血清学检查为确诊的依据。包括：酶联免疫吸附试验检测孕妇血清巨细胞病毒 IgG、IgM；DNA 分子杂交技术检测巨细胞病毒；PCR 检测技术。

要确诊胎儿有无 CMV 感染，需进一步行羊水穿刺取羊水或经皮取脐带血进行 CMV IgM、肝功能、血小板等检查，或分离病原。通过在 20 周后的 B 超检查，观察胎儿有无脑积水、脑钙化、小头畸形、胎儿生长受限（FGR）、肝脾肿大或腹水等来协助确诊。

（4）处理：妊娠早期确诊孕妇患巨细胞病毒感染，应考虑终止妊娠，或等待至妊娠 20 周时抽取羊水或脐静脉血检查特异性 IgM，若为阳性应终止妊娠进行引产；妊娠晚期感染巨细胞病毒或从宫颈管分离出病毒者无需特殊处理。抗病毒药物对巨细胞病毒感染孕妇无实际应用价值，因为药物治疗并不能改善新生儿的预后。只有在孕妇免疫功能低下，合并巨细胞病毒显性感染症状时，才考虑抗病毒治疗。目前认为比较特效的药物是更昔洛韦。但动物试验发现本品对啮齿动物有胚胎毒及致畸作用。孕妇使用本品对胎儿安全性的研究尚无已经研究证实的资料。若无特殊需要，孕妇不应使用本品。

【妊娠期生殖道单纯疱疹病毒感染】

单纯疱疹病毒（HSV）在人群中广泛存在，人是 HSV 的宿主，患者及带毒者是其传染源。HSV-Ⅰ称口型或上半身型，多引起腰部以上的皮肤疱疹和眼、口腔疱疹，但极少感染胎儿；HSV-Ⅱ称生殖器型，多引起腰部以下的皮肤疱疹及外生殖器疱疹，直接由性接触传播，可感染胎儿。

（1）对母儿的影响：孕妇感染单纯疱疹病毒后，可通过垂直传播导致宫内感染或新生儿感染。如果孕妇的原发性感染发生在妊娠的前 20 周，则有可能导致自发性流产。于妊娠 20 周后患本病感染胎儿，以低体重儿居多，也可发生早产。经产道感染最常见，受感染的新生儿，病变常全身扩散，多于生后 4~7 日发病，表现为发热、出血倾向、黄疸、水疱疹、肝肿大等。病死率高，幸存者多数遗留中枢神经系统后遗症。

（2）诊断：母血清 HSV IgG 与 IgM 筛查，不能判断生殖道有无病毒。因此，应根据典型病史和临床表现进行诊断，即生殖道有无病灶来判断、处理。

检测新生儿脐血清中特异 IgG、IgM，若脐血中特异 IgM 阳性，提示宫内感染。

（3）治疗及处理：无彻底治愈方法，治疗原则是减轻症状，缩短病程。除局部治疗外，全身用药抑制单纯疱疹病毒增殖和控制感染。多选用阿昔洛韦，每次 200mg，每日 5 次口服，连用 7～10 日为一疗程，同时可用 5% 阿昔洛韦软膏或霜剂涂于局部。

如分娩期孕妇生殖道无病灶可行阴道分娩，如有病灶，可行剖宫产。新生儿出生后可继续治疗。

69　妊娠合并常见性传播疾病及生殖道感染

【妊娠合并淋病】

（1）传播途径：淋病是由淋病奈瑟菌感染引起，绝大多数感染是通过性交经黏膜受到感染，多为男性先感染淋菌后再传播给女性。在女性生殖道中，以宫颈管受感染最为常见，也可波及前庭大腺、尿道和尿道旁腺等处；随病情的发展，可沿生殖道黏膜上行感染。间接传播途径主要通过接触被污染的衣物、毛巾、床单、浴盆等物品及消毒不彻底的检查器械等。间接传播途径所占的感染比例很小。

（2）对妊娠及新生儿的影响：妊娠早期淋菌性宫颈管炎，可导致感染性流产与人工流产后感染；妊娠晚期易发生胎膜早破；对胎儿的威胁主要是早产和胎儿宫内感染，胎儿宫内感染易引起胎儿生长受限、胎儿窘迫等。若孕妇未经治疗从阴道分娩，可发生新生儿淋菌结膜炎、肺炎，甚至出现淋菌败血症，使围生儿死亡率明显增加。

（3）临床表现与诊断：表现为急性或慢性的泌尿生殖系统炎症，可出现尿道口、宫颈或阴道口充血、红肿、触痛、灼热、有脓性分泌物；伴尿频、尿急、尿痛，排尿困难，挤压尿道旁腺有脓性分泌物；可有发热、下腹坠胀、白带多黄等症状。

主要根据病史、临床特征和分泌物涂片进行革兰染色或淋菌培养检查等进行早期确诊。

（4）治疗：首选药物为头孢曲松钠，单次用药 250mg 肌注；或头孢噻肟钠 1g 单次肌注；可同时加用阿奇霉素 1g 单次口服。孕期禁用喹诺酮及四环素类药物。

【妊娠合并梅毒】

（1）传播途径：梅毒是由苍白密螺旋体引起的慢性全身性传播性疾病。性接触传播为最主要的传播途径，未经治疗的患者在感染后 1 年内最具传染性，病期超过 4 年者基本无传染性。患梅毒的孕妇，即使病期超过 4 年，其苍白密螺旋体仍可通过妊娠期的胎盘感染胎儿，引起先天梅毒。

（2）对胎婴儿及妊娠的影响：梅毒螺旋体主要通过两个途径影响胎儿：①经胎盘及脐静脉进入胎儿体内，发生胎儿梅毒，累及胎儿的器官系统。②感染胎盘，发生小动脉内膜炎，形成多处梗死灶，导致胎盘功能严重障碍，造成流产、早产、死胎、死产、新生儿死亡及先天梅毒。

未经治疗的一、二期梅毒孕妇几乎 100% 传给胎儿。若胎儿幸存，娩出先天梅毒儿，病情较重。早期表现有皮肤大疱、皮疹、肝脾肿大、淋巴结肿大等；晚期先天梅毒多出现在 2 岁以后，表现为楔状齿、鞍鼻、神经性耳聋等。其病死率及致残率均明显增高。

（3）诊断：由于妊娠期孕妇处于暂时性免疫抑制状态，梅毒症状、体征表现不典型，往往需要通过血清学检查才能确定。隐性感染患者症状及体征不明显，但对患者有一定的危害，有传染性，可感染胎儿，应引起重视。

非梅毒密螺旋体抗原血清试验是梅毒常规筛查方法，包括性病研究实验室试验（VDRL）、血清不加热反应素玻片试验（USR）、快速血浆反应素环状卡片试验（RPR）。若VDRL、USR 及 RPR 阳性，应做确证试验。

（4）治疗及预防：妊娠梅毒，对于孕早期发现的梅毒感染孕妇，应在孕早期与孕晚期各提供 1 个疗程的抗梅毒治疗。对于孕中、晚期发现的感染孕妇，应立刻给予 2 个疗程的抗梅毒治疗，2 个治疗疗程之间需间隔 4 周以上，第 2 个疗程应在孕晚期进行。治疗方案可选择普鲁卡因青霉素 G 80 万 U/d，肌内注射，连续 10 天，总量 800 万 U。或苄星青霉素 240 万 U，分为二侧臀部肌内注射，每周 1 次，共 2~3 次。所生婴儿应给予青霉素治疗。梅毒经充分治疗后，应随访2~3 年。第 1 年每 3 个月随访 1 次，以后每半年随访 1 次，包括临床及血清非密螺旋体抗原试验。

【妊娠合并尖锐湿疣】

（1）传播途径：尖锐湿疣是由人乳头瘤病毒（HPV）感染引起鳞状上皮疣状增生病变的疾病，主要经过性交直接传播，偶有通过污染衣物、器械间接传播。HPV 感染的孕妇，当新生儿通过母亲产道时可受感染。

（2）对妊娠及胎婴儿的影响：妊娠期间尖锐湿疣生长迅速，数目多，体积大，巨大尖锐湿疣可阻塞产道，分娩时易引起大出血。孕妇患尖锐湿疣，有垂直传播的危险。胎儿大多数是通过分娩时软产道感染，在幼儿期有发生喉乳头瘤的可能。

（3）临床表现及诊断：好发在大小阴唇、会阴及肛门附近的皮肤、黏膜，累及阴道时常在阴道下段后壁，偶累及宫颈、尿道口，可见初为针头大丘疹，呈红色或污灰色，后逐渐增大，集聚融合成乳头瘤样或鸡冠样突出，质柔软，表面湿润，糜烂，可有混浊浆液或脓液。初发时患者常无自觉症状，增大后有瘙痒及压迫感。

对 HPV 感染的诊断方法较多，目前多主张重视临床表现，结合必要的辅助检查手段如组织病理检查、核酸杂交等，综合分析，慎重作出诊断。

（4）治疗及预防：目前治疗仍是物理疗法去除疣体，加其他辅助治疗相结合的方法。若病灶广泛，存在于外阴、阴道、宫颈时，经阴道分娩极易发生软产道裂伤引起大出血，应行剖宫产结束分娩。

【妊娠合并沙眼衣原体感染】

（1）传播途径：女性沙眼衣原体感染以 D、E、F 型最常见。主要通过性交直接传播，很少数为接触患者分泌物、污染衣物后受染。孕妇沙眼衣原体感染可通过宫内、产道及产后感染胎儿或新生儿，以经产道感染途径最多见。

（2）对妊娠及胎婴儿的影响：妊娠期感染沙眼衣原体，可引起流产，胎膜早破，早产，死胎等。新生儿主要通过衣原体感染的软产道而受染，新生儿眼疾，肺炎及脑膜炎概率增加。

（3）临床表现及诊断：大多数女性表现为隐性感染，可无自觉症状或症状轻微。有症状时可表现为：非特异性尿道炎，生殖道炎症以宫颈炎、子宫内膜炎多见。

诊断上常需实验室检查确诊。通常需要采集到宫颈管内上皮细胞标本进行病原体培养，或直接抗原检测、PCR检测、血清抗体检测等。

（4）治疗及处理：孕妇禁用多西环素及氧氟沙星，常用红霉素0.5g，每日4次，连用7日；或阿奇霉素1g，单次顿服。也可根据药敏试验选药。

对受感染的新生儿，可用红霉素50mg/（kg·d），分4次口服，连用10~14日，可预防衣原体肺炎的发生。若有衣原体结膜炎可用1%硝酸银液滴眼。

【妊娠合并外阴阴道假丝酵母菌病】

（1）发病因素：假丝酵母菌是引起人体深部感染的条件致病菌，仅在机体抵抗力降低，假丝酵母菌达到相当数量时才致病。妊娠、口服避孕药、糖尿病、使用抗生素导致的菌群失调以及免疫抑制性疾病与该病关系十分密切，阴道内环境的改变是引起假丝酵母菌致病的先决条件之一。妊娠期是外阴阴道假丝酵母菌病的好发阶段，且此时期患病时临床治愈率降低，易复发。

（2）对妊娠的影响：妊娠合并外阴阴道假丝酵母菌病还可发生逆行性感染，导致子宫内膜炎、绒毛膜羊膜炎，增加胎膜早破的发生概率，还可引起产褥感染及会阴侧切伤口愈合不良。该病患者的胎儿通过产道后易发生新生儿感染，如鹅口疮等。

（3）临床表现及诊断：外阴阴道假丝酵母菌病症状为外阴瘙痒，急性期白带增多或呈豆腐渣样。但有些妊娠合并外阴阴道假丝酵母菌病的患者无临床症状，只是在产前检查阴道分泌物时才被发现。

典型病例临床不难确诊。若在分泌物中找到白假丝酵母菌即可确诊。

（4）治疗：局部治疗为主，禁用口服唑类药物。可选用克霉唑栓剂、硝酸咪康唑霜剂、制霉菌素栓剂，连续治疗7日。

【妊娠合并滴虫阴道炎】

（1）传播途径：滴虫阴道炎是由阴道毛滴虫引起，阴道毛滴虫寄生在阴道、尿道、尿道旁腺，以及男性的包皮皱褶、尿道或前列腺中。可通过性交直接传播或通过公共浴室、浴盆、衣物、坐便等间接途径传播。

（2）对妊娠及新生儿的影响：滴虫阴道炎可引起附件炎，成为不孕的原因；孕期患病可致胎膜早破、早产及低体重儿；新生儿偶尔可获得泌尿道或阴道滴虫病。

（3）临床表现及诊断：潜伏期一般为 4~28 天。急性期主要症状为阴道分泌物增多、外阴瘙痒，间或有灼热、疼痛、性交痛等。合并有尿道感染时，可有尿频、尿急、血尿、排尿困难。阴道分泌物典型特点为稀薄脓性、黄绿色带泡沫、有臭味；阴道窥器检查可见阴道黏膜充血，严重者有散在出血点。急性期如果治疗不彻底，可转为慢性感染，或无症状的带虫者。

根据临床表现并在阴道分泌物中找到滴虫即可确定诊断。一般使用悬滴法（此法最常用）、涂片染色法、培养法找滴虫。

（4）治疗：妊娠前 3 个月尽量避免使用甲硝唑；哺乳期

妇女可用甲硝唑 2.0g，单剂量口服，用药期间及用药后 24 小时内不宜哺乳。

70 早产

早产是指在满 28 孕周至 37 孕周之间妊娠终止者。在此期间出生的新生儿，体重为 1000~2499g、身体各器官未成熟，称为早产儿。判断是否属于早产范畴，关键在于确定真实孕周及胎儿大小。

早产根据其发展过程，分为先兆早产、难免早产。

先兆早产：出现不规则宫缩，至少 10 分钟有一次，每次持续 20~30 秒，超过 1 小时。需与 Braxton Hicks 宫缩相鉴别，后者的特点为稀发、不规律、不对称，为生理性正常现象。先兆早产处理首要任务是抑制宫缩以延长孕周，使胎儿能继续在宫内发育生长，以降低早产儿死亡率及病率。可左侧卧位：增加子宫胎盘血流灌注量，使子宫肌肉松弛，减少自发性宫缩。同时作肛查或阴道检查，了解宫颈、宫口情况，观察 1~2 小时，如宫缩变稀、消失，不再反复检查，以免刺激阴道、子宫颈，激发宫缩。通过这些处理，40%~70%的患者不需其他治疗即愈。若情况不见改善，应再次肛查或阴道检查，以明确是否进展至早产而给予相应处理。

早产：有规律性宫缩，间歇期渐短、持续时间渐长，强度不断增加，同时伴有进行性宫颈扩张、胎头下降，阴道有血性分泌物，有时伴有胎膜早破。早产需与假阵缩相鉴别。后者的特点是宫缩间歇长、不规则、持续时间短、不恒定，强度不增加，常在夜间出现而于清晨消失，不伴有宫颈扩张、胎头下降、宫颈容受改变。早产处理包括抑制宫缩，如无继续妊娠的禁忌证，无胎儿畸形，宫口≤4cm，产程尚处于潜伏期的早产可予抑制宫缩。常用的宫缩抑制剂有硫酸镁，镁离子可与钙离子竞争作用于肌细胞，拮抗钙离子引起的宫缩。β-肾上腺素能受体兴奋剂，$β_2$-受体主要存在于子宫、血管、支气管及横膈平滑肌内。使子宫肌肉松弛，抑制宫缩；使子宫血管平滑肌松弛，同时增加子宫胎盘血流灌注。该药有恶心、震颤、头痛，心率加快、心律失常、低血压等不良反应，并可引起高血糖、低血钾、低血钙、低血镁等。注意观察，用药过程中左侧卧位，如心率超过 120 次／分，则逐步减量。对于长期大量补液、多胎妊娠应用肾上腺皮质激素者更要注意预防肺水肿的发生。硝苯地平作为钙通道阻滞剂，使细胞内钙浓度下降而抑制宫缩。前列腺素合成酶抑制剂如吲哚美辛（消炎痛）：常用剂量 25mg，每 4~6 小时口服一次至宫缩停止。注意长期大量应用或在孕 34 周后胎儿大于 2000g 应用可导致胎儿动脉导管提前关闭和肺动脉高压，故建议小于 32 周时短期应用。34 周以前应使用糖皮质激素促胎肺成熟，新生儿呼吸窘迫综合征（RDS）是早产儿死亡的主要原因之一。早产儿肺泡Ⅱ型细胞发育差，表面活性物质分泌量少，糖皮质激素可促进肺泡上皮Ⅱ型细胞成熟，防止肺泡塌陷。药物有地塞米松、倍他米松、氢化可的松等，可予肌注、静脉滴注或羊膜腔内注射。常用地塞米松 5mg，肌注，每日 2 次连续 2 天；经腹向羊膜腔内注射地塞米松 10mg。倍他米松 12mg，肌注，每日 1 次，共 2 日。

　　早产高危因素与干预：孕妇的高危因素有较低社会经济阶层，长期抽烟酗酒、吸毒、体重过轻、重度营养不良；合并子宫畸形、宫颈松弛或过短、子宫肌瘤；有并发症：如妊娠期高血压疾病、妊娠期糖代谢异常、宫腔感染；有合并症：妊娠合并病毒性肝炎、心脏病、严重贫血、甲状腺功能亢进等；其他不良因素：如情绪剧烈波动、工作压力过大、长途旅行、过度劳累、腹部直接撞击、性交或手术操作刺激等。胎儿胎盘的因素有胎儿畸形、胎死宫内、胎位异常、胎膜早破、羊水过多或过少、多胎妊娠，合并有前置胎盘或胎盘早期剥离。宫颈功能不良是有早产史、陈旧性宫颈深度裂伤，在非孕期宫颈扩张器 7 号进入宫颈内口无阻力者，宫颈阴道段短于 0.5cm 或缺如者；中期妊娠 B 超发现宫颈内口扩张羊膜囊楔形嵌入宫颈管者。可于孕 14~18 周或在前次早产孕周之前施行子宫颈环扎术。

胎儿纤连蛋白测定，取孕妇宫颈黏液作胎儿纤连蛋白（fetal fibronectin，fFN）测定，如为阳性且宫缩每小时多于 2 次者，及时就诊。fFN 测定，fFN>50ng/ml 为阳性，有宫缩者 80% 以上发展为早产。

及时治疗感染，早产者与感染有关，据报道 40% 的早产与阴道感染有关，故有先兆早产迹象应予阴道和宫颈分泌物检查，例如念珠菌、滴虫性、细菌性阴道炎，解脲支原体、衣原体感染等均可能启动各类细胞活性因子的产生以致发生早产，故应及时治疗。

71　　妊娠高血压疾病

妊娠高血压疾病是妊娠特有的疾病，正确诊断、积极治疗是降低孕产妇和围生儿病率及死亡率的重要措施。这是一类疾病，包括妊娠期高血压、子痫前期、子痫、慢性高血压并发子痫前期、妊娠合并慢性高血压。

妊娠高血压疾病的临床治疗：治疗目的和原则是控制病情、延长孕周、确保母儿安全。治疗方法为休息、镇静、解痉、有指征地降压利尿、密切监测母儿情况。一般治疗适合各型妊娠高血压疾病，包括左侧卧位休息、平衡膳食，补充铁、钙及多种维生素，控制钠的过度摄入。

降压治疗，以不影响心排出量、肾血流量与胎盘灌注量为原则。适用于重度子痫前期血压 ≥160/110mmHg；凡舒张压 ≥110mmHg 者当予以静脉滴注。血压宜控制在 130～155/80～105mmHg。孕期禁用血管紧张素转换酶（ACE）抑制剂、血管紧张素 II 受体拮抗剂。钙离子通道阻滞剂：硝苯地平 10mg 口服 q4～8h。不主张舌下含化，24 小时总量在 120～240mg 以内。主要扩张外周血管，其他钙离子通道拮抗剂还有尼莫地平、尼卡地平。肾上腺素能受体阻滞剂能降低血压但不影响肾及胎盘血流量。如拉贝洛尔，可口服和静脉应用。血管运动中枢的 α 受体兴奋剂如甲基多巴，250mg 口服一天三次。其他强效的降压药物还有硝酸甘油，50mg（10ml）+40ml 生理盐水，避光输液装置，静脉泵入，开始剂量 1ml/h，根据血压调整。硝普钠，50mg+50ml 5% 葡萄糖液，避光输液装置，静脉泵入，开始剂量 1ml/h，根据血压调整。24 小时总量不超过 100mg，产前应用不超过 4 小时，代谢产物可造成胎儿氰化物中毒。

解痉治疗，硫酸镁作为首选药，25% $MgSO_4$ 20ml+0.9% NaCl 30ml，静脉滴注，20～30 分钟内泵入，25% $MgSO_4$ 80ml+0.9% NaCl 500ml，静脉滴注，每小时 1.5～2g（44～58 ml/h）维持。特别注意控制液体入量，对瘦小、双胎、水肿明显、心功能不全的患者可能引起肺水肿、心衰。用药前及用药过程中监测：膝反射，呼吸（≥16 次/分），尿量（≥25ml/h）。一旦出现中毒反应：10%葡萄糖酸钙 10ml 静脉注射。

镇静：患者精神紧张、焦虑症状，改善睡眠，在硫酸镁运用无效或有禁忌的情况下可以用于预防和控制子痫。地西泮：10mg 肌内注射或静脉注射（必须在 60 秒以上）。也可使用冬眠合剂。

利尿和扩容一般不主张应用，扩容仅用于严重的低蛋白血症、贫血，可选用人血白蛋白、血浆、全血等。利尿仅用于全身性水肿、急性心力衰竭、肺水肿、血容量过多且伴有潜在性肺水肿者。常用利尿剂有呋塞米、甘露醇。

终止妊娠的指征：

（1）轻度子痫前期：妊娠 37 周左右。

（2）子痫前期患者经积极治疗 24～48 小时仍无明显好转者。

子痫前期患者孕周已超过 34 周。

子痫前期患者孕周不足 34 周，胎盘功能减退，胎儿已成熟者。

子痫前期患者，孕周不足 34 周，胎盘功能减退，胎儿尚未成熟者，可用地塞米松促胎肺成熟后终止妊娠子痫控制后 2 小时可考虑终止妊娠。

分娩方式：病情稳定，宫颈成熟估计引产能够成功或已临产，又不存在产科指征者可以阴道分娩。产程中严密监测母胎情况，继续控制病情，缩短第二产程，第三产程注意预防产后出血，24 小时内预防子痫及产后循环衰竭。短时间不能经阴道分娩，继续妊娠病情可能加重，可以考虑放宽剖宫产指征。剖宫产时以持续硬膜外麻醉为安全，但需左侧卧位，以防子宫胎盘血流量降低。术后 24~48 小时内可继续用硫酸镁静脉滴注，对防止产后子痫有利。术后 24 小时内哌替啶50mg，每 6 小时一次，伤口镇痛。应用缩宫素素，在应用硫酸镁的情况下加强宫缩。患者处于高凝状态，宫口未开者剖宫产注意产后宫腔积血。

对远离足月的重度早发型子痫前期患者行保守治疗，以提高围产儿存活率，但必须严格选择患者：小于 26 周经治疗病情不稳定者建议终止妊娠；26~28 周根据母胎情况及当地母儿诊治能力决定是否终止妊娠；28~34 周经积极治疗24~48 小时病情仍重促进胎肺成熟后终止妊娠；大于 34 周分娩，促进胎肺成熟后终止妊娠；大于 37 周终止妊娠。

72 前置胎盘

前置胎盘即胎盘附着于子宫下段或胎盘边缘达子宫下段，甚至覆盖子宫颈内口，位于胎先露之前。

（1）临床特征：妊娠晚期无痛性反复阴道出血为其特征。

阴道出血是由于子宫下段与胎盘的关系发生改变，子宫下段伸长而胎盘不伸长之故，胎盘与宫壁之间发生错位、剥离，边缘血窦开放。完全性前置胎盘出血早，可早至 28 周前，反复次数多，出血量较大，有时一次出血即进入休克状态。边缘性前置胎盘出血晚，常在 36 周以后或临产后出血，出血量较少；部分性前置胎盘则处于两者之间。

前置胎盘出血一般无诱因，初次剥离面往往不大，出血量常不多。剥离反复发生，面积渐增大，出血量增多。症状与出血量有关，反复少量阴道出血，孕妇可轻度贫血。出血多，严重贫血，胎儿可发生窘迫，甚至胎动减少或消失。急性出血量极多，可发生出血性休克，严重者威胁孕妇生命，需紧急处理。

（2）临床分类：根据胎盘边缘与宫颈内口的关系分类。

1）完全性前置胎盘或中央性前置胎盘：子宫颈内口全部被胎盘组织覆盖。

2）部分性前置胎盘：胎盘覆盖子宫颈内口的一部分。

3）边缘性前置胎盘：胎盘附着于子宫下段，边缘到达子宫颈内口处，但未超越。

（3）诊断标准

1）病史：妊娠中、晚期无痛性反复阴道出血。

2）体征：孕妇出血量多，可出现贫血。腹部检查：子宫大小与停经时间相符，软，无压痛。胎头高浮，并常伴有胎位异常（臀位、横位）。胎盘附着于子宫下段前壁者，可于耻骨联合上缘听到胎盘杂音。

3）阴道检查：目的在于排除宫颈、阴道出血，必须在做好输液、输血和手术准备的前提下进行。一般只做窥诊和穹隆部扪诊，不做颈管内指诊。胎盘前置者可在手指和胎先露间感有较厚的软组织。

4）B超在前置胎盘诊断中的作用：由于B超在临床上的广泛应用，前置胎盘的诊断有了极大进步。B超可清楚显示宫颈、胎盘和胎儿先露的关系，能及早作出前置胎盘的诊断。

研究证明孕12～16周时胎盘覆盖子宫颈内口≥15mm，分娩时发生前置胎盘的可能性为5.1%。孕18～23周妊娠胎盘覆盖内口上≥15mm，最终发生前置胎盘 0.14%。因此，在早、中期妊娠时疑有前置胎盘者，如胎盘覆盖内口>15mm，应于孕 26~30 周复查。孕中期 B 超诊断的低置胎盘、边缘性前置胎盘，部分性前置胎盘于孕 34 周时分别有 90%、65% 和 13% 转为正常位置胎盘。至妊娠晚期时，经阴道超声有 93% 的阳性预测值及 98% 的阴性预测值，特别对于附着于子宫前壁的前置胎盘易于诊断，但须注意附着于子宫后壁者，防止漏诊。

由于发生前置胎盘的患者也常易发生胎盘植入，如在 B 超上除见到胎盘位置异常外，还应高度警惕前置胎盘伴发植入的可能。

5）磁共振显像：价格较昂贵，方法较繁琐，故无法取代 B 超，但对胎盘植入的诊断有较高价值。

6）产后检查胎盘及胎膜：胎盘前置部位往往可见胎盘边缘有陈旧性血凝块附着，胎膜破口距胎盘边缘垂直距离<7cm。

（4）期待疗法

1）期待疗法原则：在保证母儿安全的情况下，尽量延长孕周，适时分娩。使胎龄及胎儿体重增长，避免早产，减少围产儿死亡。

2）期待疗法的终止：①完全性前置胎盘考虑在妊娠达 34~35 周、估计胎儿体重>1500g 时；②边缘性前置胎盘可在妊娠 37 周时，考虑终止妊娠；③部分性前置胎盘根据胎盘遮盖子宫颈内口面积大小、阴道出血量及孕妇一般情况适时分娩。适时分娩可减少自然临产后大出血而紧急终止妊娠带来的母儿危险和并发症。

3）方案：①卧床休息：绝对卧床休息，避免任何外来刺激。取左侧卧位为主能减轻子宫对血管压迫，增加各脏器血流量，改善胎盘功能。血止一段时间后可慢慢恢复活动。避免阴道检查和肛诊。②纠正贫血：注意营养，补充铁剂及多种维生素。严重者血红蛋白低于（70～80）g/L，血细胞比容低于0.3者，少量输血。③抑制宫缩：宫缩可使胎盘剥离面积进一步扩大，故在发生前置胎盘出血后，立即使用宫缩抑制剂（用法参照先兆流产节）。常用的有硫酸镁、β-肾上腺素受体兴奋剂。钙离子通道阻滞剂最为常用的是硝苯地平。大量随机试验比较了硝苯地平和β-受体激动剂特别是利托君的不良反应，绝大多数研究均显示，硝苯地平在不良反应的发生率上少于β-受体激动剂。Lyell 等（2007 年）的随机对照试验显示，硝苯地平在降低48 小时、孕 32 周和孕 37 周内早产率及延长孕周方面的疗效不低于硫酸镁，且硝苯地平的耐受性更好、不良反应发生率更低。因此硝苯地平在欧美国家作为抑制宫缩的一线用药。④促胎儿肺成熟：前置胎盘孕妇可能提前终止妊娠，因此在积极期待疗法的同时应予促胎儿肺成熟。⑤宫颈环扎术：有研究认为对于孕 24～30 周、出血不多的前置胎盘行宫颈环扎术，有助于延长孕周，减少新生儿 RDS 的发生，减少出血。也有报道认为宫颈环扎术与保守治疗疗效基本相同，所以，对于前置胎盘行宫颈环扎术治疗仍须慎重。

（5）紧急处理

1）紧急处理原则：患者有大量阴道流血而当地无条件处理，应立即开通静脉通道，输液输血，同时消毒外阴，以无菌纱条填塞阴道，暂时压迫止血，紧急转送上级医院。

入院时或期待疗法过程中阴道大量出血，孕妇已有休克现象，或反复多量流血，孕妇重度贫血，应首先考虑孕妇生命安全，无论胎儿胎龄多少，果断终止妊娠。

2）剖宫产术：①适应证：完全性前置胎盘、部分性或边缘性前置胎盘出血量多或短时间内不能结束分娩的。②围手术前准备：术前抗休克，输血、备血，术后严格抗感染。③选择切口：以避开胎盘为原则。剖宫产前行 B 超帮助胎盘定位，进腹后观察子宫表面也有助于切口选择，若子宫壁血管丰富、充盈、甚至怒张，则往往有胎盘附着。前壁前置胎盘可行古典式子宫体部剖宫产术，缺点是切开体部肌层，出血多；后壁前置胎盘一般取子宫下段横切口；如果胎盘附着偏于一侧，子宫下段切口从对侧进入，横向延长切口，同时推开胎盘，暴露胎膜；如胎盘较大，无法避开时，可作"开窗术"，即作子宫下段横切口，快速将胎盘打洞，边用无齿卵圆钳钳夹切缘，边迅速破膜，娩出胎儿。取子宫下段横切口，首先须衡量下段的宽度，尤其对于不足月的剖宫产，如果下段窄而短，则横切口易于向两边撕裂，损伤子宫血管。这种情况下选择子宫下段纵切口比较安全，必要时可向上延长切口，但操作过程中须注意切口如向下撕裂易损伤膀胱。④局部止血：胎盘附着处局部有活跃出血，尤其是胎盘剥离面易渗血，应积极使用宫缩剂、按摩子宫、纱布压迫止血；如仍有活动性出血灶可用 0 号可吸收线作较深的"8"字形间断缝扎止血；如有胎盘植入，用刮匙刮出胎盘组织，尽量减少残留组织，或局部楔形切除术后缝扎止血；局部仍有少量渗血，可用明胶海绵沾凝血酶粉剂或"施必止"纱布直接粘敷于创面。有广泛渗血，用纱条填塞宫腔止血，48～72 小时后从阴道缓慢取出纱条。不能制止的子宫下段大面积出血，行子宫双侧髂内动脉结扎或子宫动脉栓塞术。经以上处理，仍不能制止出血，须当机立断切除子宫以挽救生命。

3）阴道分娩：①适应证：胎盘低置、边缘性前置胎盘、枕先露、出血少、宫口已开大、短时间内可结束分娩者。②准备：开通静脉通道，备血条件下试产，严密观察产程。利用破膜后胎头下降压迫胎盘边缘，达到止血目的。如果产程进展不顺利，持续出血或出血量多则应即时改作剖宫产术。

73 胎盘早剥

正常位置的胎盘在妊娠 20 周后至分娩期，在胎儿娩出前部分或全部从子宫壁剥离，称胎盘早剥。胎盘早剥是妊娠晚期的严重并发症，起病急，进展快，处理不及时，可危及母婴生命。胎盘早剥的发生率为 0.46%~2.1%，而围生儿死亡率高达 20%~35%。

（1）分型

1）根据出血特点分为显性、隐性和混合性出血

显性出血：胎盘后出血，冲开胎盘边缘，血液沿胎膜与宫壁间隙自子宫颈口流出。剥离面积较小，血液可自凝。

隐性出血：胎盘中部剥离，边缘未剥离或胎儿头部压迫子宫颈内口，血液流出受阻，聚集于胎盘与子宫壁之间。

混合性出血：胎盘剥离后部分血液冲开胎盘边缘流出宫颈口，部分聚集于胎盘与子宫壁之间。

2）根据病情轻重分为轻型和重型胎盘早剥

轻型胎盘早剥：症状不典型，剥离面积小于 1/3，出血少，腹痛不明显，子宫软，大小与妊娠月份相符，子宫体无

明显压痛或仅有局限性压痛，往往在产后检查胎盘时发现或确诊。

重型胎盘早剥：剥离面积大于 1/3，以隐性出血为主，表现为突发持续性腹痛，严重时出现恶心、呕吐、冷汗等休克征象，贫血程度与外出血量不符。检查脉搏细弱，血压下降，子宫张力高，呈板状腹，压痛明显，胎位胎心不清，胎儿死亡率高。

（2）早期识别：由于胎盘早剥孕妇的手术产率、产时产后出血率、子宫切除率均很高，对于临床症状、体征不典型的胎盘早剥，尤其是重型胎盘早剥，早期识别显得尤为重要。

1）关注妊娠并发症、合并症：妊娠高血压疾病及伴有全身血管病变的慢性高血压、慢性肾疾病患者，应高度警惕胎盘早剥的发生。由于底蜕膜螺旋小动脉痉挛或硬化，引起远端毛细血管变性坏死，最终破裂出血，血液于底蜕膜层形成血肿，引起胎盘早剥。

2）机械性因素：严重外伤和宫腔压力骤降、子宫静脉压突然增高都是本病诱发因素。如外倒转术用力过猛、脐带过短过度牵拉；羊水过多胎膜突然破裂、双胎的第一胎儿娩出过快；孕妇长时间仰卧，压迫下腔静脉，子宫内静脉压突然增高，蜕膜静脉充血、怒张，造成胎盘自子宫壁剥离。

3）胎盘位置：胎盘附着于子宫后壁的早期剥离，无明显症状体征，B 超也很难发现异常，常易被忽略，需密切观察并注意实验室检查。

4）B 超：B 超是诊断胎盘早剥的重要辅助检查手段，但诊断符合率仅为 30.0% 左右。对于胎盘位于后壁或剥离面积小者易发生漏诊。因此，对 B 超检查未能发现血肿或不能肯定时，必须从临床出发，不可盲目排除胎盘早剥的可能性。

5）实验室检查：有不典型的重型隐性出血，血常规往往提示进行性血红蛋白降低，如病情加重，出现急性弥散性血管内凝血则血小板进行性减少，伴有凝血功能异常。

（3）并发症

1）子宫胎盘卒中：隐性剥离后，胎盘与子宫壁之间血肿压力增大，血液渗入子宫肌层引起肌纤维分离、断裂，血液浸润达浆膜层时，子宫失去收缩能力，子宫表面呈紫色淤斑，称为子宫胎盘卒中，导致严重产后出血，甚至子宫切除。

2）弥散性血管内凝血（DIC）：重型胎盘早剥，从剥离处坏死胎盘绒毛和蜕膜中释放大量组织凝血活酶进入母体血循环，激活凝血系统，发生 DIC，出现明显的低纤维蛋白原血症（<1.5g/L）和血小板降低。肺、肾等重要脏器的毛细血管均可有微血栓形成，造成脏器损害，皮肤黏膜出血，子宫出血不凝。

3）急性肾衰竭：胎盘早剥失血过多、休克、DIC 引起的心输出量降低及肾内血管痉挛均可减少肾血流量，使双肾皮质或肾小管发生缺血性坏死或肾小血管微血栓栓塞，出现少尿或无尿。特别严重时引起不可恢复的肾小管坏死，最终肾衰竭。

4）羊水栓塞：早剥时，血性羊水可冲入剥离面开放血窦而进入母体循环发生羊水栓塞，临床表现为呼吸循环衰竭。

（4）临床处置原则及紧急处置要点：胎盘早剥对母婴预后影响极大，减少其发生首先重在预防，做好产前保健，有诱因者早期识别。治疗胎盘早剥的关键在于早期诊断，及时治疗，原则上一经确诊必须果断终止妊娠，争取胎儿存活，减少并发症，最大限度减少胎盘早剥对母儿的危害。

1）轻型胎盘早剥：轻型病例若无妊娠合并症、并发症，胎龄小，估计出生后胎儿无法存活，无胎儿宫内窘迫，无产兆时可行保守治疗。但须严密观察病程进展和胎心变化。

经产妇或初产妇宫口已开大，一般情况良好，无胎儿窘迫，估计能迅速分娩者可在严密监护下试产，宫口开全后尽快阴道助产结束分娩。

如破膜以后产程进展缓慢，剥离面增大，或胎儿宫内窘迫，需急行剖宫产。

2）重型胎盘早剥：不论胎儿存活与否，均应尽快在输血准备下剖宫产，提高围产儿存活率，避免子宫胎盘卒中发生。

同时积极纠正休克。

出现子宫胎盘卒中，胎儿娩后应立即应用宫缩剂注入子宫肌壁，人工剥离胎盘，用热生理盐水纱布湿敷、按摩子宫，迅速缝合子宫切口。经处理若子宫色泽转红，收缩，出血减少，可保留子宫。若卒中面积大，经以上处理子宫仍呈紫蓝色，收缩不良，呈袋状松弛，出血量多，应果断行子宫次全切术。

3）预防急性肾衰竭：密切注意尿量，如每小时少于30ml，应及时补充血容量；如每小时少于17ml，应考虑急性肾衰竭，补足血容量后以20%甘露醇250ml快速静脉滴注或呋塞米40mg静脉注射或肌内注射。

若尿量不增加，出现氮质血症，尿毒症，需行透析挽救产妇生命。

4）DIC 的处理：及时、适量输新鲜血以补充凝血因子和血容量。

有活动性出血且不凝，纤维蛋白原低于 2g/L，给予纤维蛋白原静脉滴注，4g 纤维蛋白原可提高血中纤维蛋白原 1g/L，或输新鲜血浆。

DIC 高凝阶段可用肝素，但分娩后早期不宜用肝素。

DIC 纤溶亢进阶段，血流不止时，可用抗纤溶剂。常用氨甲环酸 0.25~0.5g，对羧基苄胺 0.1~0.2g 或氨基己酸 4~6g 溶于 5% 葡萄糖液 100~200ml 中静脉点滴。

74　羊水过多

（1）病因：当羊水的产生多于吸收时，羊水量就会过多，原因涉及母婴双方。

①胎儿畸形：这其中神经管缺陷约占 50%；消化道畸形约 25%；甲状腺肿大、膈疝、脐疝、先天性脑血管畸形、先天性无心畸形、多囊肾均合并羊水过多。②多胎妊娠：羊水过多发生率为单胎妊娠的 10 倍，以单卵双胎多见。双胎输血综合征中受血胎儿为高血容量，水肿、多尿而发生羊水过多。③其他：妊娠合并糖尿病时，10%~66% 伴发羊水过多；母儿血型不合发生胎儿溶血时，母儿间液体交换受影响致羊水过多；还有 30%~40% 的羊水过多病例其确切原因尚不清楚。

（2）定义：羊水过多系指羊水量超过 2000ml，多见于妊娠晚期，总发生率为 0.9%。羊水过多分为急性羊水过多和慢性羊水过多。

1）急性羊水过多：约占羊水过多的 2%。多于妊娠 20~24 周发生，常在数天或 1~2 周内羊水迅速增加，产生一系列压迫症状，孕妇痛苦难忍。

2）慢性羊水过多：约占98%，多见于28~32周，羊水在数周内慢慢增多，症状较轻，多数孕妇能逐步适应。

（3）诊断

1）临床症状：主要是羊水过多引起的压迫症状，程度取决于羊水量及增加速度。急性羊水过多时，大量羊水使子宫急剧增大，横膈抬高，孕妇表现为呼吸困难，不能平卧，心悸气急，膨大的子宫压迫双侧输尿管，体内大量液体进入羊膜腔，孕妇血液循环减少致少尿甚至无尿。

2）体征：①腹部检查时发现子宫显著大于相应妊娠月份，宫高曲线在第九十百分位以上，腹壁皮肤紧绷发亮，张力大，可见静脉充盈。扪及胎儿肢体有漂浮感，胎位不清，胎心音轻、遥远或听不清。②体检：面部发绀，端坐呼吸。巨大的子宫压迫下腔静脉影响下肢、外阴部静脉回流，使下肢、外阴部水肿、静脉曲张。

3）辅助检查：B超诊断羊水过多有三种方法。①羊水指数（AFI）法：4个象限的垂直深度相加 AFI≥25cm 考虑羊水过多。还有报道 AFI 应大于该孕龄的3个标准差或大于第97.5%百分位为诊断标准更精确。②羊水池测量法：羊水池深度6~8cm 警惕羊水过多，>8cm 为羊水过多，8~10cm 为轻度羊水过多，12~15cm 中度羊水过多，>16cm 为重度羊水过多。③最大羊水暗区平面的横径乘以直径超过 $90cm^2$，则诊断为羊水过多。

（4）临床管理：应根据胎儿是否畸形、羊水增长速度、孕妇症状和孕周而决定。

1）合并胎儿严重畸形者：立即终止妊娠，可作高位人工破膜引产或腹部穿刺放羊水后再行人工破膜。注意放养水速度必须缓慢，流出适量羊水后再以缩宫素或各种前列腺素引产。如羊水大量涌出要注意子宫突然缩小而致胎盘早剥的发生，同时腹部放置砂袋以防腹压骤降引起的一系列并发症。

2）胎儿正常者：①观察：孕妇无症状或仅有轻微症状，严密观察病情变化，继续妊娠，可加用少量氢氯噻嗪 25mg 口服。②前列腺素抑制剂：吲哚美辛通过减少胎儿尿液产生使羊水减少。25mg，q6h 口服，羊水量达正常或减少即停药。吲哚美辛的副作用是使胎儿动脉导管早闭和狭窄，32 周后有 50% 的发生率。故吲哚美辛的应用限于妊娠 32 周之前。③羊水减量术：孕 28~35 周，胎肺未成熟而孕妇症状较重者为争取胎儿存活，可行羊膜腔穿刺放出部分羊水。B 超定位选择穿刺点，放水速度宜慢，每小时 500ml 为宜，每次放液 1500~2000ml，羊水继续增多者，可隔 5~7 天重复进行。注意无菌操作，术后给予抗生素预防感染。注意有无腹痛，早期发现胎盘早剥，防止早产。④终止妊娠：妊娠超过 35 周，羊水检查胎儿肺已成熟（L/S>2）可终止妊娠，行人工破膜或加用缩宫素静滴引产，临产后配血备用。⑤关于人工破膜：高位破膜后让羊水缓慢流出，避免羊水过快冲出而致脐带脱垂及胎盘早剥，收集羊水并计量，注意保持胎儿纵产式，勤听胎心或胎心监护。破膜后等待自行临产，若 12 小时后无宫缩可加用抗生素及缩宫素引产。

75　　羊水过少

足月时羊水量<300ml。可发生在妊娠任何时期，多见于妊娠晚期，对围产儿预后有明显不良的影响。应该引起足够的重视。

（1）发生羊水过少的相关因素

1）胎儿畸形：发生羊水过少为正常者4倍，包括：胎儿先天性泌尿系统异常：胎儿先天性泌尿道畸形使尿液生成减少而使羊水过少。如胎肾发育不全或缺如、多囊肾及输尿管梗阻、狭窄、尿道闭锁等。妊娠中期出现羊水过少的病例中胎儿常有严重的多发性畸形，如 Potter 综合征（先天性无肾）。

2）肺发育不全：肺发育不全使得肺泡分泌羊水量减少，羊水过少又进一步导致肺泡难以扩张引起肺发育不全。

3）过期妊娠：大约50%的过期妊娠伴羊水过少，由于胎盘过度成熟，功能减退，使羊膜和绒毛失去正常透析作用，母儿间的水及溶质转换障碍形成羊水过少，同时过熟儿对抗利尿激素敏感性提高。

4）胎盘灌注量不足：胎儿脱水缺氧，肾血流量减少，均可使胎儿尿量减少而致羊水过少。

5）胎儿生长受限（FGR）：羊水过少是 FGR 的特征之一，FGR 时羊水过少的发生机制是由于低氧血症导致血流重新分配，使肾血流显著下降。肺血流几乎停止，因此胎尿生成及肺内液体减少而致羊水过少。羊水池直径>2cm，FGR 发生率为5%；羊水池直径<2cm 但>1cm 时，FGR 为20%；当羊水池直径≤1cm，FGR 为39%。

6）妊娠合并症及并发症：妊娠合并心血管疾病、慢性肾炎、系统性红斑狼疮（SLE），糖尿病或并发妊娠高血压疾病时，孕妇血管病变，管腔狭窄，影响子宫胎盘血流，使胎尿减少。严重贫血引起的低血容量症，心肺功能不全引起的低氧血症，均可使胎盘灌注量下降而引起羊水过少。

7）药物影响：①前列腺素合成抑制剂：吲哚美辛能增强抗利尿激素的作用而使胎儿尿量减少，发生羊水过少。②血管紧张素转换酶抑制剂（ACE 抑制剂）：如卡托普利，依那普利，洛丁新等药物，如长期服用 ACE 抑制剂，可造成胎儿低血压，肾小球发育不全，滤过减少，尿量减少导致羊水过少。

8）双胎输血综合征：单卵双胎发生胎儿输血综合征时供血儿血容量减少，循环血量减少，胎儿尿减少致羊水过少。

9）羊膜病变：有些原因不明的羊水过少可能与羊膜本身病变有关，电镜观察发现，羊水过少病例中羊膜上皮层变薄，只有 $3\sim6\mu m$（正常妊娠为 $8\sim12\mu m$），上皮细胞萎缩，微绒毛短粗、肿胀及数目减少，有鳞状上皮化生现象等。

（2）诊断方法

1）羊水直接测量法：人工破膜后直接测量羊水，总量 $\leq300ml$ 可诊断为羊水过少；或者人工破膜时无羊水流出或极少流出；羊水少而黏稠，混浊，暗绿色。

2）羊膜镜检查，发现前羊水少或无。

3）临床表现：孕妇于胎动时感到腹痛，孕期检查时宫高、腹围小于同期妊娠月份，子宫紧密包裹胎体感，胎体浮动感不明显；进入产程后宫缩不协调，疼痛较剧烈，易发生胎儿窘迫。

4）B 超检查：超声技术为羊水测量提供非侵入性方法，在诊断羊水过少中有特殊地位。①羊水过少：妊娠晚期羊水池深度（AFD）$\leq2cm$ 或羊水指数（AFI）$\leq5cm$。②羊水偏少：妊娠晚期羊水池深度（AFD）$2\sim3cm$ 或羊水指数（AFI）$5\sim8cm$。③此外，通过 B 超还可检查胎儿有无畸形，羊水过少时羊水和胎儿交界面不清，胎儿肢体明显聚集。

（3）临床处置

1）加强产前检查：妊娠 28 周之前出现羊水过少者，应详细检查有无胎儿畸形，对较严重的胎儿畸形应终止妊娠；妊娠晚期出现者在排除胎儿畸形后，定期检查，发现异常及时处理。同时及早发现并防治妊娠合并症及并发症。

2）羊膜腔输液疗法：①产前经腹羊膜腔输液治疗：发现羊水过少排除胎儿致命畸形、胎膜未破，胎儿未成熟者行羊膜腔输液能改善围产儿结局，预防胎肺发育不全，压迫性畸形。但须注意反复操作可引起感染、胎盘早剥、胎膜早破、早产等，临床较少应用。②产时羊膜腔输液：羊水过少孕妇临产后，宫缩使宫壁直接压迫脐带及胎体，易发生宫内窘迫。预防性羊膜腔输液可减少脐带受压，降低因胎儿窘迫而进行的剖宫产率。特别对于羊水稀少、稠厚、含有胎粪者起稀释、净化作用，减少新生儿胎粪吸入性肺炎的发生，改善围产儿结局。

3）分娩方式：单纯的羊水过少并不是剖宫产的指征，严密监测胎儿的宫内情况可以等待到 39 以后分娩。当羊水过少伴过期妊娠、FGR、妊娠高血压疾病等以剖宫产结束分娩为宜，以降低围生儿病率和死亡率。

76　多胎妊娠

多胎妊娠的妊娠期、分娩期并发症多，围生儿死亡率高。

（1）类型与识别

1）双卵双胎：占双胎的 70%，由两个卵子同时或短期内（再次性交）分别受精形成。两个受精卵往往着床在子宫内膜的不同部位，形成各自的胎盘和胎囊。有时，两个胎盘紧邻融合，甚至绒毛膜亦融合，以致两个胎囊间的中隔仅由一层绒毛膜与两层羊膜组成，但胎盘血液循环仍然独立。双卵双胎的遗传基因不尽相同，故性别、血型可以不同，而容貌与同胞兄弟姐妹相似。

2）单卵双胎：大约占双胎的 30%。是由一个受精卵分裂为二，其遗传基因相同，故性别、血型相同，容貌相像。单卵双胎的类型取决于受精卵在发育过程中分裂的时间，不同时期分裂则有不同的类型及发生率，见表 3-2。

表 3-2　单卵双胎不同时期分裂表

受精卵 分裂时期	桑椹期 （受精后 3 天 内）	囊胚期 （受精后 4～7 天内）	羊膜囊形成 后（受精后 8～13 天）	原始胚盘形 成后（受精 卵发育至第 13 天后）
受精卵发育	内细胞团已 形成，囊胚 层绒毛膜未 形成	内细胞团已形 成，绒毛膜已 分化，羊膜囊 未出现	共有一个羊 膜囊，一个 胎盘	
类型	双绒毛膜双 羊膜	单绒毛膜双 羊膜	单绒毛膜单 羊膜	联体双胎
发生率	18%～36%	70%	<1%	1/1500

3）多胎妊娠：三胎以上妊娠大部分是由多个卵子分别受精而成，由双卵或单卵中的一个再次分裂而成的罕见。

（2）多胎妊娠的危害

1）一般危害：①早孕反应重，持续时间长；②子宫体积增长过度，横膈上推，导致膈肌活动度减小，呼吸困难；③子宫压迫下腔静脉致下肢及腹壁水肿，外阴阴道静脉曲张。

2）流产：孕 14 周前自然流产率 2～3 倍于单胎妊娠，流产率与胎儿个数呈正相关。

3）妊娠期高血压疾病：发生率为单胎妊娠的 3 倍，症状出现更早、进展快且病情重，容易发展成子痫。

4）易合并妊娠期肝内胆汁淤积症。

5）贫血：双胎妊娠孕妇由于血容量增加更多，铁和叶酸的需要量更大，发生贫血者高达 40%，常为巨幼红细胞性贫血。

6）羊水过多：5%～12% 双胎妊娠发生羊水过多。

7）早产：据统计双胎的早产发生率为 70%，而三胎及以上为 100%。单卵双胎胎膜早破率高于双卵双胎，脐带脱垂发生率高于单胎。

8）胎儿生长受限：发生率 12%～34%，中期妊娠后，双胎胎儿的生长速度有逐渐减缓的趋势。其发生率及严重程度均随孕周的增加而增加，单卵双胎比双卵双胎更显著。

9）胎儿畸形：双胎畸形率比单胎高 2 倍，单卵双胎是双卵双胎的 2 倍。包括下列特殊畸形：①联体双胎：在单卵双胎中的发生率为 4%～5%，B 超可以较早地诊断联体双胎，根据其连体的部位及程度决定处理办法。②无心畸形：即一胎无心脏，另一胎正常，在单卵双胎中发生率为 1/(3～4) 万。无心胎儿通过交通支从正常胎儿获取营养，由于血液循环相通，正常胎儿可发生慢性充血性心衰而死亡。③寄生胎：大都位于正常胎儿的上腹部腹膜后部位，表面有结缔组织包裹，胎体的发育常不完整，仅有部分头盖骨及部分内脏。

（3）双胎妊娠特有的并发症

1）双胎输血综合征（twin-twin transfusion syndrome，TTTS）。

发生率为 5%~15%，主要发生于单绒毛膜双羊膜囊的单卵双胎。较大动静脉吻合支在双胎间形成导致血液循环不平衡，发生血液转输，出现 TTTS。

TTTS 易发生胎膜早破、早产，一胎死亡或双胎均死亡。

TTTS 的受血胎儿常表现为血容量过多、血液黏稠度高、心脏肥大、水肿、羊水过多、高胆红素血症、死亡；TTTS 供血胎儿常表现为血容量过少、贫血、低血压、小心脏、体重轻、羊水过少、死亡。

双胎输血综合征宫内诊断标准：下述 5 项中出现 2 项，可诊断此病。①同性胎儿，BPD 差别>5mm，头围差别>5%，腹围差>20mm，胎儿紧贴宫壁或胎盘。②两羊膜囊大小明显差异，小胎儿羊水过少、膀胱不充盈；大胎儿羊水过多、膀胱充盈。③两脐带直径及血管数有差异。④与两脐带连接的胎盘小叶大小有差异。⑤一胎儿有水肿。

双胎输血综合征新生儿传统诊断标准：为单卵双胎；两新生儿体重相差>20%；两新生儿血红蛋白值相差>50g/L；受血儿呈水肿状态。

目前标准：单绒毛膜双胎妊娠 20 周前；一胎羊水过少（最大羊水池深度≤2cm）；另一胎羊水过多（最大羊水池深度≥8cm）。

2）双胎一死一活：双胎之一死于宫内，另一胎儿继续生长发育。发生率国外报道为 0.5%~6.8%，国内报道为 3.6%~8.9%。单卵双胎为双卵双胎的 2.5~3 倍。原因主要为脐带因素占60%，包括脐带扭转、Wharton Jelly发育薄弱、脐带过细、脐带过短、单脐动脉、脐带帆状附着合并血管前置等。单羊膜囊双胎妊娠时，两胎儿的脐带可互相缠绕，血液循环障碍的一个胎儿很快死亡。

（4）妊娠期管理内容

1）加强孕期保健：多胎妊娠孕妇应增加热量、蛋白质、矿物质、维生素及必需脂肪酸的摄入，并补充铁剂及叶酸。孕中期后，注意休息，预防早产发生。加强产前检查，及时发现妊娠并发症，特别是妊娠期高血压疾病。提前入院待产：双胎孕妇于35~36孕周住院，三胎及以上者32~34周。同时严密监察胎儿宫内生长情况及胎盘功能。

2）双胎一死一活的妊娠期管理：双胎一胎死亡不同于单胎胎死宫内，妊娠期管理原则是保证母亲安全，力争存活胎儿预后较好。孕早期一胎死亡的孕囊可自行吸收；孕中期死胎组织水分和羊水可被完全吸收，受压可成为纸样儿，均可在严密观察下继续妊娠。孕晚期死胎必须每周监测孕妇凝血功能及胎儿宫内情况，一旦出现凝血功能异常，胎儿能存活应立即行剖宫产终止妊娠，改善存活胎儿的预后，降低围生儿死亡率。

3）双胎输血综合征的妊娠期管理：经B超诊断TTTS后，可以反复抽取受血儿过多的羊水，以减轻宫内压，改善子宫胎盘循环，提高胎儿存活率。但最理想的治疗是阻断双胎胎盘间吻合血管。孕15~28周经腹壁应用胎儿镜寻找羊膜腔内胎盘表面上可见的吻合血管，加以钳夹或用激光凝固，国外已有成功报道。此外，通过胎儿镜作脐动脉输血纠正缺血儿的贫血状态。在病情发展至严重程度以前，兼顾胎儿成熟度，适时终止妊娠。

（5）分娩期处理原则

1）分娩方式的选择：双胎的分娩方式，围绕分娩发动时胎儿的体重、胎位、孕周及胎先露组合类型，还要根据孕妇的健康情况、既往分娩史。

①阴道分娩：孕龄<34周，胎儿中等大小的（胎儿总重量在4500~5000g左右），头-头位或头-臀位的双胎可经阴道分娩。

头-横位时，头位胎儿经阴道分娩后，第二胎儿外倒转成纵产式。

②剖宫产：双胎并发脐带脱垂、前置胎盘、子痫前期、胎膜早破、继发子宫收缩乏力等，予相应处理后如无好转迹象，则予剖宫产。

第一胎儿横位为剖宫产指征。

第一胎儿臀位，在无法保证经阴道分娩安全时，亦以剖宫产为妥。

③三胎或三胎以上多胎妊娠的分娩方式：也可选择阴道分娩，由于分娩时易于发生胎盘血流灌注不良及胎盘早期剥离等，应快速结束，在有产科并发症时施行剖宫产术。

2）阴道分娩产程处理

①孕妇处理：进入产程后予血交叉、备红细胞，宫口开全后即予开通静脉通道。第二胎前肩娩出时，静脉加用缩宫素。胎儿娩出后，腹压突然下降，在上腹部放置重约1千克的砂袋，或用腹带裹紧腹部。产后2小时，产妇血压及心率平稳后，减轻砂袋重量，24小时后如生命体征稳定可撤去砂袋。

②第一胎分娩处理：第一胎产程的处理与单胎妊娠无区别，特别注意的是如果宫口开全而第一胎胎头下降缓慢，应尽早阴道检查，以免发生双胎胎头交锁或碰撞现象。孕妇骨盆大、胎儿小，第一胎为臀先露，第二胎为头先露时易发生胎头交锁，应及时剖宫产抢救胎儿生命。孕妇骨盆大、胎儿小，双胎均为头先露时，两个胎头同时入盆，还易发生互相挤压阻塞产道，尽早阴道检查，上推第二胎胎头，以便第一胎胎头完全入盆。

③第二胎分娩处理：第一胎娩出后，为防止第二胎儿失血，断脐时注意夹紧胎盘侧脐带断端；助手立即扶正第二胎使其呈纵产式，如原来即为横位，可在宫缩间歇先行外倒转，尽可能转成纵产式，如外倒转失败则立即破膜，抓住胎儿双足行内倒转成臀位，而后进行臀牵引助娩。

第一胎娩出后不必立即加强宫缩，否则第二胎儿娩出过快，导致宫腔压力骤降，易引起胎盘早剥，同时增加第二胎分娩风险。可等待5分钟，如宫缩减弱，进行常规产程处理，如人工破膜，或再予静脉滴注缩宫素等。但等待时间不宜过长，如发生紧急情况，如脐带脱垂或胎盘早剥，则立即用产钳助产或臀位牵引术娩出第二胎；如无法马上结束分娩者，急诊行剖宫产。

77　　胎膜早破

胎膜早破（PROM）指临产前任何时候发生胎膜破裂。37周之后发生者约占60%；28~37周者占2%~3.5%，称为早产胎膜早破（PPROM）。

（1）诊断方法

1）临床症状和体征：孕妇突然感觉有不能控制的阴道排液，液体稀薄，无尿臭味，以后有间断或持续性少量液体流出。阴道检查或肛查时无羊膜囊感，将胎头上推流液增多。窥阴器检查可见液体从宫颈口流出，在阴道后穹隆见含有胎脂的液体。

2）辅助检查

①羊水内容物检查：pH 试纸测定阴道流出液酸碱度：正常阴道分泌物为酸性（pH4.5～5.5），羊水偏碱性（pH 7～7.5），胎膜早破者试纸变成蓝色。

阴道液光镜检查：光镜下寻找胎脂、毳毛、胎儿上皮细胞等或涂片干燥后检查羊齿状结晶，如存在可证实胎膜已破。

②羊水生物化学测定：甲胎蛋白（AFP）测定：胎儿肝产生 AFP，在胎儿血、母血、羊水中均存在。用抗 AFP 单克隆抗体药盒检测宫颈分泌物和阴道后穹隆积液，准确率达 98%～100%，检测时间仅需 3 分钟。

③胎儿纤维连接蛋白（fFn）测定：fFn 为胎膜分泌的细胞外基质蛋白，绒毛膜与蜕膜分离时引起机械破裂，释放 fFn 入宫颈及阴道分泌物。正常孕妇宫颈及阴道分泌物含量<50ng/L，而胎膜早破时含量>50ng/L，甚至高度 900ng/L 以上，确诊率较高。

④胰岛素样生长结合蛋白-1（IGFBP-1）测定：羊水中 IGFBP-1 含量较比阴道宫颈分泌物高，当试纸阳性则支持胎膜早破的诊断，由于价格昂贵，国内未普遍开展应用。

⑤B 型超声检查：对可疑病例，B 超检查先露部位前羊膜囊消失，羊水指数持续性下降或羊水过少，应怀疑 PROM。

⑥其他：羊膜腔穿刺：在羊水中注入美蓝或靛胭脂，观

察阴道流液，如为蓝色，可确定诊断；羊膜镜检查：如看到裂隙则可诊断胎膜破裂。

（2）足月妊娠胎膜早破的处理

1）足月或近足月的胎膜早破是即将临产的先兆，如宫颈条件成熟，绝大多数在24小时内临产，不需干预。

2）对期待24小时仍未临产而宫颈条件不良者，或有感染征象而破膜未达24小时者需要引产以终止妊娠。可使用缩宫素、前列腺素 E_2（PGE_2）引产。胎膜早破后羊水减少，增加脐带受压的机会，易发生胎儿宫内窘迫，也易发生子宫收缩不协调，应严密监测母亲和胎儿情况。

3）对于已经出现绒毛膜羊膜炎，伴有胎儿宫内窘迫或引产失败者，积极抗感染治疗，应用足量有效抗生素，及早终止妊娠，可选择腹膜外剖宫产。术中常规行羊水细菌培养加药敏，为术后抗生素选用提供更好的选择。

（3）早产胎膜早破的危害性及处置原则：

1）早产胎膜早破母体的危害性

①感染：绒毛膜羊膜炎是胎膜早破最重要的并发症，阴道上行性细菌进入宫腔发生感染，破膜时间越长，炎症越严重。表现为发热、体温≥38℃，母胎心率加快（母体脉搏≥100次，胎心率>160次/分或<120次/分），阴道分泌物有臭味或脓性分泌物，宫体有压痛；白细胞>$15×10^9$/L，C-反应蛋白（CRP）≥20μg/L，母血清或羊水中 IL-6 的含量升高，宫腔培养呈阳性或/和胎盘胎膜病理检查发现大量炎性细胞浸润；新生儿脐血免疫球蛋白 IgM>200mg/L 有诊断价值，并可取新生儿咽、耳孔、胃液作细菌培养及药敏试验。

②难产：在头位难产、横位、臀位尤其是膝先露，衔接

不良导致宫缩压力通过空隙处传递至宫颈口的胎膜而发生胎膜早破，羊水流出后又失去了羊膜囊扩张宫颈的作用，导致产程延长，难产发生。

③产后出血：胎膜早破宫内感染严重者炎症侵及子宫肌层，导致子宫收缩乏力，产后出血。

④羊水栓塞：胎膜破裂后，宫缩时迫使残余羊水，特别是含胎粪及致病菌的羊水，经宫壁开放的血窦进入母体血循环致羊水栓塞。

2）对胎儿的影响

①早产儿感染：常合并有亚临床感染，早产儿败血症、肺炎、脑膜炎、坏死性小肠炎、呼吸窘迫综合征发生率增加，早产儿的死亡率、脑瘫发病率均增高。如破膜发生在 26 周以前，1/3 发生死胎，1/3 早产儿死亡。

②羊水过少：胎膜早破后羊水外流，可至羊水过少，脐带受压。孕中期发生胎膜早破，还可能因羊水过少包裹胎儿而发生四联征：耳朵低平，鼻扁平，下颌后缩；铲形手、肘膝关节过度屈曲；宫内生长受限；胸廓发育受限。同时羊水过少造成肺管腔压力降低，肺发育不全。

③胎儿宫内窘迫：破膜后羊水流出，羊水过少，脐带受压易引起胎儿缺氧。感染可刺激脐血管收缩使胎盘血管阻力增高，胎盘灌注降低，同时发热使胎儿心动过速，造成胎儿窘迫，甚至胎死宫内。

④脐带脱垂：胎膜早破发生胎位异常或胎头高浮易发生脐带脱垂，如不紧急抢救，数分钟内胎心消失。

2）早产胎膜早破的处理

①处理原则：A. 无感染征象或其他产科并发症，<32 周

采取期待疗法延长孕周，期待期限以达孕 34 周为宜，同时促胎肺成熟，并适当应用广谱抗生素预防感染。B. 一旦诊断有绒毛膜羊膜炎应尽快终止妊娠，不考虑孕周大小。C. ≥34 周，等待 12 小时后未临产，用抗生素预防感染。头位则缩宫素引产，臀位、横位则剖宫产终止妊娠。D. 孕周已达 35 周处理同足月妊娠。

②促胎肺成熟：早产儿呼吸窘迫综合征（RDS）是引起新生儿死亡主要原因。应用糖皮质激素促胎肺成熟可以降低 RDS 发生，降低早产儿死亡率，尤其是极低体重儿（<1500g）的存活率明显增高。孕 34 周以内应用倍他米松 12mg 肌内注射，每天一次，共 2 次或地塞米松 5mg 肌内注射，每 12 小时一次，共 4 次。须注意使用皮质激素可抑制机体对感染的免疫反应，并掩盖感染表现。

③预防性应用抗生素：破膜超过 12 小时的产妇，可预防性应用广谱抗生素 5~7 天，如无感染征象则可停用。以后在分娩过程中再给予足量有效抗生素，可降低新生儿感染和绒毛膜羊膜炎的发生。首选青霉素类加大环类酯类药物，青霉素过敏者改用头孢类抗生素。

④应用宫缩抑制剂：孕周小且无明显感染征象，应用宫缩抑制剂可为促胎肺成熟争取时间。应用 24~48 小时后应及时停药。

⑤封堵胎膜破口：近年来国外学者有应用黏合物堵塞胎膜破口的方法治疗胎膜早破。用注射器通过颈管将生物蛋白胶推至破损胎膜处黏合修补，或用纤维蛋白将绒毛膜粘于蜕膜上，也有采用宫颈环扎加纤维蛋白黏合的方法。还有经腹羊膜腔滴注血小板冷凝集物治疗胎膜早破，国外已有成功报

道。这些方法为治疗胎膜早破提供了新的思路，对改善母儿预后可能有更广泛的意义。

78　过期妊娠

（1）定义：以往月经周期正常的妇女，妊娠已达到或超过 42 周称为过期妊娠。

（2）诊断要点：月经周期正常，末次月经正确者诊断并不困难。但对于月经紊乱或服避孕药、哺乳期、流产后妊娠者，则需重新计算预产期，可根据：①基础体温测量：依据体温上升推断排卵时间。②早孕反应及初次胎动出现时间：一般早孕反应出现在停经 40 天左右，而初次胎动初产妇出现在 19 周，经产妇出现在 17 周左右。③妊娠早期检查记录：第一次 hCG 检查时间；首次听到胎心。④B 超检查：B 超为预测预产期的重要工具。孕早期第一次测定的结果推算预产期的准确度在 ±4 天，在 16～26 周根据双顶径、股骨长度推算预产期其准确性在 ±1 周。

（3）过期妊娠的危害

1）胎儿宫内窘迫：过期妊娠胎盘老化，41 周后胎盘细胞凋亡明显增加，绒毛内血管床减少，间质内纤维素样变增加，由于胎盘梗死、钙化、绒毛间隙栓塞导致脐静脉血氧饱和度下降，胎盘氧交换功能下降，胎儿血供不足，长期处于低氧缺血环境，生长延缓甚至停止，表现为过熟儿样貌。42 周后，胎盘功能减退速度更快，胎儿宫内缺氧发生率上升，胎儿因缺氧肛门括约肌松弛排出胎粪，污染羊水、羊膜、脐带及胎儿皮肤，导致感染、吸入性肺炎、慢性宫内缺氧、脑损伤，尤其临产后缺氧的失代偿迅速发生，导致胎儿急性缺氧，甚至危及生命。

2）羊水过少：妊娠 38 周后羊水逐渐减少，40 周后更明显，42 周后容易发生羊水过少，发生率高达 88%。过期妊娠合并羊水过少发生死胎、死产、新生儿死亡、宫内窘迫的机会增加，剖宫产率也明显增加。

3）胎儿生长受限：如果妊娠晚期即已存在胎盘功能低下，过期妊娠使得胎盘进一步老化，胎盘功能不全，FGR 的发生率远远高于正常妊娠期内的胎儿。过期妊娠有 FGR 的胎儿死产率也大大增加，有 25%～33%的死产是由于胎儿生长受限。

4）巨大儿：过期妊娠的胎盘有 60%～80%外观形态和镜检均与足月妊娠胎盘无异，如绒毛和血流正常，功能正常，胎儿在宫内继续生长，身长增加，成为巨大儿，导致颅骨钙化变硬、骨缝紧密，因胎头不易变形，可致娩出困难。

（4）处理原则及产程观察要点

1）处理原则：①过期妊娠，无内科合并症或产科并发症，胎盘功能正常，子宫颈未成熟，可加强胎儿监护，期待处理，期待过程中一旦出现胎盘功能不全，胎儿宫内缺氧，应剖宫产及时终止妊娠。②若子宫颈已成熟，则可引产。

2）产程观察要点：①产程中注意支持治疗；间歇吸氧，提高脐静脉氧饱和度；宫口开全前可予左侧卧位，增加胎盘血流量。②过期妊娠宫缩的显著增加很可能超过胎儿的储备能力，导致胎儿窘迫，甚至胎心消失，应密切注意胎心变化，必要时进行连续胎心监护，如反复出现晚期减速、OCT（+），立即剖宫产终止妊娠。如宫口已开全、胎头下降达盆底时，则尽快产钳助产娩出胎儿。③过期胎儿头部骨质变硬，变形能力差，所以临产后应密切观察产程进展，注意胎头下降情况，尽可能缩短第二产程。④对于产程中是否行人工破膜尚有争议，破膜可观察羊水性状，如有Ⅱ～Ⅲ度胎粪污染，宜剖宫产结束分娩；也可放置内监护装置。但破膜后羊水进一步减少，脐带更易受压，故更有必要进行持续胎心监护。

3）过期产儿监护：过期妊娠易并发胎盘功能减退，胎儿宫内缺氧，所以决定终止妊娠还是期待观察首先要判断胎盘功能是否正常并全面评估胎儿宫内情况。应行下列各项检查：

①胎动计数：每12小时<10次，或逐日下降不能恢复，或突然下降>50%，提示胎儿宫内缺氧，为胎盘功能不足的表现。还须注意胎动过频现象，也是胎儿宫内缺氧的信号，常常为胎动消失的前兆。

②胎心率监护：无激惹试验（NST）示反应型说明胎盘功能良好，胎儿有足够的储备能力。若NST无反应，需作缩宫素激惹试验（OCT）来鉴别，如果OCT阳性，即宫缩时出现胎心率迟发减速，提示胎盘功能不全，胎儿宫内缺氧。合并羊水过少时胎心率常出现三种异常改变：持续减速、变异减速和基线跳跃，波动超过20次/分，这是羊水过少脐带受压的结果，易导致胎儿宫内窘迫，须及时终止妊娠。

③B超声胎儿生物物理指标评估：监测胎动、呼吸样活动、肌张力及羊水量四项指标，结合NST共同评估胎儿的储备能力和胎盘功能。过期妊娠每周应重复2次，如评分8～10分，无积极干预指征，如≤6分则应及时终止妊娠。

（贺　晶　韩秀君）

第四章

分娩期保健

第一节　分娩生理简述

79　先兆临产、临产与产程

胎儿降生前，子宫颈逐渐短缩，最后消失，宫颈口也随之逐渐开大，最后开全，然后，随着宫缩的加强，胎儿通过产道而降生。在临床上可以出现一些现象有助于我们的识别和诊断。

（1）先兆临产：预示着不久将临产的症状称为先兆临产。假临产的特点是宫缩持续的时间短（少于 30 秒）且不恒定，间歇的时间长而不规律，常在夜间出现，清晨消失。宫颈管不缩短，宫口也不扩张。给以镇静药可使宫缩消失。胎儿的下降感是指胎先露进入骨盆入口使孕妇感到上腹部较轻松、呼吸较畅快、进食量也较前增加的舒适感。见红是在分娩发动前的 24~48 小时内附着在宫颈内口周围的胎膜与子宫壁分离，毛细血管破裂出血与宫颈管内的黏液栓相混排出阴道的现象。见红是分娩即将开始的比较可靠的征象。如果阴道流血较多超过了月经量，则不应误认为假临产，而应考虑妊娠晚期出血如前置胎盘等。

（2）临产的诊断：临产开始的标志为有规律且逐渐增强的子宫收缩，持续 30 秒以上，间歇 5~6 分钟，同时伴随着进行性的宫颈管消失、宫口扩张和先露部的下降，用镇静药物不能抑制临产。

（3）总产程及产程分期：总产程是指从开始出现规律性的子宫收缩到胎儿胎盘娩出。分为三个产程：

第一产程：又称宫颈扩张期。子宫出现规律的具有足够频率、强度和持续时间的收缩，导致宫颈管逐渐消失、扩张直至宫颈口完全开全。初产妇需要 11~12 小时；经产妇需要 6~8 小时。当胎头通过子宫颈管时，子宫颈极度缩短变薄，宫颈口扩张到极大限度，第一产程到此结束。胎膜通常在此时破裂。

第二产程：又称胎儿娩出期。从宫口完全开全到胎儿娩出的全过程。初产妇需要 1~2 小时，一般不超过 2 小时；经产妇通常数分钟即可完成，一般不超过 1 小时。在使用麻醉药物分娩镇痛时会有所延长。

第三产程：也称胎盘娩出期。从胎儿娩出开始到胎盘胎膜娩出，是胎盘剥离和娩出的过程，需要 5~15 分钟，不应超过 30 分钟。

80　分娩观念的改变

分娩是围生期中最关键的时候。自古以来，人们对分娩有一种非常神秘的看法，认为分娩是一件异乎寻常的事，它可能是充满幸福和期盼快乐的时刻，也可能是一个充满恐怖、折磨甚至是带来死亡威胁的时刻。因此，多数妇女对分娩都存有不同程度的恐惧和不安心理，思想压力很大，精神很紧张。正因为如此，在分娩时对疼痛的感觉就特别敏感，不能很好地与产科医生及助产士配合，甚至使分娩不能顺利进行。随着科学的发展，人们逐渐了解到分娩是一个正常的生理过程，健康的产妇和发育正常的胎儿具有天生的潜在能力，能够相互密切配合来完成分娩的过程。尽管某些特定的危险因素也时刻在威胁着母亲和胎儿的生命安全。

81　WHO 对分娩常用措施的评估及爱母分娩行动十点措施

随着医学的发展，抗生素、输血及剖宫产在产科上的应用，大大提高了分娩的安全性。但是，在发展中国家及贫困地区，由于医疗保健服务能力有限，还有许多的母婴在分娩过程中死亡。[全球活动通讯]中"使妊娠更加安全——项行动战略"一文中指出，"每年约有 2000 多万的妇女妊娠和分娩，这对于她们来说就意味着经历痛苦、疾病和死亡。近期的评估表明，每年有 51.5 万妇女死于妊娠相关的并发症。除此之外，每年还有约 390 万的新生儿死亡和 300 万的死产。"而在医疗保健服务已经普及的国家和地区却出现了另一个值得注意的问题，这些国家随着住院分娩的普及，产时服务模式却发生了变化，越来越将产妇当患者来对待；将以产妇为主体的分娩过程改变为以医生为主体，以产妇为对象的医疗处理过程；医生对技术的依赖超过了对产妇能力的信任，过多的医疗干预和剖宫产率的上升一时成为世界性的趋势。虽然一些国家已扭转了这一趋势，使剖宫产率有所下降，但是在许多地方这种趋势还在继续发展。它不仅无谓地增加了医疗保健资源地消耗，还对母婴短期或长期的健康产生了不良的影响。因此，提供高质量，适合产妇及胎儿需要的产时服务模式已在发达国家普遍开展。1996 年 1 月，WHO 总结了十年各国对产时事宜技术的研究，出版了"正常分娩监护使用守则"，对产程中的各种措施进行了评价。

有用的、鼓励使用的措施包括陪伴分娩、全面支持、自由体位、口服营养、非药物阵痛、心理保健。常用的但不适宜的措施为饮食控制常规输液、全身镇痛、硬膜外麻醉、电子胎心监护、缩宫素滴注、严格控制产程、常规会阴侧切、产后冲洗宫腔、家属戴口罩。无效的措施包括剃毛、洗肠、强迫体位、肛查。需要研究的措施为常规的人工破膜、加腹压。

与此同时，国际组织还提出了适用于妇产科、分娩中心及家庭服务机构的"爱母分娩行动"的十点措施：

（1）为所有的产妇提供分娩的陪伴者。

（2）为公众提供及普及有关产时服务的操作和程序（包括干预措施的方法和后果）等知识。

（3）提供适合当地风俗文化的监护。

（4）为临产妇提供自由走动和活动的场所，同意产妇自由选择体位，不提倡采用平卧位或膀胱截石卧位。

（5）在加强各级妇幼保健机构以及社区服务方面，有明确的规定和程序，以提供良好的围产保健服务。

（6）不宜常规使用缺乏科学依据的操作如：剃毛、灌肠、静脉点滴、禁食、早期人工破膜、电子监护等。其他干预措施应有一定的限制如：为引产或催产使用的滴缩宫素率 ≤10%，会阴切开率≤20%，争取≤5%。社区医院剖宫产率

≤10%，接收高危的医院剖宫产率≤15%，剖宫产史后阴道分娩率≥60%，争取≥75%。

（7）教育医务人员用非药物性镇痛，不鼓励使用镇痛剂和麻醉。

（8）鼓励所有的母亲和家庭，包括那些有病、早产及有先天性问题的婴儿，情况许可下都要接触、搂抱、母乳喂养和照顾自己的孩子。

（9）不主张非宗教性的男婴包皮环切术。

（10）力争达到 WHO/UNICEF 倡导的促进母乳喂养的十点措施。

82　陪伴分娩

生儿育女是夫妻和睦、家庭幸福的标志，是男女双方共同承担的神圣天职。尽管分娩是一种正常的生理现象，有其固定的规律和自然过程。但每个产妇在分娩时的心理状态却不同。这与产妇的具体情况、身体素质、精神状态和文化素养不同有关，也与医院的环境条件、助产程序和方法、所使用的医疗手段、对产妇的态度有很大的关系。丈夫及亲朋好友的安慰和劝解也会对产妇的心理状态产生很大的影响。"Doula"（译为"导乐"），是一个希腊词，意为女性看护者（women caregiver），本指一个有经验的妇女帮助照顾另一妇女。导乐陪伴分娩是指一个有生育经验的妇女在产前、产时及产后给产妇持续的生理上的支持和精神上的安慰鼓励。导乐陪伴分娩不仅是产时服务的一项事宜技术，也是一种以产妇为中心的服务模式，有利于提高产时服务质量，促进母婴安全。导乐陪伴分娩是美国的克劳斯医生（M. Klaus）倡导的。他认为分娩是一个自然的过程，建议产妇尽可能的留在家中到第一产程中期才入院，在待产过程中产妇应自由走动，口服饮料，每隔 15 分钟听一次胎心，不常规作电子监护。鼓励产妇自由选择体位，多走动以加速产程。鼓励丈夫及有经验的导乐陪伴分娩，胎儿娩出时不常规做会阴侧切，娩出后与父母广泛接触。导乐的作用是在整个分娩过程中提供持续的生理、心理和信息的支持，帮助家属了解分娩过程。导乐有非临床方面的专业技能而不做临床诊断及提出医学意见。不代产妇作出决定或将自己的意愿强加于产妇。改变过去一个产妇在分娩过程中接触多个医生、护士造成的紧张感。"一对一"的服务模式满足了产妇在分娩过程中独立与依赖的需求。称职的导乐应具备以下的条件。

（1）良好的生理、心理素质。

（2）有生育经历或接生经验。

（3）热情、勤奋，富有爱心、同情心与责任心。

（4）具有良好的人际交流、沟通及适应能力。

（5）有支持和帮助产妇度过难以忍受痛苦的能力。

（6）动作轻柔、态度温和，给人以信赖感。

有些产妇由于听别人说生孩子多么危险、多么痛苦，因而对分娩有一种莫名其妙的恐惧心理。丈夫的关怀和体贴能给她们带来慰藉。丈夫最早参与分娩过程是在 20 世纪 60 年代，由于住院分娩，陌生的医院环境，身边其他待产妇的哭叫及自身宫缩的疼痛不适使产妇产生巨大的恐惧感、紧张和焦虑不安。丈夫的体贴关怀能够缓解这种不良情绪，减少产妇的孤独感。如今欧洲 90% 的丈夫会选择陪妻子进产房分娩。国内许多医院的产科也鼓励准爸爸们进产房，认为这样可以让丈夫们了解分娩的不易，增进他们对妻子的关爱，加深夫妻感情。但是有些心理承受能力较差的丈夫，对自己将要看到的情形没有心理预期，他们进产房后往往不会表达自己的关心，只能坐在妻子的身旁束手无策，沉默不语或者在嘴里叨念："别紧张，别紧张"。看到妻子因为痛苦而扭曲的面孔后，往往会产生害怕的心理反应，甚至会要求以剖宫产来结束分娩。丈夫和导乐相互配合，组成一支完美的支持产妇的工作组。前者知道产妇的爱好给予她亲密无间的爱抚和体贴，后者能够以客观的态度去观察产妇、以科学的方式指导产妇、以和善的言行去鼓励产妇，帮助丈夫能够较为轻松地体验妻子的分娩过程，帮助产妇在产程中能最好地发挥自己自身潜力来完成分娩过程。

83　分娩镇痛

分娩时的疼痛有着一种语言难以说清楚的特殊作用。疼痛是产妇分娩时生理和心理过程的重要组成部分。据统计，只有5%的产妇在分娩时没有或有很轻微的疼痛，对于绝大多数产妇来说，尽管疼痛严重，都是可以忍受的。只有极少数产妇感到疼痛难忍，必须应用镇痛药或麻醉药予以缓解。

分娩镇痛也是现代文明产科的标志。已经历了一个多世纪的研究，它要求对产程无影响或可能加速产程，对母婴无伤害，起效快，作用可靠，能达到全产程的阵痛，方法简便。产妇能够配合分娩。医师有义务提供此项服务。

分娩镇痛的方法：非药物性镇痛操作简单、易行、安全，且对母婴无不良影响。目前推荐的非药物镇痛有以下几个方面。用人性化的服务理念改变医院的待产室的环境，布置家庭化，温馨而舒适，既能注意保护隐私。又能让产妇有充分的活动余地；室内可以播放音乐或产妇自己喜欢的音乐，亦可以有电视机，供产妇观看。温馨而舒适的环境可以减轻产妇的紧张情绪，音乐和电视可以分散产妇的注意力，也能缓解产妇的焦虑。在待产过程中协助产妇经常改变姿势，采取最舒适的体位，以促进全身舒适与放松。在第一产程中可以采用直立，这样可以减轻子宫对腰骶部的压迫，缓解疼痛，也可利用重力的原理，促进子宫颈的扩张和先露的下降。

阵痛开始后可以行深而慢的胸式呼吸，在第一产程末、宫口开全之前可以用快而浅的呼吸和喘气来缓解疼痛的感觉。第一产程活跃期，可以和深呼吸相配合，产妇自己用双手由外向内在腹部按摩，或让产妇侧卧位由他人帮助按摩腰骶部。也可在第一产程活跃期，让产妇双手拇指按压髂前上棘、髂嵴或耻骨联合，或吸气时两手握拳压迫两侧腰部或骶部，可与按摩法交替使用。

产妇进行温水淋浴，可使局部血管扩张，肌肉松弛。用温热毛巾敷腰骶部和大腿内侧也可以缓解疼痛。孕妇在经过净化的浴缸中泡在温水中待产，可以减轻产妇的疼痛感，水的浮力可以给产妇心理上安全的感觉。在水中有利于孕妇休息，更容易放松，缩短产程。

也可用针刺镇痛。可在关元、中极、三阴交等穴位用手法或脉冲刺激进行体针镇痛。也可选神门、交感、子宫、生殖器等穴位进行耳针镇痛和导乐分娩。

药物镇痛：全身用药镇痛是最主要的镇痛方法。常用药物有：地西泮、哌替啶等。其缺点在于对产妇过度的镇痛会使产程延长，且对胎儿的呼吸中枢有抑制作用。吸入镇痛法是一种产妇自己控制的镇痛方法，常用的是一氧化二氮（笑气）。产妇在吸入麻醉过程中胃反流物的危险性亦影响了这一方法的临床应用。神经阻断方法是在第一产程进入活跃期、宫颈扩张 3~4cm 时通过宫颈神经旁阻断，在宫颈旁 3 点、9 点处，注射 1% 利多卡因。阴部神经阻断法常用于第二产程会阴切开前。硬膜外阻滞镇痛法是在宫颈扩张 2~4cm 的活跃早期，穿刺点为第二腰椎和第三腰椎或第三腰椎和第四腰椎，实施硬膜外阻滞。给药方法有 3 种：间断注药法，即镇痛作用消失后再次给局部麻醉药；注药泵法，即按需要以 ≤1% 利多卡因 2~4ml/h 速度持续给药，此法优点是药量小，血中药物浓度恒定，低血压发生少；产妇自控硬膜外镇痛（PCEA）。

药物选用有：利多卡因、布比卡因、芬太尼、舒芬太尼等，复合用药效果更好。近来，硬膜外分娩镇痛法有很大改进，但仍有其潜在的缺点：①镇痛起效慢；②由于硬膜外导管位置的关系，有时镇痛效果欠佳；③采用的硬膜外局麻药可能引起不必要的运动阻滞从而影响产程。

84　产程观察及新产程图

在无头盆不称的情况下，产程的进展不但与子宫收缩力的强弱、性质、频率及宫缩持续时间等有关，也与第一产程子宫颈的顺应性和在第二产程盆底软组织的抵抗有关。为了便于观察，一向将产程分为三期：第一产程，即子宫颈容受和扩张期；第二产程，胎儿娩出期及第三产程胎盘剥离和娩出期。目前也将胎盘娩出后 2 小时左右称为第四产程，这时子宫肌肉发生收缩及缩复，应注意预防产后出血。

产程的开始也称临产，临产是计算产程开始的标志。但临产的确定比较困难且有歧义，故产科专家提出如下判定临产条件：

（1）规律宫缩、每隔5~6分钟一次，持续30秒以上。

（2）阵缩逐渐加强，间隔时间缩短。

（3）宫口有进行性的扩张或颈管展平。

（4）产妇有下腹坠痛感。

几十年来，产科医师和助产士通常使用Friedman于1954年提出的产程图来协助分娩管理。几十年过去了，最近一些反映自然产程变化的循证医学研究结果陆续发表，一致的结论是Friedman产程图已经不适合当今的产科临床，建议废弃。美国国家儿童健康和人类发育研究所（NICHD）、美国母胎医学会（SMFM）和美国妇产科医师协会（ACOG）联合推荐使用新的产程进展标准来管理产程。

分娩（labor）是指规律性子宫收缩导致宫颈容受、宫口进行性扩张，伴随胎儿的下降及娩出。"异常分娩"、"难产"以及"滞产"用于描述产程异常的情况，是临床常用的描述但不太准确。现在，越来越多的专家，包括《威廉姆斯产科学》（第23版），均建议将产程异常最好描述为"产程延长（即低于正常进度）"或"产程停滞（即进展完全停止）"。正常分娩的评判面临3个问题：①临产时间的确定；②衡量产程进展是否正常的标准；③影响分娩进程的三大因素（产力、产道、胎儿）的评估。

（1）正常分娩的3个阶段

1）第一产程：自规律宫缩开始至宫口开全（10cm）。由于整个妊娠期有间歇性和不规则的正常子宫收缩，而产程初期规律宫缩较轻微、稀发，故确定规律宫缩起始的准确时间非常困难，也就是说临产的时间很难确定。

第一产程包括潜伏期和活跃期。潜伏期以宫口缓慢开张为特征，而活跃期以宫口快速开大为特征（每小时至少扩张1cm）。

2）第二产程：宫口开全后至胎儿娩出（国外有不少产科机构将第二产程又分为被动期和活跃期。

3）第三产程：胎儿娩出后至胎盘娩出。

20世纪50年代中期，Friedman通过评估纽约Sloane医院收治的500例初产妇产程数据而建立了正常分娩进展的标准以及分娩曲线，其分娩曲线被称为Friedman产程图或产程标准。Friedman产程图有3个要点：①第一产程潜伏期至活跃期的拐点位于宫口扩张3~4cm时；②活跃期时正常宫口扩张的最低速度：初产妇为1.2cm/h，经产妇为1.5cm/h；③第二产程延长的诊断分别为初产妇≥3h和经产妇≥1h。

几十年来，该标准被用于评估和管理产妇的分娩进程发挥了一定作用。然而，在产科和麻醉实践中发现，随着人类社会的发展，婚育年龄推迟、孕妇体质量增加、胎儿体质量增大，导致分娩的自然过程发生了变化；按Friedman产程标准管理产程，大量增加了产科干预如人工破膜、硬脊膜外阻滞、缩宫素的广泛使用和器械助产的滥用等。因此，越来越多的学者对此提出了质疑：Friedman产程标准是否还适用于当今的孕产妇并指导产程管理？近年来，几项旨在建立当今孕产妇分娩曲线的大样本量研究结果陆续发布，推出了反映当今孕产妇正常分娩进展的新标准，或称为新阈值。

（2）第一产程的研究：Zhang等通过1个安全分娩协作

组获得了 62415 例产妇正常分娩的数据，这些数据是回顾性分析美国 19 个医疗中心的电子病历，条件为单胎头位、自发性临产、顺产、母儿结局良好。Zhang 等创建的新产程标准与 Friedman 产程标准比较，有以下变化：①新产程标准表现出潜伏期、活跃期及潜伏期进入活跃期的典型模式，宫颈扩张曲线呈逐渐上升，平滑缓慢。50% 以上的产妇宫口扩张至 5~6cm 前，扩张速度并未达到 1.2cm/h；②活跃期宫口急剧扩张的起始点（拐点）常常在宫口扩张≥6cm 以后；③没有发现活跃期晚期即宫口由 9cm 扩张至 10cm 阶段出现明显的减速现象。其他研究者（如日本）新构建的产程标准也同样发现了类似的变化。

其实，减速期存在或缺失并没有临床意义，临床上重要的是确定分娩过程中宫口快速扩张的拐点（即活跃期的起点），但确定这一拐点非常困难。

近年的数据已经清楚地表明，宫口扩张在 3~6cm 之间时，最小扩张速度比 Friedman 产程标准描述的（至少 1.2cm/h）慢得多。活跃期最慢的 5% 的产妇宫口扩张速度仅为 0.45 ~ 0.70cm/h（初产妇）或 0.50 ~ 1.10cm/h（经产妇）。

无论是初产妇或经产妇，从 4cm 扩张至 5cm 需要 6h 以上，从 5cm 扩张至 6cm 需要 3h 以上；超过 6cm 后，无论初产妇还是经产妇，宫口扩张速度才会加速起来，一旦宫口扩张≥6cm，临床上可认为已进入活跃期。

1998 年，Peisner 和 Rosen 研究了进入活跃期时的宫口扩张情况，得出结果，如果以宫口扩张 4cm 为活跃期起点，50% 的产妇都没有进入活跃期；以 3cm 为活跃期起点，75%

产妇都没有进入；只有宫口扩张至 6cm，产妇才全部进入了活跃期。

NICHD、SMFM 和 ACOG 均一致推荐 6cm 作为宫口扩张活跃期的起点。

越来越多的研究发现，正常情况下第一产程的持续时间，比 Friedman 产程标准描述的时间更长。Zhang 等发现，宫口从 4cm 扩张至 10cm 的中位时间及第 95 百分位时间分别为初产妇 5.3h、16.4h，经产妇 3.8h、15.7h。而 Friedman 产程标准中相应的平均持续时间及第 95 百分位时间分别为初产妇 4.6h、11.7h，经产妇 2.4h、5.2h。

（3）第二产程的研究：Zhang 等研究发现，硬脊膜外阻滞产妇第二产程中位持续时间及第 95 百分位时间分别为：初产妇 1.1h、3.6h，经产妇 0.4h、2.0h；没有采用硬脊膜外阻滞产妇中位持续时间及第 95 百分位时间分别为 0.6h、2.8h 和 0.2h、1.3h。引产、妊娠期糖尿病、子痫前期、胎儿大小、绒毛膜羊膜炎、第一产程持续时间、产妇身高均会影响第二产程时间的长短。

第二节　分娩期并发症的预防及治疗

85　宫缩乏力的防治

影响分娩的主要因素为产力、产道、胎儿和精神因素。任何一个或一个以上的因素发生异常以及四个因素间不能适应，而使分娩进展受到阻碍，即为难产。将胎儿及其附属物从子宫内逼出的力量称产力。产力是分娩的动力，包括子宫收缩力（简称宫缩）、腹壁肌及膈肌收缩力（统称腹压）和肛提肌收缩力。以宫缩为主要产力。

正常宫缩在产程中的频率和强度有一定规律，呈进行性加强：临产开始时，宫缩持续约 30 秒，间歇 5~6 分钟。随产程进展宫缩持续时间渐长，间歇时间缩短至 1~2 分钟。宫缩强度由临产初期升至 25~30mmHg，于宫口开全增至 40~60mmHg，第二产程高达 100~150mmHg，间歇期压力仅为 6~12mmHg，可使子宫血流量在间歇期重新充盈。

宫缩乏力是指子宫收缩持续时间短，间歇时间长，收缩力弱，不能有效地促使宫口开大和胎儿下降，属于无效宫缩。如果宫缩仍具有正常的节律性，对称性和极性为协调性（低张性）宫缩乏力，较多见；如果已不具有正常的节律性，对称性和极性，为不协调性（高张性）宫缩乏力；又根据宫缩乏力发生的时间分为原发性宫缩乏力—临产后即表现为宫缩乏力；和继发性宫缩乏力—发生在产程进展至某一阶段。

宫缩乏力的常见原因包括：头盆不称或胎位异常可使胎儿先露部下降受阻，不能紧贴子宫下段及宫颈内口，局部不能引起反射性子宫收缩，导致继发性宫缩乏力。子宫张力过大（如多胎妊娠、巨大胎儿、羊水过多等），经产妇子宫肌纤维变性，子宫发育不良，子宫畸形，子宫肌瘤等，均可使子宫肌纤维失去正常收缩力。精神过度紧张，睡眠少，进食不足以及过多地消耗体力，均可导致宫缩乏力。临产后因雌激素、缩宫素，前列腺素等分泌不足，或孕激素下降缓慢，电解质异常等均可影响子宫肌细胞收缩。临产后使用大剂量镇静剂，镇痛剂及麻醉药，如吗啡、哌替啶、氯丙嗪、硫酸镁、苯巴比妥等，可以使宫缩受到抑制。

子宫收缩乏力对产妇的影响：可使产程延长、精神、体力消耗，加之休息不好，进食少可出现疲劳乏力，肠胀气、尿潴留等产妇衰竭的症状；严重时可引起脱水、酸中毒、低钾血症。膀胱被压迫在胎先露与耻骨联合之间，可导致组织缺血、水肿、坏死，形成膀胱阴道瘘或尿道阴道瘘。产后出血，宫缩乏力是引起产后出血的四大原因之一，国内报告占60%左右。感染的概率增加。

子宫收缩乏力对胎儿的影响：使手术产的机会增加；容易发出宫内缺氧，脐带受压或脱垂，造成胎儿窘迫，死胎或死产。易发出颅内出血和感染。

怎样预防宫缩乏力包括：做好孕期保健对于可能发生宫缩乏力的孕妇，如骨盆异常、头盆不称、多胎、胎位异常等，应加强监护，对症处理。应用产科服务新模式及循证医学，在产程观察和处理中使用经过证实的有益于产妇的措施如陪伴分娩，自由体位，非药物镇痛等；少用或不用无效或不适宜的措施，如剃毛、限制饮食，全身性药物镇痛，常规补液，会阴切开等。加强产前教育，使产妇了解分娩是生理过程，增强对分娩的信心。

协调性宫缩乏力时宫缩间隔规律，宫缩时现子宫向前隆起，子宫不变硬，用手指压子宫部肌壁有凹陷出现。不协调性宫缩乏力是产妇拒按，下腹部有压痛，胎位触不清，胎心不规律，肠胀气，尿潴留等。子宫收缩时，子宫颈扩张缓慢或无进展，胎先露部下降缓慢或停顿。

协调性宫缩乏力的处理要首先寻找原因，检查有无头盆不称与胎位异常，估计不能经阴道分娩者应及时行剖宫产术。估计能经阴道分娩者，处理原则是加强宫缩。消除精神紧张，鼓励休息与进食，排空膀胱。宫口扩张≥3cm，胎头已衔接，可行人工破膜，引起反射性子宫收缩，加速产程进展。宫口扩张缓慢及宫颈水肿时，可予地西泮静脉推注，常用剂量为10mg，间隔2～6小时可重复应用。宫口扩张3cm，胎心良好、胎位正常、头盆相称者可使用缩宫素静脉滴注。第2产程若双顶径已通过坐骨棘平面达+2～+3，可等待自然分娩或行阴道助产术，若胎头尚未衔接或伴有胎儿窘迫征象，应行剖宫产术。注意预防产后出血与感染。

不协调性宫缩乏力处理原则是调节子宫收缩，恢复子宫收缩的极性、节律性或对称性。方法是给予哌替啶100mg肌内注射，使产妇充分休息，醒后多能恢复为协调性宫缩。但对伴有胎儿窘迫征象及伴有头盆不称者则禁用强镇静剂，应尽早行剖宫产。在子宫收缩恢复为协调性之前，严禁应用缩宫药物，以免加重病情。如子宫收缩恢复至协调性后宫缩仍弱时，可使用协调性宫缩乏力时加强宫缩的各种方法处理。

（杨 平）

86 胎位异常的防治

胎儿先露部的指示点与母体骨盆的关系称胎方位简称胎位。胎位中，只有枕前位为正常胎位，即胎头的枕部最先进入骨盆入口，且位于骨盆的左前方（枕左前位）或右前方（枕右前位），约占90%。胎位异常约占10%。其中胎头位置异常居多，占6%～7%。胎位异常可导致难产。

常见的胎位异常有：因胎先露异常者，如臀位、横位；因胎头内旋转受阻者，如持续性枕后位、持续性枕横位；因胎头不俯屈入盆者，如胎头高直位；因胎头不俯屈反而仰伸入盆者，如颜面位。胎头异常的类型，先入盆的部位及主要临床特征见表4-1。

表 4-1 胎位异常的类型、先入盆的部分及临床特征

	胎　　位	先入盆的部位	临床特征
胎头位置异常	①持续性枕后位（枕左后、枕右后）	胎头枕骨位于盆的左后或右后方	①宫口尚未开全而过早屏气用力②活跃期及第二产程延长③阴道检查胎头枕骨位于骨盆后方
	②持续性枕横位（枕左横、枕右横）	胎头枕骨位于骨盆左侧或右侧方	①第二产程延长②阴道检查胎头枕骨位骨盆侧方
	③面先露	胎头颏部位于骨盆左前或右前方、左侧或右侧方、左后或右后方	①产程延长②阴道检查可触及软硬不均的颜面部
	④胎头高直位（高直前位）（高直后位）	胎头矢状缝	①胎头直伸，不屈不仰②宫口扩张缓慢、产程延长③阴道检查胎头矢状缝与骨盆前后径一致
	⑤前不均倾位	胎头前顶部	①活跃期宫口扩张停滞、产程延长②胎头侧屈，耻骨联合上及阴道检查均触不到胎头
	臀位	胎臀、膝或足	①阴道检查触到胎臀、足或膝②注意与颜面部相区别
	横位	肩或手	①子宫呈横椭圆形②腹部一侧可触到胎头

胎位异常对产妇的影响：导致宫缩乏力，使产程延长，常需手术助产，容易发生软产道损伤，增加产后出血和感染机会。若胎头长时间压迫软产道，可发生缺血坏死脱落，形成生殖道瘘。

胎位异常对胎儿的影响：第二产程延长和手术助产机会增多，常出现胎儿窘迫和新生儿窒息，新生儿颅内出血，使围生儿患病率和死亡率增高。

对于臀位在妊娠 36 周前，因胎位不固定多能自行转为头先露。若妊娠 36 周后仍为臀位或横位应于矫正，常用以下方法：

（1）胸膝卧位：孕妇排空膀胱，松解裤带，做胸膝卧位姿势（图4-1），每日 2 次，每次 15 分钟，连做一周复查。但目前有限的证据表明膝胸卧位并不能有效纠正臀位。

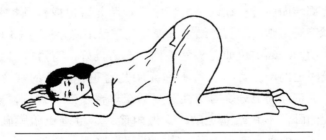

图4-1　胸膝卧位

（2）激光照射或艾灸至阴穴：每日一次，每次 10~20 分钟，5 次为一疗程。循证医学的证据表明这一方法对于纠正臀位没有明显效果。

（3）外倒转术：应用上述矫正方法无效者，于36周后可行外倒转位术。因有发生胎盘早剥、脐带缠绕等严重并发症，应用时要慎重，动作应轻柔，注意观察胎动与胎心，如有异常，应停止转动并退回原位，继续观察半小时。

胎位异常分娩时可造成难产，其临床经过复杂、紧急而多变，常需要手术结束分娩，对接产医院和医生的技术水平，实验室检查、血源、手术室等条件要求较高，如不具备上述条件，切忌盲目等待和盲目处理，应及时转诊。

分娩方式应根据孕妇年龄，胎产次、骨盆类型、胎儿大小，胎位异常的类型及有无合并症，于临产初期做出正确判断：横位、持续性颏后位、胎头高直位、前不均倾位、均不能从阴道自然娩出，一经确诊应行剖宫产结束分娩。持续性枕后位、枕横位在骨盆无异常、胎儿不大时，可以试产，应密切观察产程，让产妇朝向胎儿背部对侧方向侧卧，以利胎儿枕部转向前方。在试产过程中出现胎儿窘迫或宫颈扩张缓慢、停滞，则应剖宫产结束分娩。先露已下降至+2～+3可行阴道助产。颏前位如无头盆不称，产力良好，有可能自然分娩或阴道助产。若有头盆不称或胎儿窘迫，应行剖宫产术。臀位决定经阴道分娩时应注意只适于单臀及混合臀位，第一产程侧卧，不宜站立走动，少做内诊，尽量避免胎膜破裂，以免脐带脱垂。产程中最好能提供超声监测，如胎头为"望星式"应及时剖宫产，当宫口开大4～5cm时，为防止胎足脱出阴道和充分扩张宫颈与阴道，应消毒外阴后，使用无菌巾"堵"外阴，让胎臀下降，待宫口或阴道充分扩张后、再准备接产。臀位分娩有三种分娩方式：自然分娩极少见；臀位助产术当胎臀位自然娩出到脐部，由接产者按分娩机转协助胎肩和胎头娩出，一般应在 2~3 分钟娩出胎头，最长不应超过 8 分钟。臀牵引术胎儿全部由接产者牵拉娩出，这种操作对胎儿损伤大，一般情况下应禁止使用。

（杨　平）

87　产程停滞、胎头下降停滞的防治

产程即是孕妇分娩的全过程，从规律宫缩开始至胎儿胎盘娩出为止，临床分第一、第二、第三 3 个产程，而第一产程又分为潜伏期和活跃期。分娩的过程是产力、产道及胎儿等因素相互适应的动态过程，任何单一因素或两种以上复合因素发生异常，均可导致异常分娩，产程停滞和胎头下降停滞是异常分娩的特征之一。

产程停滞是指进入活跃期后，宫口停止扩张达 2 小时以上。胎头下降停滞是指减速期后胎头下降停止 1 小时以上。引起产程停滞、胎头下降停滞的原因包括产力异常、产道异常及胎儿异常等。其中以产力异常中子宫收缩乏力最为常见。

（1）产程停滞、胎头下降停滞均会对母儿造成不良影响，使分娩的危险性增加，因此应以预防为主，做到早发现、早治疗可降低围生期母儿并发症的发生率，对保证母婴安全具有积极的意义。

1）加强孕期管理及产前检查：在孕期要到指定的医院进行定期产前检查。妊娠早期及时发现双子宫、鞍状子宫、子宫肌瘤及卵巢肿瘤等有可能导致肌源性宫缩乏力及产道梗阻的异常因素；妊娠中、晚期及时发现并积极纠正臀先露、肩先露、胎儿畸形等胎儿异常。出现胎膜早破时，在除外羊水过多、双胎、胎膜感染及宫颈重度裂伤的前提下，应仔细

检查有无头盆不称及胎位异常。

2）对孕妇进行产前教育，解除孕妇思想顾虑和恐惧心理，使孕妇了解妊娠和分娩是生理过程。目前多数医院都设有陪伴分娩和家庭化病房，有助于消除产妇的紧张情绪，增强信心，可预防精神紧张所致的宫缩乏力。分娩时鼓励多进食，必要时可从静脉补充营养。

3）避免过多地使用镇静药物，注意检查有无头盆不称等，均是预防产程停滞和胎头下降停滞的有效措施。当出现潜伏期延长时，应排除假临产、宫颈成熟欠佳及过早应用麻醉及镇静药物行无痛分娩等可能，并严格临床诊断标准及检测。注意及时排空直肠和膀胱，必要时可行温肥皂水灌肠及导尿。

（2）产程停滞、胎头下降停滞的治疗需诊断准确及时，针对病因适时处理，充分评估子宫收缩力、胎儿大小与胎位、骨盆狭窄程度以及头盆是否相称等，综合决定分娩方式。

可能经阴道分娩的处理 若无阴道分娩的绝对禁忌证，原则上应给予每个产妇阴道试产的机会。随着对现代分娩动因及产程受阻病因的认识，使对不同情况的处理不同。

1）产程停滞：在排除绝对性头盆不称的前提下，可人工破膜，破膜后，胎头直接紧贴子宫下段及宫颈内口，引起反射性子宫收缩，加速产程进展。现有学者主张胎头未衔接、无明显头盆不称者也可行人工破膜，认为破膜后可促进胎头下降入盆。Bishop 提出用宫颈成熟度评分法，估计人工破膜加强宫缩措施的效果。该评分法满分为 13 分。若产妇得分≤3 分，人工破膜均失败，应改用其他方法。4~6 分的成功率约为 50%，7~9 分的成功率约为 80%，大于 9 分均成功。同时也可配合缩宫素滴注等处理，试产 2~4 小时。缩宫素静脉滴注过程中，应有专人观察宫缩、听胎心率及测量血压。若出现宫缩持续 1 分钟以上或胎心率有变化，应立即停止静脉滴注。外源性缩宫素在母体血中的半衰期为 1~6 分钟，故停药后能迅速好转，必要时加用镇静剂。若发现血压升高，应减慢滴注速度。由于缩宫素有抗利尿作用，水的重吸收增加，可出现尿少，需警惕水中毒的发生。在试产过程中应保持宫缩强度在 200~250MU。如胎膜已破，宫缩规律，宫缩强度在 200MU 以上，经试产 6~8 小时宫颈扩张无进展，说明可能存在头盆不称，应及时行剖宫产分娩。

2）胎头下降停滞：胎头下降停滞时，要高度警惕头盆不称可能，应立即行阴道检查，在及时查清胎方位及骨盆有无狭窄的同时，应进一步检查胎头颅骨重叠程度、胎先露部位置，胎头是否衔接，有无产瘤及复合先露等，在充分判定头盆相称程度的基础上，应指导产妇配合宫缩加腹压用力缩短第二产程；也可静滴缩宫素加强产力。若持续枕横位或枕后位，可徒手转至枕前位，S≥+3，行胎头吸引及产钳助产。结合产力、胎位及胎心等综合决定分娩方式，避免第二产程延长。

在产程中一旦发现胎头呈高直后位、前不均倾位、额后位及额先露时，均应终止阴道试产，而行剖宫产结束分娩。骨盆绝对性狭窄或胎儿过大，明显头盆不称，均应行剖宫产术。产力异常发生病理缩复环时，无论胎儿是否存活，在立即制止宫缩的同时尽早行剖宫产。

（崔世红　赵　倩）

88 胎儿宫内窘迫的防治

胎儿宫内窘迫（fetal distress）是指胎儿宫内缺氧，从而引起胎儿低氧血症，胎心率加快或减慢、代谢性酸中毒等一系列代谢反应的变化，危及胎儿健康及生命。胎儿宫内窘迫是造成胎死宫内、新生儿死亡、新生儿窒息及神经系统后遗症的主要原因之一。所以，及时发现和处理胎儿宫内窘迫，是预防新生儿窒息的关键，可降低围产儿死亡率，提高人口素质。

胎儿在宫内正常生长发育及耐受分娩需要有足够的氧供应，这一过程包括母体供氧、胎盘转运氧、胎儿运送及利用氧几个主要环节，若其中任何一个环节发生障碍，均可导致胎儿缺氧。

（1）胎儿急性缺氧：因子宫胎盘血循环障碍，气体交换受阻或脐带血循环障碍所致。常见病因有：①前置胎盘、胎盘早剥时，胎盘在胎儿娩出前与子宫壁分离，如分离面积大，则引起胎儿缺氧，甚至胎死宫内；②缩宫素使用不当，造成子宫收缩过强、过频及不协调，使宫内压长时间超过母血进入绒毛间隙的平均动脉压，引起绒毛间隙中血氧含量降低；③脐带脱垂、真结、扭转等，使脐带血管受压甚至闭塞，血运受阻，胎儿急性缺氧，很快死亡。

（2）胎儿慢性缺氧：常见病因有：①母体血液氧含量不足，如妊娠合并发绀型先天性心脏病或伴心功能不全、较大面积肺部感染、慢性肺功能不全如胸廓畸形、哮喘反复发作及重度贫血等；②子宫胎盘血管硬化、狭窄，使绒毛间腔血流灌注不足，如妊娠高血压疾病、妊娠合并慢性肾炎、高血压病、糖尿病等；③胎盘绒毛上皮细胞广泛变性、纤维蛋白沉积、钙化，甚至大片梗死，使胎盘有效气体交换面积减少，如过期妊娠、妊娠高血压疾病等；④胎儿运输及利用氧能力降低，如严重心血管畸形、各种原因所致的溶血性贫血等。

胎儿宫内窘迫主要临床表现为：胎心率异常、羊水粪染及胎动减少或消失。

（1）急性胎儿宫内窘迫：多因脐带脱垂、前置胎盘、胎盘早剥、产程延长或宫缩过强及不协调等引起。

1）胎心率异常：胎心率>160 次/分或<120 次/分。胎心监护可出现晚期减速、变异减速。

2）羊水胎粪污染：羊水呈绿色、混浊、稠厚及量少。依据程度不同，羊水污染分 3 度：Ⅰ度浅绿色、Ⅱ度黄绿色、混浊，Ⅲ度稠厚、呈棕黄色。

3）胎动：初期胎动频繁，继而减少至消失。

4）酸中毒：胎儿头皮血气分析，$pH < 7.2$，$PO_2 < 10$ mmHg 及 $PCO_2 > 60$mmHg 可诊断为酸中毒。

（2）慢性胎儿宫内窘迫：多因妊娠期高血压疾病、妊娠合并症及过期妊娠等所致。

1）胎动减少或消失：胎动<10 次/12h 为胎动减少，是胎儿缺氧的重要表现之一。监测胎动常用的方法是：嘱孕妇每天早、中、晚自行计数胎动各 1 小时，3 小时胎动之和乘以 4 得到 12 小时的胎动计数。

2）胎儿电子监护异常：NST 表现为无反应型，OCT 可见频繁变异减速或晚期减速。

3）胎儿生物物理评分低下：根据 B 型超声监测胎动、胎儿呼吸运动、胎儿肌张力、羊水量，加之胎儿电子监护

NST 结果综合评分，≤4 分提示胎儿宫内窘迫。

4）宫高、腹围小于正常：持续慢性胎儿缺氧，使胎儿宫内生长发育迟缓，各器官细胞数减少，器官体积减小，胎儿体重低，表现为宫高、腹围低于同期妊娠第 10 百分位数。

5）胎盘功能低下：尿雌三醇降低：24 小时尿雌三醇 <10mg 或连续测定下降>30%；以及随意尿中雌激素/肌酐比值<10 均提示胎盘功能不良，胎儿缺氧。胎盘生乳素、妊娠特异 β_1 糖蛋白降低；晚期妊娠死，血清胎盘生乳素<4mg/L、妊娠特异 β_1 糖蛋白<100mg/L，提示胎盘功能不良。

6）羊水胎粪污染：羊膜镜检查见羊水混浊呈浅绿色至棕黄色。

7）胎儿氧脉仪检查异常：其原理是通过测定胎儿血氧饱和度了解血氧分压情况。

对于急性胎儿宫内窘迫应采取果断措施，紧急处理。积极寻找原因并予以治疗，如仰卧位低血压综合征者，应立即让患者取左侧卧位；若孕妇有严重摄入不足，水电解质紊乱或酸中毒时，应予以纠正；若不协调子宫收缩过强，缩宫素使用不当引起的强直性子宫收缩，应停用缩宫素，进行宫内复苏，口服宫缩抑制剂硝苯地平 10mg，也可用硫酸镁静滴抑制宫缩。若羊水过少（AFV≤2cm）脐带受压，可经羊膜腔输液，将 250ml 生理盐水或乳酸林格注射液缓慢注入羊膜腔内，5~10ml/min，AFV 维持 8~10cm。面罩或鼻导管持续给氧，每分钟流量 10L，能明显提高母血含氧量，使胎儿氧分压提高。对治疗无效的胎儿宫内窘迫，如已近足月，未临产，宫外环境优于子宫内，及早终止妊娠。宫口未开全时胎儿窘迫情况不严重，可吸氧（10升/分，面罩供氧）20~30分钟停5~10分钟，进入到第二产程时可持续吸氧。通过提高母体血氧含量以改善胎儿血氧供应，同时嘱产妇左侧卧位，观察10分钟，若胎心率变为正常，可继续观察。若因使用缩宫素宫缩过强造成胎心率异常减缓者，应立即停止滴注或用抑制宫缩的药物，继续观察是否能转为正常。出现下列情况之一者，应立即剖宫产：①胎心率低于110次/分或高于180次/分，伴羊水Ⅱ度污染；②羊水Ⅲ度污染，B型超声显示羊水池<2cm；③持续胎心缓慢达100次/分以下；④胎心监护反复出现晚期减速或出现重度变异减速；⑤胎心图基线变异消失伴晚期减速；⑥胎儿头皮血pH<7.20者。当宫口开全：胎先露部已达坐骨棘平面以下者，吸氧同时应尽快助产，经阴道娩出胎儿。无论剖宫产或阴道分娩，均需做好新生儿窒息抢救准备。

对于慢性胎儿宫内窘迫应根据妊娠合并症或并发症特点及其严重程度，结合孕周、胎儿成熟度及胎儿窘迫的严重程度综合判断，拟定处理方案。卧床休息，取左侧卧位。定时吸氧，每日2~3次，每次30分钟。积极治疗妊娠合并症及并发症。妊娠近足月者胎动减少或OCT出现晚期减速、重度变异减速，或胎儿生物物理评分≤3分，以剖宫产终止妊娠为宜。对于孕周小、估计胎儿娩出后存活可能性小，需根据当地医疗条件，尽量采取保守疗法，以期延长孕周，同时促胎肺成熟，争取胎儿成熟后终止妊娠。并向家属说明，期待过程中，胎儿可能随时胎死宫内；胎盘功能低下可影响胎儿发育，预后不良。

（崔世红 赵 倩）

89　脐带脱垂的防治

胎膜破裂，脐带脱出于宫颈口外，降至阴道甚至外阴，称为脐带脱垂。胎膜未破时脐带位于胎先露部前方或一侧称为脐带先露也称隐性脐带脱垂。胎位异常时因胎先露部与骨盆入口之间有间隙使脐带滑落，多见于足先露或肩先露。胎头高浮或头盆不称，使胎头与骨盆入口间存在较大间隙。早产胎儿偏小或多胎妊娠第二胎儿娩出前。羊水过多、羊膜腔压力过高，破膜时脐带随羊水冲出。

脐带完全脱垂，掉出阴道口外，肉眼可见不难诊断。通过阴道检查可以发现脱出宫颈口在阴道内的脐带。如果胎膜未破，通过阴道或肛门检查于先露部前方触及到条索状物。脐带有或没有搏动视胎心情况而定，搏动与胎心一致，是脐带先露时检查所见。脐带隐性脱垂或受压常常是在阴道检查时，企图摸清胎位或手转胎头纠正胎位时，触摸胎头侧方而发现有脐带存在。腹部听诊，由于脐带受压时多出现胎心变化，突然胎心变快迅即变慢、不规律而后消失。胎心监护可发现胎儿心动过缓，可变减速，晚减速或延长自发减速等图形，表明有脐带受压及胎儿宫内缺氧表现，视血液循环中断情况不同而有不同改变。

（1）如何预防脐带脱垂

1）做好孕期保健，有胎位异常者及时纠正，如纠正有困难，或骨盆狭窄者应提前住院，及早确定分娩方式。

2）对于胎膜早破、初产头浮、胎位不正、多胎妊娠、羊水过多等，有可能发生脐带脱垂的高危因素应提高警惕。

3）对胎膜早破孕妇要加强宣教，保持绝对卧床，使之充分了解脐带脱垂后的胎儿危险性。

4）人工破膜时，特别对于羊水过多的孕妇，应采取高位、细针破水，使羊水缓缓流出，避免大量羊水冲出造成脐带脱垂。产程中人工破膜应选在宫缩即将停止，羊膜尚有一定张力时，即易于刺破胎膜，又防止强烈宫缩造成羊水突然冲出。凡是自然或人工破膜时均应立即听取胎心，肛门检查了解宫颈情况，排除脐带脱垂及脐带先露。

5）临产后先露未入盆或胎位异常者，应卧床休息，少作肛查或阴道检查，检查的动作要轻，以防胎膜破裂。一旦胎膜破裂，应立即听胎心，如有改变，立即做阴道检查。

6）产程中发现胎心异常或胎心监护胎儿宫内缺氧及脐带受压征象，经改变体位不能缓解时，均应行阴道检查，了解是否有脐带问题。产程中必要进行阴道检查时，动作要轻柔，必要时行阴部神经阻滞麻醉，取得孕妇合作，手转胎头时不可将胎头上推太高，防止诱发脐带脱垂。

（2）脐带脱垂后早期发现，正确处理，是围产儿能否存活的关键。

1）胎膜未破，发现隐性脐带脱垂时，孕妇应卧床休息，立即改变体位，抬高床脚使呈臀高头低位，由于重力作用，先露出盆腔，可减轻脐带受压。同时行阴道检查，确定宫口大小，了解脐带脱垂或受压情况，决定分娩方式。并立即给以面罩吸氧，准备各种抢救婴儿措施。如估计不能立即阴道分娩，给以宫缩松弛剂，如静脉注射硫酸镁，口服硝苯地平以便减少或抑制宫缩，减轻脐带受压，尽快行紧急剖宫产娩出胎儿。

2）破膜后发现脐带脱垂，应争分夺秒地进行抢救。据宫口扩张程度及胎儿情况进行处理。

3）宫口开全、胎心存在者，无论头位或臀位，估计能够从阴道娩出胎儿，胎心情况不佳或刚刚消失，均应分秒必争，根据不同胎位行阴道手术助产，协助胎儿娩出后，行新生儿复苏术。

4）宫口尚未开全，胎心存在，估计短期内不能娩出者，立即准备剖宫产。在准备手术时，必须抬高产妇的臀部，以防脐带进一步娩出。阴道检查者的手可在阴道内将胎儿先露部上推，并分开手指置于先露与盆壁之间，使脐带由指缝通过而避免受压，根据触摸脐带搏动监测胎儿情况以指导抢救，直至胎儿娩出为止。切记不可过早撤出手臂，以免先露部下降，脐带再次受压，当然也不可过多触膜刺激脐带。

5）在以上处理的基础上，均应做好抢救新生儿窒息的准备工作。

6）胎心已消失超过 10 分钟，确定胎死宫内，应将情况通告家属，任其经阴道自然分娩，必要时毁胎。

（崔世红　赵　倩）

90　产后出血的防治

阴道分娩胎儿娩出 24 小时内，阴道出血量超过 500ml 为产后出血。剖宫产时，出血量超过 1000ml 定义为产后出血。产后出血多发生在产后 2 小时内，可占 24 小时内总出血量的 1/2 或 2/3。

产后出血是造成全球孕产妇死亡的主要原因，也是我国孕产妇死亡的第一位原因，同时可使产妇发生严重的并发症，导致贫血、感染等，其预后随失血量、失血速度及产妇体质而不同；若短时间内大量失血可迅速发生失血性休克，严重者危及生命，休克时间过长可引起脑垂体坏死，继发严重的脑垂体功能减退——席恩综合征，因此应重视产后出血的防治。

产后出血的测量方法：①容器法：使用有刻度容器收集阴道流血直接观察出血量。②面积法：按浸湿两层敷料的面积估算出血量，如 10cm×10cm 计为 5ml，15cm×l5cm 计为 10ml。③目测法：用肉眼估计法，不用任何量具很难准确，往往是实际失血量的一半，应废弃。④称重法：是用事先称过的纱布、卫生纸留血后再称重，先后相减所得的重量乘血液比重 1.05 换算成毫升数。通过监测生命体征、尿量和精神状态（表 4-2）估计出血量。通过休克指数（表 4-3）估计出血量。实验室监测血红蛋白含量，血红蛋白每下降 10g/L，失血 400~500ml。

表 4-2　监测生命体征估计失血量

占血容量（%）	脉搏（次）	呼吸（次）	收缩压	脉压	尿量（ml/h）	CNS
<20	正常	14~20	正常	正常	正常	正常
20~30	>100	>30	稍下降	偏低	减少	不安
30~40	>120	>40	下降	低	少尿	烦躁
>40	>140	>40	显著下降	低	无尿	嗜睡或昏迷

表 4-3　休克指数估计失血量（正常值 0.54±0.02）

休克指数	估计失血量	占血容量
0.6~0.9	<500	<20
1.0~1.5	1000~1500	20~30
1.5~2.0	1500~2500	30~50
≥2.0	2500~3500	≥70

产后出血的高危因素（表 4-4）。

表 4-4　产后出血的危险因素

病　史	妊　娠　期	分　娩　期
产后出血史	双胎	宫缩乏力
人工剥离胎盘史	羊水过多	产程延长
难产史	巨大胎儿	急产
剖宫产史	死胎	难产
5 次及以上分娩史	妊娠高血压疾病	阴道手术产
2 次及以上人流史	前置胎盘	剖宫产
子宫肌瘤史	胎盘早期剥离	全麻、硬膜外麻醉
子宫瘢痕	骨盆狭窄	胎盘滞留
肝炎、高血压	胎位异常	羊水栓塞
贫血、血液病	阴道静脉曲张	精神因素

产后出血的原因和临床诊断要点：子宫收缩乏力多见于双胎、羊水过多、胎儿过大、妊娠高血压疾病、合并子宫肌瘤、难产产程延长的产妇。表现为胎盘胎膜完整娩出后，阴

道阵阵出血，色暗红。检查发现子宫软，轮廓不清。压迫宫底可有大量血块涌出。胎盘滞留是指胎儿娩出后 30 分钟胎盘尚未娩出。胎盘剥离不全多见于宫缩乏力，或第三产程尚未剥离时，过早过度挤压子宫，或粗暴牵拉脐带可致。宫缩不良，胎盘部分剥离处的血窦开放出血，出血为持续性，色暗红。胎盘完全植入并不引起多量出血，仅表现为胎盘不能自行娩出，用手剥离胎盘困难，可引起大出血，需行子宫切除。胎盘部分植入，部分已与宫壁分离则引起大出血。软产道损伤常见于急产、巨大胎儿或阴道手术助产的产妇。包括会阴、阴道、宫颈撕伤；宫颈撕伤常发生在宫颈 3、9 点处，严重时可延长到子宫下段或阴道穹隆。胎儿娩出后立即出现持续性鲜红色出血。检查会阴、阴道、宫颈处有裂伤，并有活动性出血。凝血功能障碍时阴道出血用上述各种原因均不能解释，而且出血不凝并伴有全身多处出血。多见于胎盘早期剥离、妊娠高血压疾病、死胎、羊水栓塞、重症肝炎、血液病的产妇，产科休克晚期引起 DIC 等。

产后出血的处理要准确、及时、分秒必争。针对出血原因，迅速止血；补充血容量，纠正失血性休克；防止感染。针对病因采取相应措施迅速止血（表 4-5）。防治休克，注意补液输入血液制品，预防应激性溃疡，预防感染，纠正贫血。

● 缩宫素：10U 加入生理盐水 500ml，可预防或减少宫缩乏力的发生。也可用 10U 直接注射于子宫体，或加量经静脉快速滴入。

● 麦角新碱：0.2～0.4mg 肌注或宫体直接注射。高血压、心脏病、青光眼及妊娠高血压疾病禁用。可导致呕吐、眩晕、头痛、心悸、胸痛、颅压增高等。

表 4-5 产后出血处理措施

原　因	处 理 措 施
子宫收缩乏力	原则　促进子宫收缩。消毒导尿后可 1. 使用子宫收缩药物 * 2. 按摩子宫是简便有效的止血手段 （1）经腹按摩子宫法 （2）腹部-阴道双手压迫按摩子宫法 3. 宫腔纱条填塞：高压灭菌消毒的宽 6~8cm，长 1~1.5cm，4~6 层的大纱条，填塞宫腔，压迫止血。24 小时取出，取前缩宫素 10U 静脉点滴，给予抗生素预防感染 4. 上述止血措施均无明显效果，出血仍不止，应行子宫切除术等
胎盘因素	原则是助娩胎盘：第三产程是以 10 分钟为宜，超过 10 分钟应用如下处理： 1. 首先应明确胎盘是否剥离，如已剥离，可协助胎盘娩出 2. 如未剥离，可行人工胎盘剥离术 3. 若为胎盘残留，可行宫腔探查取出，必要时行刮宫术 4. 若为植入性胎盘，行次全子宫切除术，切忌用手强行挖取
软产道裂伤	在良好的照明和暴露下，缝合止血
凝血功能障碍	原则是及时转诊，输新鲜全血，补充血小板、纤维蛋白原或凝血酶原复合物、凝血因子等

　* 子宫收缩药物的应用

● 前列腺素类药物：PGF2α 250μg 深部肌内注射或子宫体注射，15~90 分钟重复，一天最大剂量可用到 2mg；米索前列醇 800~1000μg 舌下含化；或卡前列甲酯 1mg 可经阴道或直肠给药。心、肾、肺及肝疾病时慎用。可导致恶心、呕吐、腹泻、潮红、高血压等。

产后出血的预防：加强孕期保健，定期做好产前检查；及时筛查高危孕妇；积极防治孕期并发症，如贫血、妊娠高血压疾病等；高危孕产妇应转诊到县以上的医院住院分娩。

循证医学研究表明，第三产程积极干预能有效降低产后出血量和发生产后出血的危险度。积极处理第三产程包含3个主要的干预措施：①头位胎儿前肩娩出后，胎位异常全身娩出后，多胎妊娠最后一个胎儿娩出后，预防性使用缩宫素，使用方法为缩宫素10U肌内注射或5U稀释后静脉滴注，也可10U加入500ml液体中，以100~150ml/h静脉滴注；②胎儿娩出后（45~90s）及时钳夹并剪断脐带，有控制地牵拉脐带协助胎盘娩出；③胎盘娩出后按摩子宫。

产科失血性休克是因产科出血而造成的低血容量性休克，休克的严重程度与出血量、出血速度及机体耐受性有关。其特点为起病急，进展快，病情较严重，如不及时治疗，可发生不良后果；而一旦除去病因，止血并补充血容量又能迅速治愈。产科失血性休克的血休克程度而不同，详见表4-6。

表4-6　休克程度与临床表现

休克程度	失血量（ml）	脉率	收缩血压（mmHg）	其他症状
休克前期	500~750（10%~15%）	轻度变化	接近正常	精神紧张或短暂的兴奋现象
轻度休克	1000~1250（20%~25%）	100次/分	下降	冷汗、面色苍白、乏力、口渴、烦躁不安，毛细血管充盈度恢复减慢，脉压小

休克程度	失血量 （ml）	脉　率	收缩血压 （mmHg）	其他症状
中度休克	1500~1700 （30%~35%）	增快	80~60	面色苍白，反应迟钝，表情淡漠。唇指甲青紫。酸中毒尿少，皮肤湿冷
重度休克	1700~2000 （35%~40%）	明显增快	60~40	面色灰暗，口唇指端青紫，浅表静脉萎陷，脉细弱不清，代谢性酸中毒
休克后期	2000~2500 （40%~50%）	可突然转慢为心脏停搏的危重信号	40~0	青紫，厥冷，呼吸困难，水肿，尿闭，出血。濒死

　　产科失血性休克的处理：休克患者宜平卧位，保暖，吸氧，最好采用间断吸氧。呼吸困难明显的患者，应及时用呼吸机进行正压给氧。及时补充血容量，尽快静脉穿刺，必要时静脉切开。液体补充应首先开始输入平衡液（简便的方法是林格液 500ml 加入 5% 碳酸氢钠 20ml）或生理盐水，一般快速输入平衡液 2000~3000ml。最初 10~20 分钟内可快速输入 1000ml，在第一小时内至少输入 1500~2000ml。输液 20~30 分钟观察休克有无改善，如有改善以每 1000ml/（6~8）h 速度滴注晶体液，如无改善则进一步处理，如输血等，输血速度很重要，最好 1 小时内补足，至少补给 50%，注意应同时使用新鲜冷冻血浆纠正凝血功能障碍，可按 15~20ml/kg 输入，必要时补充其他凝血因子。

在补充血容量的同时应尽快止血。一般可采用临时措施，如压迫止血。等休克初步纠正后，再进行彻底止血。但如果不经手术，出血无法控制时，应在快速输血，输液的同时尽早进行手术，以免失去抢救时机。

（杨　平）

91　　羊水栓塞的防治

羊水栓塞（amniotic fluid embolism，AFE）是指在分娩过程中羊水进入母体血循环后引起的肺栓塞、休克、弥散性血管内凝血（DIC）、肾衰竭等一系列病理改变，是极严重的分娩并发症。

发生率文献报道不一致，为(1：5000)~(1：80000)，但病死率高达50%~86%。据全国孕产妇死亡调研协作组报道，1984~1988年间，全国21个省、市、自治区孕产妇死亡共7485例，羊水栓塞占孕产妇死亡总数的5.4%，居死因顺位的第4位。

（1）羊水栓塞的危险因素

1）羊膜腔内压力过高：临产后，特别是第二产程子宫收缩时，羊膜腔内压力升高可达100~175mmHg明显超过静脉压，羊水有可能被挤入破损的微血管而进入母体血循环。

2）血窦开放：分娩过程中各种原因引起的宫颈裂伤可使羊水通过损伤的血管进入母体血循环。前置胎盘、胎盘早剥、胎盘边缘血窦破裂时羊水也可通过破损血管及胎盘后血窦进入母体血循环。剖宫产、钳刮术，羊水也可从胎盘附着处血窦进入母体血循环，发生羊水栓塞。

3）胎膜破裂：大部分羊水栓塞发生在胎膜破裂以后，

羊水可从子宫蜕膜或宫颈管破损的小血管进入母体血循环中。剖宫产或羊膜腔穿刺时，羊水可从手术切口或穿刺处进入母体血循环。

（2）发生机制：羊水栓塞可能是羊水进入母体血循环后，羊水中的有形成分是如何引起母体一系列病理生理改变目前尚不十分清楚，可能的发生机制有：

1）肺动脉高压：羊水中存在来自胎儿的有形物质，一旦进入母体血循环，则微粒物质栓塞造成肺小血管机械性阻塞，引起肺动脉高压。这些有形物质还具有化学介质性质，能刺激肺组织产生和释放前列腺素 F2α、E2 及 5-羟色胺等血管活性物质，使肺血管反射性痉挛，加重肺动脉高压。同时血小板凝集、破坏后游离血清素被释放，又可引起肺动脉痉挛。肺动脉高压直接使右心负荷加重，导致急性右心扩张，并出现充血性右心衰竭。肺动脉高压又使左心房回心血量减少，则左心排出量明显减少，引起周围血循环衰竭，使血压下降产生一系列休克症状，产妇可因重要脏器缺血而突然死亡。

2）过敏性休克：羊水中的有形物质进入母体血循环而引起的一系列病理生理变化。羊水中的有形物质包括：胎儿角化上皮细胞、毳毛、胎脂、胎粪和黏蛋白等。羊水中的这些有形物质对母体是一种致敏原，可导致孕妇过敏性休克。

羊水中的抗原成分可引起 I 型变态反应。在此反应中肥大细胞脱颗粒、异常的花生四烯酸代谢产物产生，包括白三烯、前列腺素、血栓素等进入母体血循环，表现出一系列过敏反应，亦可使支气管黏膜分泌亢进，使肺的交换功能降低，反射性地引起肺血管痉挛。

3）弥散性血管内凝血（DIC）：羊水进入母体循环后引

起凝血功能障碍，一般认为羊水中含的促凝物质类似于组织凝血活酶（Ⅲ因子），可激活外源性凝血系统，导致DIC。除此外羊水中还含有第Ⅹ因子激活物质、肺表面活性物质及胎粪中的胰蛋白酶样物质，这些促凝物质促使血小板聚积，使凝血酶原转化为凝血酶，同样通过血液的外源性凝血系统激活了凝血过程而发生急性DIC。同时，羊水中含有纤溶激活酶，可激活纤溶系统，由于大量凝血物质从消耗和纤溶系统的激活，最终产妇血液系统由高凝状态迅速转变为纤溶状态。

4）急性肾衰竭：由于休克和DIC，肾微血管缺血，导致急性肾小管坏死，出现少尿甚至无尿。

（3）临床表现：羊水栓塞发病迅猛，常来不及做许多实验室检查患者已经死亡，因此为了及早诊断，必须熟悉发病诱因和前驱症状。多数病例在发病时常首先出现寒战、烦躁不安、咳嗽、气急、发绀、呕吐等症状。如羊水侵入量极少，则症状较轻，有时可自行恢复。如羊水混浊或入量较多时相继出现典型的临床表现。

1）呼吸循环衰竭和休克：根据病情分为暴发型和缓慢型两种。暴发型为前驱症状之后，很快出现呼吸困难、发绀、心率加快、抽搐、昏迷、血压下降，出现循环衰竭和休克状态，急性肺水肿时有咳嗽、吐粉红色泡沫痰。少数病例仅尖叫一声后，心跳呼吸骤停而死亡。缓慢型的呼吸循环系统症状较轻，甚至无明显症状，待至产后出现流血不止、血液不凝时才被发现。

2）全身出血倾向：部分羊水栓塞患者经抢救渡过了呼吸循环衰竭时期，继而出现DIC。呈现以大量阴道流血为主的全身出血倾向，如黏膜、皮肤、针眼出血及血尿等，且血液不凝。值得注意的是部分羊水栓塞病例，缺少呼吸循环系统的症状，起病即以产后不易控制的阴道流血为主要表现，切不要单纯误认为子宫收缩乏力引起产后出血。

3）急性肾衰竭：由于全身循环衰竭，肾血流量减少，出现肾微血管栓塞，肾缺血引起肾组织损害，表现为尿少、无尿和尿毒症征象。一旦肾实质受损，可致肾衰竭。

4）辅助检查：主要根据典型的临床表现，迅速作出初步诊断并立即组织抢救。在抢救的同时进行必要的辅助检查，但决不能等待检查结果再进行处理以坐失抢救时机。

①胸部 X 线检查：典型者可见双肺弥漫性点片状浸润阴影，沿肺门周围分布伴右心扩大及轻度肺不张。

②肺动脉或下腔静脉中取血而找到羊水成分可确诊。

③心功能检查：心电图、彩色多普勒超声检查可提示右心房、右心室扩大，心排出量减少及心肌劳损等。

④DIC 实验室检查的依据：血小板$<100×10^9$/L 或进行性下降；纤维蛋白原<1.5g/L；凝血酶原时间>15秒或超过对照组 3 秒以上；鱼精蛋白副凝（3P）试验阳性；试管法凝血时间>30分钟（正常 8～12 分钟）；血涂片可见破碎的红细胞。以上检查中有 3 项阳性方能诊断 DIC。无条件测纤维蛋白原可用简易的血凝结时间观察试验，以>16分钟为阳性。其方法为：取静脉血 5ml 置试管中观察，如 6～10 分钟凝结，提示纤维蛋白原值正常；11～15 分钟凝结，纤维蛋白原值>1.5g/L；16～30 分钟凝结，纤维蛋白原值为 1.0～1.5g/L；如>30分钟，纤维蛋白原值<1.0g/L。

⑤尸检：骤死病例唯有经过尸体解剖检查（尸检）方可确诊。肺组织切片检查可在微动脉及毛细血管内发现羊水有

形物质。如不能进行尸检，死后立即抽取右心血液，如能找到羊水有形物质或用苏丹Ⅲ染色见红色脂肪球也可确诊。

（4）预防：如能注意以下数项，则对于预防羊水栓塞有利。

1）人工破膜时不兼行剥膜，以减少子宫颈管的小血管破损。

2）不在宫缩时行人工破膜。

3）掌握剖宫产指征，术中刺破羊膜前保护好子宫切口上的开放性血管。

4）掌握缩宫素应用指征。

5）对死胎、胎盘早剥等情况，应严密观察。

6）避免产伤、子宫破裂、子宫颈裂伤等。

（5）治疗：羊水栓塞抢救成功的关键在于早诊断、早处理。主要原则为：改善低氧血症；抗过敏和抗休克；防治DIC 和肾衰竭；预防感染。

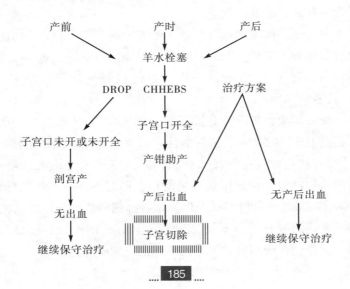

1）改善低氧血症

①保持呼吸道通畅：出现呼吸困难、发绀者，立即面罩给氧，必要时行气管插管正压给氧，如症状严重，应行气管切开，保证氧气的有效供给，是改善肺泡毛细血管缺氧、预防肺水肿的关键。

②解除肺动脉高压：供氧只能解决肺泡氧压，而不能解决肺血流低灌注，必须尽早解除肺动脉高压，才能根本改善缺氧，预防急性右心衰竭、末梢循环衰竭和急性呼吸衰竭。常用药物有：

氨茶碱：具有解除肺血管痉挛，扩张冠状动脉及利尿作用，还有解除支气管平滑肌痉挛作用。剂量为 0.25~0.5g 加入 10%~25%葡萄糖液 20ml，静脉注射。

罂粟碱：对冠状血管和肺、脑血管均有扩张作用，是解除肺动脉高压的理想药物。剂量为 30~90mg 加入 50%葡萄糖液 20~40ml，静脉注射。

阿托品：解除肺血管痉挛，还能抑制支气管的分泌功能，改善微循环。剂量为 0.5~1mg 加入 5%葡萄糖液 10ml 中，静脉注射，每 15~30 分钟一次，至症状好转，但心率>120次/分者应慎用。

酚妥拉明：解除肺血管痉挛，剂量为 5~10mg 加入 10%葡萄糖液 250~500ml，静脉滴注，以 0.3mg/min 滴速为佳。

2）抗过敏：在改善缺氧的同时，应迅速选用大剂量皮质激素抗过敏。常选用氢化可的松，即时 500mg，一般每日 1000~2000mg，静脉滴注。但激素可抑制网状内皮系统功能，使已激活的凝血因子不能及时清除而加重 DIC，故反复应用时应注意，在使用肝素治疗的基础上应用本药为好。

3）抗休克：羊水栓塞引起的休克比较复杂，与过敏、肺源性、心源性及 DIC 等多种因素有关。故处理时必须综合考虑。

①补充血容量：休克时都存在有效血容量不足，应尽早、尽快扩充血容量，但应用不当极易诱发心力衰竭。有条件者最好用肺动脉漂浮导管，测定肺毛细管楔压（PCWP），边监测心脏负荷边补充血容量。如无条件测量 PCWP，可根据中心静脉压指导输液。无论用哪种监护方法，都应在插管的同时抽血 5ml，作血液沉淀试验，涂片染色寻找羊水成分，并作有关 DIC 实验室检查。扩容剂的选择，开始多用右旋糖酐-40 250~500ml，静脉滴注，伴失血者应补充新鲜血及平衡液。

②纠正酸中毒：首次可给 5% 碳酸氢钠 100~200ml，或根据公式计算：碳酸氢钠（g）=（55-测得的 CO_2CP）×0.026×千克体重，先注入计算量的 1/2~2/3。最好做动脉血血气及酸碱测定，按失衡情况给药。

③调整血管紧张度：休克症状急骤而严重或血容量虽已补足但血压仍不稳定者，可选用血管活性药物，常用多巴胺 10~20mg 加入葡萄糖液 250ml 内，静脉滴注，可保证重要脏器血供。

④纠正心力衰竭：可用快速洋地黄制剂，去乙酰毛花苷（西地兰）0.2~0.4mg 稀释于 25% 葡萄糖液 20ml，静脉注射，必要时 4~6 小时重复一次，总量每日<1.2mg。另辅以呋塞米 40~80mg，静脉注射，防治心力衰竭，对提高抢救成功率具有重要意义。

4）防治 DIC：羊水栓塞诊断一旦确立，就应开始抗凝治疗，尽早使用肝素，以抑制血管内凝血，保护肾功能。首次应用肝素量1mg/kg（约50mg），加入生理盐水100ml内，静脉滴注，1小时滴完。可用试管凝血时间测定法做监护，确定是否需要重复给药。维持凝血时间在20分钟左右为好。羊水栓塞可发生在产前、产时或产后。应警惕严重的产后出血发生，最安全的措施是在给肝素的基础上输新鲜血，并补充纤维蛋白原、血小板悬液及鲜冻干血浆等，以补充凝血因子，制止产后出血不凝。

5）预防肾衰竭：羊水栓塞时受累器官除肺与心脏外，其次便是肾。为防止肾衰竭，在抗休克时必须注意肾的血灌注量，血容量未补充前不用或慎用缩血管药物，当血容量补足后，血压回升而每小时尿量仍少于17ml时，应给予利尿药物治疗。无效者常提示急性肾衰竭，应尽早采用血液透析等急救措施。

6）预防感染：在抢救羊水栓塞过程中，应选用对肾毒性小的广谱抗生素预防感染。

7）产科处理：及时的产科处理对于抢救成功与否极为重要。羊水栓塞发生于胎儿娩出前，应积极改善呼吸循环功能、防止DIC、抢救休克等。如子宫颈口未开或未开全者，应行剖宫产术，以解除病因，防止病情恶化；子宫颈口开全，胎先露位于坐骨棘下者，可行产钳助产。术时及产后密切注意子宫出血等情况。如无出血，继续保守治疗；如有难以控制的产后大出血且血液不凝者，应当机立断行子宫切除术，以控制胎盘剥离面血窦出血，并阻断羊水沉渣继续进入血循环，使病情加重。对宫缩剂的使用意见尚不一致，不同意使用者认为加强宫缩，可促使贮留在子宫壁内的羊水进入母血循环，导致病情恶化。众所周知子宫收缩和缩复可起到生物学结扎血管作用，是产后胎盘剥离面止血的重要机制，为防治产后大出血权衡利弊还是以用药为好。但发病时如尚未分娩而正在输注缩宫素，应立即停止输液。

（崔世红　赵　倩）

92　弥散性血管内凝血（简称 DIC）的防治

产科领域的 DIC 是由多种产科致病因素激活凝血系统，导致全身微血栓形成、凝血因子被大量消耗、继发纤溶亢进，引起全身出血的一组综合征，即弥散性血管内凝血。产科 DIC 是许多产科疾病病理生理过程中的一个共同的中间环节，其结果导致广泛出血、溶血，组织细胞缺血、坏死，多脏器功能障碍，是孕产妇死亡的主要原因之一。

（1）病理改变：妊娠期孕妇血液红细胞增加大于血浆增加量，致使血细胞压积、血液黏滞度下降；凝血因子增加，血小板数正常或减少，其黏附性及活性增加；纤溶酶原增多，活性降低，上述变化致孕妇血液处于高凝状态。虽然孕妇血液的高凝状态及纤溶活性降低是为适应分娩止血的一种生理性自我保护机制，但在下述致病因素下，该机制会导致病理性改变。

1）胎盘早剥、死胎及过期流产：胎盘剥离面、损伤的蜕膜组织、死胎及过期流产的变形、坏死，胎盘释放组织因子进入母血循环，激活外源性凝血系统，引起 DIC。

2）羊水栓塞：羊水中含有大量的组织凝血活酶和凝血因子激活物，当子宫血管开放、宫腔压力突然升高时，促凝物质进入母血循环，引起 DIC，加之羊水中的有形成分作为栓子进入微循环，引起栓塞、过敏反应甚至休克；同时激活纤溶系统，使纤维蛋白质降解，FDP 升高，导致出血和出血不凝。羊水栓塞引起的 DIC 发病急剧且凶险，为孕产妇直接死因的第二位。

3）重度子痫前期：患者血液处于高凝状态，全身小动脉痉挛导致组织缺血、胎盘绒毛退变、出血、梗死、胎盘早剥均易导致 DIC。

4）重症产褥感染或感染性流产：产褥感染或感染性流产后坏死组织产生组织凝血活酶样物质进入血循环；细菌毒素可使血小板释放促凝物质；细菌及其毒素可直接通过损害血管内皮细胞而激活内源凝血系统；内毒素损害单核-吞噬细胞系统，使之吞噬和清除被激活的凝血因子、促凝物质和纤维蛋白颗粒等而发生功能障碍。

（2）产科 DIC 的临床表现

1）出血：出血是最常见的临床表现，以持续性子宫出血最为常见，特点为出血量多和无血凝块，严重时呈倾倒性大出血，常被误认为子宫收缩不良引起的产后出血。严重者可伴皮肤淤斑和黏膜出血，注射针眼和手术创面渗血难止或有咯血、尿血或便血。应注意，DIC 早期可无出血，相反由于此时血液凝固性增高，静脉采血时可发现针筒内血液凝固。

2）循环衰竭或休克：急性 DIC 时，常有血流动力学改变，轻者出现一过性血压波动或下降，重者可导致不能用原发病解释的循环衰竭或休克，且休克的程度与出血量可不成比例，抗休克治疗往往无效。

3）微血栓栓塞症状：通常引起多脏器衰竭，常累及胃肠、肺、脑、心、肾上腺等，分别表现为血尿、少尿、无尿、心律不齐或心源性休克、呼吸困难、发绀、肺水肿和肺出血以及谵妄、嗜睡、抽搐、昏迷等；皮肤、黏膜栓塞表现为干性坏疽。

4）微血管病性溶血性贫血：患者可有发热、腰背酸痛、酱油色血红蛋白尿或黄疸。

5）实验室检查：多采用 Colman 提出的三项筛选实验及三项确诊试验作为 DIC 的实验诊断依据。

①三项筛查实验：血小板计数：$<100×10^9/$ L；凝血酶原时间：≥15 秒；纤维蛋白原：减少或动态下降（2~4g/L）。

②三项为确诊试验：鱼精蛋白副凝试验（3P 试验）：阳性。血中发现 2% 的破碎红细胞；优球蛋白溶解试验：≤120 分钟。

如三项确诊试验中两项异常或一项异常再加上筛查实验两项异常可诊断 DIC。

（3）预防：产科急性 DIC 是产科严重的并发症发病急、变化快，如不仔细观察及时抢救患者即可在短时间内死亡。因此必须做好围生期的保健及正确处理产程，及时纠正诱发 DIC 的因素，预防 DIC 的发生显得至关重要。具体措施如下：

1）建立高危门诊，对高危妊娠者在产前作系统检查监护，及时进行治疗或终止妊娠，并采取正确的终止妊娠方式，减少诱发因素。

①胎盘早剥：一旦确诊为胎盘早剥，及时终止妊娠是改善和抢救胎盘早剥所致 DIC 的重要环节。

②妊娠期高血压疾病：早期发现妊娠期高血压疾病，积极正确给予治疗，防止发展为重症。重度子痫前期本身就伴

有慢性 DIC。目前认为先兆子痫中有血管内凝血增加和纤维蛋白减少的征象，即有 DIC 的病理过程。对妊娠期高血压疾病并发 DIC 的治疗必须按原则积极治疗妊娠期高血压疾病并及时终止妊娠。

③过期流产及死胎滞留宫内：死胎宫内滞留 4 周以上者约有 25%~30%可发生 DIC，所以应尽早排出死胎。

④早期妊娠或中期引产：流产时，应吸（刮）净宫腔内组织，避免组织残留宫内，成为 DIC 诱因。对中期妊娠行羊膜腔穿刺引产时，穿刺易用细针；对羊水较多，宫腔内压力较大者，可先抽出一定量羊水后，再注入药液，以减轻宫腔内压力，避免羊水经穿刺处外渗，避免羊水栓塞，预防诱发 DIC。

⑤孕产妇并全身严重感染：各种病原体均可能引起孕产妇全身严重感染，并诱发 DIC。强调严格的消毒隔离制度和无菌技术操作，以防止产时与产后，或流产后感染。已感染者或有可能感染者，都应用足量、有效的广谱抗生素。已发生 DIC，尽快清除感染病灶，积极控制感染。

2）重视羊水栓塞的预防

①人工破膜易在宫缩间歇期，避免在较强宫缩时行人工破膜或自然破膜。羊水过多时，必须高位破膜，破膜口不宜过大，以免羊水流出压力过大、流量过大、过速。

②用缩宫素引产或加强宫缩时，必须有专业人员守候观察，严密观察宫缩频率，强度、随时调整缩宫素的剂量与滴速，避免宫缩过强，对急产及宫缩过强、过密者，及时给予宫缩抑制剂。

③剖宫产子宫切开后及时吸尽羊水再娩出胎头，且防止

切伤胎盘，更不可先剥离胎盘，以免破膜取胎儿时大量羊水由切口或胎盘附着处的血管进入母体血液循环。

④各种不适当的催产、引产是诱发羊水栓塞、子宫破裂及软产道损伤等重要原因。因此，在胎儿娩出过程中避免强力按压腹部及子宫，尽可能减少对正常产妇生产过程不必要的干预，以期达到减少或避免合并症出现的目的。

3）妊娠中、后期处理产科并发症及可能诱发 DIC 的疾病应避免使用下列药物：①肾上腺素等缩血管药。②高渗葡萄糖，高分子右旋糖酐等促血小板聚集药。③不要过多使用糖皮质激素、纤维蛋白溶解酶抑制剂、促血凝因子等，可致红细胞增加，血黏滞度增加，使血高凝状态加剧的药物。

4）宫缩乏力性产后出血致 DIC 也是一个重要的致病因素。多发生于高龄初产、经产妇、滞产。如子宫出血不能控制，有时须创造条件，控制子宫出血。

5）加强产科医师、助产人员的培训，提高识别各种导致 DIC 发生的原因，以便根据不同的病因加以处理，是避免或减少产科合并症的重要环节。

（4）产科 DIC 的治疗

1）去除病因：应果断采取产科措施，如剖宫产、催产、引产甚至子宫切除等，迅速终止妊娠及消除宫内容物，去除诱发 DIC 的局部病灶，阻断促凝血物质入血。

2）纠正休克：①充分供氧。②补充血容量：若失血性休克应快速输血，测中心静脉压，根据中心静脉压计算输血及输液量。③疏通微循环：保证毛细血管灌注，可用低分子右旋糖酐 500ml 加双嘧达莫 20mg 静滴。低分子右旋糖酐能干扰血型的鉴定，故使用前应先确定血型及配血。④血管活性药物调解血管紧张度，多巴胺 20～40mg 加 5% 葡萄糖液 250ml 静滴。⑤纠正酸中毒，应用碳酸氢钠静脉滴注。

3）抗凝药物的使用：在补充血容量疏通微循环的同时使用抗凝药物，常用肝素治疗 DIC。①适应证：DIC 高凝阶段及不能直接去除原因的 DIC 均为使用肝素的适应证。但 DIC 已为继发性纤溶阶段时，不宜采用肝素。②剂量及用法：首次剂量 25～50mg（每毫克肝素相当于 125 单位）加生理盐水 100ml，1 小时内静脉滴完，以后 50mg 加入 5% 葡萄糖 500ml 中静脉点滴，每日肝素量 100～150mg，滴注过程中药量及滴速根据病情及化验结果而定。原则上应使凝血时间延长一倍为宜。试管法凝血时间维持于 10～20 分钟，如超过 30 分钟，则停用肝素。

4）补充凝血因子

①血液及血制品的应用：应用肝素时，补充新鲜血、血浆及纤维蛋白原，纤维蛋白原 3g 溶于注射用水 100ml 内，以每秒 1 滴的速度静滴。

②其他药物：维生素 K_1 10mg 肌内注射或静注，每日 2 次；6-氨基己酸、氨甲环酸、氯甲苯酸的应用有不同意见，只有纤溶亢进时，方可使用此类药物，否则可加重纤维蛋白沉积。

（崔世红　韩　宁）

93　产科输血的指征

输血是妊娠、分娩和产褥期某些严重并发症常用的治疗方法。随着现代输血技术的深入研究和发展，成分输血的合理应用已成为改善高危孕产妇预后，降低围产儿死亡率的重要手段之一。产科输血的指征如下：

（1）妊娠合并贫血的成分输血：妊娠合并贫血以缺铁性贫血最常见，其次为妊娠合并巨幼细胞贫血。由于妊娠期需铁量增加，近年多主张补铁，至少在孕期发现缺铁或缺铁性贫血（血红蛋白≤100g/L）时应补充铁剂；巨幼细胞贫血，应补充叶酸或维生素 B_{12}。对于严重贫血或未及时治疗者应及时输血，以防止贫血性心脏病、心力衰竭的发生。一般认为孕妇血红蛋白<60g/L时即应少量多次输注添加剂红细胞和浓缩红细胞以纠正贫血。因妊娠期贫血属高血容量性贫血，血液相对稀释，输注红细胞制品可以提高血液的携氧能力，避免输注全血造成的循环超负荷而发生的充血性心力衰竭。即使如此，严重贫血的孕产妇输注红细胞时，速度亦应控制，一般以 1ml/（kg·h）为宜。洗涤红细胞适用于因妊娠或输血致敏产生血浆蛋白抗体的患者。

（2）产后出血的成分输血：产后出血是产科常见而严重的并发症，其死亡率仍居孕产妇死亡的首位。其致死原因是产后出血未得到及时、有效止血和血容量未及时得到补充，因此适时的输血治疗至关重要。

1）准确估计失血量，及早认识早期休克：产后出血的形式多为大量急骤出血，亦有少量持续出血，在立即查明出血原因积极止血的同时，应正确估计失血量，以容积法加面积法或称重法较准确。此外及早认识早期休克，把握输血时机。由于妊娠晚期血容量增加 30%～50%，对失血的耐受力较大，故血容量减少 20%，临床症状可能较轻，一旦血压下降，出血量常常超过 1000ml，但部分患者失血前即已合并中、重度贫血，即使出血量低于 500～700ml 时也可使患者失代偿，出现烦躁不安、恶心、脉搏加快、出冷汗、血压不稳定，此为轻度休克；当失血量超过 1500ml 时出现面色苍白、血压下降，反应迟钝，此时已进入中度休克；当失血量在 2000ml 以上，收缩压降低至 40～60mmHg，脉细或摸不清，为重度休克；失血量超过 2200ml 进入晚期休克阶段，患者昏迷、呼吸困难、尿少尿闭、全身出血倾向—DIC。而且机体在中度以上休克时由于微循环障碍，代谢紊乱和细胞损害，子宫收缩剂对子宫肌细胞无作用，致使子宫继续出血，加重休克。因此，要避免产后出血造成的产妇死亡，首要关键是准确估计失血量及早发现早期休克，此阶段积极输血治疗，效果事半功倍。

2）纠正血容量：①出血量低于血容量的 10%（400～500ml）不必输血，可补充晶体液或胶体液，补液量应达到失血量的 3～4 倍。如出血前患者有贫血，可适当加输添加剂红细胞或浓缩红细胞。②出血量达血容量 20%（800～1000ml），应快速输注平衡盐溶液和林格乳酸盐溶液 1500～2000ml，并配血做输血准备，血压仍不稳定，出现休克征象，应输全血＋晶体液或添加剂红细胞＋新鲜冷冻血浆＋晶体液。③出血量超过血容量 50%（2000ml 以上），需大量输血时，应按 1：3 的比例输部分新鲜全血，因大量输库存血有引起出血倾向、酸中毒、高钾血症或体温过低等弊病，或按添加剂红细胞 4U＋冷冻新鲜血浆 4U＋冷沉淀 6U 比例输血，这样既非常接近新鲜全血的效果，又能方便、快速地得到血源，补充血容量，抗休克，纠正酸中毒。

3）产科 DIC 的成分输血：妊娠期血液处于高凝状态，表现为纤维蛋白原、凝血因子V 、Ⅶ 、Ⅷ 、Ⅹ 、Ⅸ等均显著增加，血小板计数下降，纤溶系统中，纤溶酶原增多，但活性减低。此外，由于盆腔血流淤滞，引起血管内皮损伤，促使血小板聚集；血流淤滞又使活化了的凝血因子不能很快被稀释清除，均加重了凝血。基于上述生理特点，产妇一旦出现羊水栓塞、妊娠期高血压疾病、胎盘早剥、死胎或过期流产、产科重症感染便易发展为 DIC。此外，产后失血量过多，凝血物质被大量消耗，也易发展为 DIC。

产科 DIC 的治疗原则，首先应积极去除病因，在高凝血期，适时地应用肝素抗凝治疗，在消耗性低凝血期，在抗凝的基础上应补充血液成分。由于在 DIC 消耗性低凝血期，体内微循环中发生弥散性血管内凝血，消耗了大量凝血因子和血小板，因而出现凝血功能障碍。临床表现为广泛而严重的出血。凝血象检查表现为出血、凝血时间延长、凝血酶原时间延长、血小板减少、纤维蛋白原减少、3P 试验多为阳性。此期成分输血，即输入高浓度与高纯度的血液成分制品，补充 DIC 中损耗的血液成分。当血小板计数 $<50\times10^9$/L，或出现手术渗血不止，应输入浓缩血小板，当 DIC 病因去除后，给予常规剂量即有良好的止血效果。产科 DIC 出血量大且迅速，应输注添加剂红细胞+新鲜冷冻血浆或部分新鲜全血，避免输入过多库存血造成人为凝血障碍。此外，冷沉淀能及时补充纤维蛋白原和凝血因子，有效阻止 DIC 的继续发展，重建凝血机制。冷沉淀中还含有丰富的纤维结合蛋白，有助于防止内脏出血和改善微血管功能，亦有助于 DIC 的抢救成功。

（崔世红 韩 宁）

第五章

产褥期保健

从胎盘娩出至产妇全身各器官除乳腺外恢复或接近正常未孕状态所需的一段时间，称产褥期，一般规定为6周。

第一节 产褥期母体生理、心理变化

94 生理变化

（1）生殖系统的变化

1）子宫：产褥期变化最大的是子宫。胎盘娩出后的子宫逐渐恢复至未孕状态的过程称子宫复旧，主要变化为宫体肌纤维缩复和子宫内膜再生。

①宫体肌纤维缩复：子宫复旧不是肌细胞数目减少，而是肌细胞缩小，表现为肌细胞胞质蛋白质被分解排出，胞质减少。裂解的蛋白及代谢产物通过肾排出体外。随着肌纤维不断缩复，子宫体积及重量均发生变化。于产后1周子宫缩小至约妊娠12周大小，在耻骨联合上方可扪及。产后10日子宫降至骨盆腔内，腹部检查扪不到宫底，直至产后6周，子宫恢复到正常非孕期大小。

②子宫内膜再生：胎盘、胎膜从蜕膜海绵层分离娩出后，

遗留的蜕膜因白细胞浸润而分为两层，表层发生变性、坏死、脱落，随恶露自阴道排出；深层即近肌层的子宫内膜基底层逐渐再生新的功能层，整个子宫的新生内膜缓慢修复，约于产后第3周，除胎盘附着部位外，宫腔表面均由新生内膜修复。胎盘附着部位全部修复需至产后6周。

③子宫血管变化：胎盘娩出后，胎盘附着面立即缩小至手掌大，面积仅为原来的一半，导致开放的螺旋动脉和静脉窦压缩变窄，数小时后血管内即可有血栓形成，从而出血逐渐减少直至停止。若胎盘附着面被新生内膜修复期间，因复旧不良出现血栓脱落，可引起晚期产后出血。非胎盘部位妊娠期增加的大血管发生玻璃样变，逐渐吸收。

④宫颈及子宫下段变化：胎盘娩出后的宫颈松软、紫红色、壁薄皱起。于产后2~3日，宫口仍可容2指。1周后宫颈内口关闭，宫颈管形成，很难通过1指。产后4周宫颈完全恢复至正常形态。因宫颈外口分娩时发生轻度裂伤，使初产妇的宫颈外口由产前圆形变为产后"一"字形横裂。产后子宫下段收缩，逐渐恢复为非孕时的子宫峡部。

2）阴道：分娩后阴道壁松弛及肌张力低，阴道腔扩大，阴道黏膜及周围组织水肿，阴道黏膜皱襞因过度伸展而减少甚至消失。产褥期阴道壁肌张力逐渐恢复，阴道腔逐渐缩小，约产后3周重新出现黏膜皱襞，但阴道于产褥期结束时尚不能完全恢复至未孕时的紧张度。

①外阴：分娩后的外阴轻度水肿，于产后2~3日内逐渐消退。因会阴部的血液循环丰富，会阴部若有轻度撕裂或会阴切口缝合后，均能在3~5日内愈合。处女膜在分娩时撕裂形成残缺痕迹称处女膜痕。

②盆底组织：盆底肌及其筋膜，因分娩过度伸展使弹性减弱，且常伴有肌纤维部分撕裂。产后 1 周内，盆底组织水肿消失，组织张力开始逐渐恢复，若能于产褥期坚持做健身操，盆底肌有可能恢复至接近未孕状态，否则极少能恢复原状。若盆底肌及其筋膜发生严重撕裂造成骨盆底松弛，加之产褥期过早参加重体力劳动，可导致阴道壁膨出，甚至子宫脱垂。

3）乳房的变化：乳房的主要变化是泌乳，包括乳汁的产生及射乳。乳腺泌乳的神经体液调节复杂。妊娠期体内雌、孕激素及胎盘生乳素升高，有利于乳腺发育及初乳形成。雌激素有增加垂体催乳激素对乳腺的发育作用，但又有对抗垂体催乳激素的作用，抑制乳汁分泌。随着胎盘剥离排出，产妇血中雌激素、孕激素、胎盘生乳素水平急剧下降，产后呈低雌激素、高催乳激素水平，乳汁开始产生。

（2）循环系统及血液的变化：胎盘娩出后，子宫胎盘血循环不复存在，且子宫缩复，大量血液从子宫涌入体循环，加之妊娠期过多组织间液回吸收，产后 72 小时内，血容量增加 15%～25%，血容量于产后 2～3 周恢复至未孕状态。产褥早期血液仍处于高凝状态，有利于胎盘剥离面形成血栓，减少产后出血量。纤维蛋白原、凝血酶、凝血酶原于产后 2～4 周内降至正常。红细胞计数及血红蛋白值逐渐增多。白细胞总数于产褥早期仍较高，中性粒细胞增多，淋巴细胞稍减少，血小板数增多。红细胞沉降率于产后 3～4 周降至正常。

（3）消化系统的变化：妊娠期胃肠肌张力及蠕动力减弱，约需 2 周恢复。胃液中盐酸分泌减少，需 1～2 周恢复。产后 1～2 日内常感口渴，喜进流食或半流食，但食欲不佳，以后逐渐好转。产褥期间卧床时间长，缺少运动，腹肌及盆底肌松弛，加之肠蠕动减弱，容易便秘。

（4）泌尿系统的变化：妊娠期体内潴留的多量水分主要经肾排出，故产后最初1周尿量增多。子宫复旧的代谢产物经尿排出，故尿中氨基酸、肌酐、肌酸增加，约产后1周恢复。在分娩过程中，膀胱受压致黏膜水肿、充血、肌张力降低、对膀胱内压的敏感性下降，以及会阴伤口疼痛、不习惯卧床排尿等原因，容易出现残余尿量增加及尿潴留。

（5）内分泌系统的变化：分娩后，雌激素及孕激素水平急剧下降，至产后1周时已降至未孕时水平。胎盘生乳素因半衰期短，产后6小时已不能测出。垂体催乳激素因是否哺乳而异，哺乳产妇于产后下降，但仍高于非孕水平，吸吮乳汁时催乳激素明显增高；不哺乳产妇则于产后2周降至非孕水平。

月经复潮及排卵时间受哺乳影响。不哺乳产妇通常在产后6~10周月经复潮，平均在产后10周左右恢复排卵。哺乳产妇的月经复潮延迟，有的在哺乳期月经一直不来潮，在产后4~6个月恢复排卵。产后较晚恢复月经者，首次月经来潮前多有排卵，故哺乳产妇未见月经来潮却有受孕的可能。

（6）腹壁的变化：妊娠期出现的下腹正中线色素沉着，在产褥期逐渐消退。初产妇腹壁紫红色妊娠纹变成银白色妊娠纹。腹壁皮肤受妊娠子宫增大的影响，部分弹力纤维断裂，腹直肌呈不同程度分离，于产后腹壁明显松弛，腹壁紧张度需在产后6~8周恢复。

95　心理变化

　　产妇在产褥期的心理状态对其在产褥期的恢复和哺乳都有重要影响，在我国已经成为一个令人关注的课题。一般来说，产褥期产妇的心理是处于脆弱和不稳定的状态。产妇在产褥期的心理变化，与其在妊娠期的心理状态、对分娩经过的承受能力、环境以及社会因素有关。此外，产妇的性格倾向、生活经历、夫妻间以及和家庭成员间的关系，也有重要影响。因此，产妇在产褥期的心理变化，不单是产妇个人的问题，而是以家庭为单位的整体问题。

　　在产褥期，特别是产后 3 个月内，即使是正常的孕妇，在感情方面仍然是不稳定的。一般来说，孕妇在妊娠中期是心理最稳定的时期，但行为上是消极被动的，而且依赖性增加。在妊娠晚期，因意识到分娩需有自己完成，故依赖性减少并充满对婴儿的期待。临产后以及在分娩过程中，由于产痛等的刺激，可再度出现强烈的依赖性，即所谓的暂时性心理退化现象。这种情况随分娩结束而好转，多数产妇感到心情舒畅。然而，内向型性格、保守和固执的产妇，其依赖性、被动性、抑郁和缺乏信心较为明显。其中部分产妇在产后可进一步发展成为产后郁闷、焦虑等，即所谓的产后抑郁综合征。

　　产后抑郁综合征主要表现为以哭泣、抑郁、郁闷等为主征的情绪障碍，是多数产妇在产后一周内可以体验到的心理现象。人格障碍、强迫性格和焦虑的妇女容易发生产后抑郁，而生活压力大、家庭关系复杂、恶劣的夫妻关系对分娩的态度不良，产时并发症和手术产等均有增加产后抑郁的危险。

目前认为产后抑郁状态可能主要是社会心理性的，其中家庭关系，特别是夫妻间的关系，和个人的性格品质是至关重要的因素。如果社会心理因素是主要的预示性指标，由于缺少实际可行的方法，产后抑郁症很难预测。许多即使在妊娠期已出现抑郁的倾向，并在产后发展成抑郁症者，在产后数日内仍可能和正常产妇一样喜悦与健康。所以，关键的问题是社会心理上的护理，特别是丈夫和家庭支持和关怀是最重要的。

第二节　产褥期保健内容

96　产褥康复的观察

（1）体温、脉搏、呼吸、血压：产后的体温多数在正常范围内。若产程延长致过度疲劳时，体温可在产后最初24小时内略升高，一般不超过38℃。乳汁开始产生的最初24小时乳房血管、淋巴管极度充盈，乳房胀大，可有37.8~39℃的发热，称为泌乳热，一般持续4~16小时，体温即下降，不属病态。产后的脉搏在正常范围内，脉搏略缓慢，每分钟60~70次，与子宫胎盘循环停止及卧床休息有关，约于产后1周恢复正常，不属病态。产后腹压降低，膈肌下降，由妊娠期的胸式呼吸变为胸腹式呼吸，是呼吸深慢，每分钟14~16次。血压于产褥期平稳，变化不大。妊娠期高血压疾病产妇的血压于产后明显降低。

（2）子宫复旧：胎盘娩出后，子宫圆而硬，宫底在脐下一指。产后第1日因宫颈外口升至坐骨棘水平，致使宫底稍上升至平脐，以后每日下降 1~2cm，至产后 10 日子宫降入骨盆腔内，此时腹部检查于耻骨联合上方扪不到宫底。

（3）产后宫缩痛：在产褥早期因宫缩引起下腹部阵发性剧烈疼痛称产后宫缩痛。于产后 1~2 日出现，持续 2~3 日自然消失。多见于经产妇。哺乳时反射性缩宫素分泌增多使疼痛加重。

（4）恶露：产后随子宫蜕膜的脱落，含有血液、坏死蜕膜等组织经阴道排出，称恶露。因其颜色、内容物及时间不同，恶露分为：

1）血性恶露：因含有大量血液得名，色鲜红，量多，有时有小血块，镜下见多量红细胞、坏死蜕膜及少量胎膜。血性恶露持续 3~4 日，子宫出血量逐渐减少，浆液增加，转变为浆液恶露。

2）浆液恶露：因含多量浆液得名，色淡红，镜下见较多的坏死蜕膜组织、宫腔渗出液、宫腔黏液，少量红细胞、白细胞，且有细菌。浆液恶露持续 10 日左右，浆液逐渐减少，白细胞增多，变为白色恶露。

3）白色恶露：因含大量白细胞，色泽较白得名，质黏稠。镜下见大量白细胞、坏死蜕膜组织、表皮细胞及细菌等。白色恶露约持续 3 周干净。

正常恶露有血腥味，但无臭味，持续 4~6 周，个体差异较大。恶露的不同表现是子宫出血量逐渐减少的结果。若子宫复旧不全或宫腔内残留胎盘，多量胎膜或合并感染时，恶露增多，血性恶露持续时间延长并有臭味。

（5）褥汗：产褥早期，皮肤排泄功能旺盛，排出大量汗液，以夜间睡眠和初醒时更明显，不属病态，于产后 1 周内自行好转。

97　产褥心理支持

（1）产褥期是妇女心理保健的重点时期：女性一生各个阶段内分泌都有着重要的变化，尤其是性激素。从青春期性腺发育性激素增多，经过成熟期到性腺衰退性激素减少，有着多次较大的波动。生理的变化必然带来心理的变化，因而就有许多次发生心理障碍的危险期。例如，月经前期、孕产期、围绝经期等，因此这些时期做好心理保健预防身心疾病是非常重要的。

（2）产褥期心理保健重点及方法

1）健康教育：孕产期的教育非常重要，一般保健部门都设有孕妇学校，定期向产妇进行宣传教育，增进孕期保健知识。

健康教育应当告诉孕产妇在孕产期可能遇到什么样的心理障碍，像孕产期保健要告诉产妇量血压的重要性一样，使她们及其家属提高认识能早期识别异常；并能提高自我保健的能力，正确对待和处理所发现的问题，必要时及早向医生反应求得帮助并于治疗中能与医生良好配合。

由于孕产妇及其家属认识水平的提高，从而改变了人的行为，使从不利健康向有利健康发展。例如，许多家属当了解了心理障碍发生的原因及干预办法时，则采取了措施。有的减少了孕产妇家务劳动负担能减少生活压力；有的原来对胎儿性别比较关心，以后则反复向孕妇讲不要介意胎儿性别；有的家庭安慰鼓励孕产妇为了本人及下一代的健康不要在乎一些经济上的消费，这样使得家庭更加和睦，孕产妇得到身心的关怀。

2）关心、鼓励的保健作用：对临产前孕妇进行临产前的教育。例如教给她们如何呼吸减轻阵痛，如何按摩及用力，产时如何与接产者配合，同时进行一些安慰鼓励，引起产妇对未来宝宝的期望，事实证明分娩顺利者明显增加。

在医学上，新的医学模式即注意到了这些方面的影响。采取干预措施发挥积极情绪的潜在作用，有利疾病的治疗及康复。相反，如果遇到医务人员很冷漠无情，缺少责任心和同情心，其潜在作用对服务对象必将产生许多不利影响。

不论从理论上还是实践上都证明了关心、鼓励、安慰等措施对人体健康的积极作用，因此可见其在心理保健中的重要性。

3）对有危险因素者进行干预：由于对产生各种心理障碍的危险因素有所了解。因而如同对待生理问题一样可以在孕产期筛查具有各种发生心理障碍危险因素者给予特殊的干预。

于孕前有情绪异常史、手术产前、产后受到关怀帮助少、居住条件不好、对孕产期保健服务不满或患某些妊娠并发症等为产后抑郁常见的危险因素；若再加上发生心理障碍的非孕产期危险因素如幼年丧母、父母早期离异、家中有精神病史等则可以成为产后抑郁或其他心理障碍的高危者。

有针对性的保健知识教育是常用的干预措施，其他如孕前对丈夫和家人的教育，使他们能对孕产妇给予足够的关心和帮助，减轻她们各种压力就可以减少发病的机会。

4）心理治疗：如果遇到比较明显的心理障碍患者应请心理学家协助治疗，但是一般比较简单不太严重的心理失衡，可以由保健部门经过一些培训后自己解决。

心理治疗的目的就是为了减轻患者的应激压力，并且各种心理治疗都有其共同的特点。

妇产科医生也应当学会进行一些心理治疗。在疾病诊断中，应当同时判断心理因素与社会因素在疾病中的作用，然后制定包括各方面的治疗方案。

协助治疗目的在于动员起患者自身良好的心理和社会功能活动能力，去应付自身生活和问题，以防止消沉和进一步的衰退，在可能情况下，应将这种"协助"逐渐转给患者的家属或朋友，以后达到患者自身可以应付的地步为止。

当妇产科医生或保健工作者感到治疗有困难时应请心理学家协助。必要时也可以加用一些药物治疗。如对抑郁症采用抗抑郁的药物多塞平、氟西汀等，也可取得较好效果，但综合治疗常是最理想的。

每一个产妇都有生理变化但并不是都有心理障碍，因此一些社会因素刺激常是主要的诱因，应尽量减少这些刺激，如过度劳累者减轻其负担常可防治疾病。有些人员有同样社会性刺激也不发病，这表明还有个体差异或环境的不同。

普遍又有针对性地开展心理保健，预防身心障碍，保护孕产妇母子健康是非常必要及可行的；这也是提高围生育期保健工作水平及效果的重要一环。

98　产后活动及体操

（1）运动：产妇在产褥期适当的运动有利于产后的恢复。经阴道自然分娩的产妇在产后 6～12 小时即可起床做轻微活动，产后第 2 日可在室内随意走动。行会阴切开或剖宫产的产妇尽早离床活动，有助于产妇体力恢复，促进排尿、排便，避免或减少静脉血栓形成，以及盆底和腹部肌肉张力的恢复。但产后不应过早的做重体力劳动，以免造成日后的阴道膨出和子宫脱垂。

（2）产后体操：产褥期体操可补充产妇在产褥早期活动的不足，还能促进腹壁和盆底肌肉张力的加强，尤其对腹壁过度膨胀的产妇，如羊水过多、双胎、巨大儿等更为重要。通过盆底肌肉的锻炼，对防止产后尿失禁，膀胱、直肠膨出和子宫脱垂也有重要的意义。产后体操的运动量应由小到大，逐渐增加，循序渐进。运动次数和每次持续时间，应根据产妇的具体情况决定，量力而行。正常分娩的产妇从产后第2天开始即可进行。产后体操的动作主要是针对盆底肛提肌、腹肌、臀肌和腰肌的锻炼。

1）盆底肛提肌的锻炼：开始时先教会产妇做肛门收缩和憋尿的动作。产妇取仰卧位，髋和腿稍屈曲，双膝分开，然后用力合起，助手将两手放在产妇双膝的内侧，并嘱产妇有节律的用力收缩和放松肛门。能坐起时，产妇可坐在椅子上，双腿交叉，反复进行无支撑的起立、坐下。

2）腹肌的锻炼：①产妇仰卧，两臂放在头上做深吸气，使腹壁下陷，将内脏引向上方；②伸腿运动：两腿平伸、高举，离开床面，两腿可以同时进行，也可以交替进行；③产后两周以后，可做仰卧起坐运动。开始时每日2~3次，每次做3~5次，以后逐渐增加。

3）臀肌的锻炼：产妇仰卧，髋及腿均屈曲，脚底放在床上，尽力抬高臀部和背部使之离开床面。

4）腰肌的锻炼：①腰肌回转运动：产妇以一手和膝支

撑，另一手和头尽可能地做大回转。②骨盆扭转运动：产妇坐在床上，髋及腿均屈曲，两臂平伸，头和躯干向两侧做有力的大回转。

5）膝胸运动：分娩两周以后可以做膝胸卧位，每日2~3次，每次10分钟，有助于防止产后子宫后倾。

产后体操在我国推行的不够广泛，主要是观念上的差异。与国外比较，我国习惯于被动的休息，对主动的锻炼认识不足。因此，首先要大力宣传，并在有条件的地方，积极推行产后体操，以提高产妇在产褥期恢复的质量。

99　母乳喂养指导

母亲泌乳和婴儿吸吮构成了母乳喂养不可分割的全过程。乳汁的分泌是乳房在乳母神经内分泌系统的调节下，特别是催乳素和缩宫素的作用和反射所产生的生理过程，这个过程还和婴儿的吸吮刺激密切相关。两者巧妙配合，对泌乳进行调节。乳汁通过婴儿吸吮进入体内，满足婴儿生长发育的需要，促使婴儿健康成长。

（1）母乳喂养的益处：

1）对婴儿益处主要表现为：①提供营养及促进发育：母乳中所含的营养物质最适合婴儿的消化吸收，生物利用率高，其质与量随婴儿生长和需要发生相应改变。②提高免疫功能，抵御疾病：母乳中含有丰富的免疫蛋白和免疫细胞。前者如分泌型免疫球蛋白，乳铁蛋白，溶菌酶等；后者如巨噬细胞，淋巴细胞等。母乳喂养可明显降低婴儿腹泻、呼吸道和皮肤的感染率。③有利于牙齿的发育和保护：吸吮时的肌肉运动有助于面部正常发育，且可预防因奶瓶喂养引起的龋齿。④促进心理健康发育：母乳喂养时，婴儿与母亲皮肤的频繁接触，母婴间情感联系，对婴儿建立和谐、健康的心理有重要作用。

2）母乳喂养对母亲的益处主要表现为：①有助于防止产后出血：吸吮刺激使催乳素产生的同时促进缩宫素的产生，后者使子宫收缩，减少产后出血。②哺乳期闭经：哺乳者的月经复潮及排卵较不哺乳者延迟，母体内的蛋白质、铁和其他营养物质通过产后闭经得以储存，利于产后恢复。③降低母亲患乳腺癌、卵巢癌的危险性。

（2）母乳喂养的成功率：为了提高母乳喂养的成功率，1989年世界卫生组织和儿童基金会发表了保护、促进支持母乳喂养的联合声明，促使母乳喂养成功的十点措施：

1）有书面的母乳喂养政策，并常规地传达到所有的保健人员。

2）对所有保健人员进行必要的技术培训，使他们能实施这一政策。

3）要把母乳喂养的好处及处理方法告诉所有孕妇。

4）帮助母亲在产后半小时内哺乳。

5）指导母亲如何喂奶，以及在需与其婴儿分开的情况下如何保持泌乳。

6）除母乳外，禁止给新生儿喂任何食物和饮料，除非有医学指征。

7）实行母婴同室—让母亲与婴儿一天24小时在一起。

8）鼓励按需哺乳。

9）不要给母乳喂养的婴儿吸橡皮奶头，或使用奶头作安慰物。

10）促进母乳喂养支持组织的建立，并将出院母亲转给这些组织。

（3）母乳喂养技巧

1）婴儿与母亲乳房的正确含接，是保证母乳喂养顺利进行最重要的技巧，母亲要学会，同时帮助婴儿学会。

①觅食、吸吮和吞咽反射。觅食反射：此反射有助于婴儿寻找乳头。当婴儿饥饿时，用某种东西能触及他嘴边，他便会张开嘴巴，并把头转向触物的一侧。吸吮反射：当某物伸入婴儿口内达一定深度，以至触及其上腭时，便会引起吸吮动作。这个反射在婴儿刚出生时就非常强。吞咽反射：当婴儿口内充满水或乳汁时，他会吞咽下去。

②正确的含接：婴儿必须将自己的口腔与母亲的乳房正确含接，才能通过吸吮，摄取乳汁，单纯吸吮乳头是不行的。正确的含接是指母亲将乳头和乳晕的大部分一同放入婴儿的口中，这样，婴儿在吸吮时与硬腭相对挤压奶头，能充分挤压乳晕下的乳窦，使乳汁排出，又能有效地刺激乳头上的神经末梢，促进泌乳和喷乳反射。

含接不良时，由于婴儿只吸吮奶头，口腔的后半部分形成负压，时间长了可能造成乳头顶部的横裂口；由于乳头在婴儿口中位置不固定，反复摩擦可能造成乳头基部的环形裂口。含接不良造成的无效吸吮，使乳汁不能排空，形成乳房肿胀，影响泌乳量。婴儿因吃不饱，频繁啼哭，体重不增，甚至由于吸吮受挫而拒哺。这些都可能导致母乳喂养的失败。婴儿在用过奶瓶喂养后，形成习惯于吸奶头的"乳头错觉"，也会影响他掌握正确的含接。

2）哺乳体位：喂婴儿的正确姿势也很重要。母亲可以任意选择坐着或躺着的体位进行喂哺，但必须采用使自己感到轻松、舒适，能够放松。抱婴儿时应注意使婴儿面向乳房，鼻子对着乳头；婴儿的腹部要紧贴母亲；要托住婴儿的肩背部，而不只是托着头或后脑勺；头和身体呈直线，颈部不要扭曲。母亲的手应呈"C"字形支托乳房；手指不应呈剪刀状向胸壁方向压迫乳房，也不必在喂奶时用一手指放在婴儿鼻子旁。

3）喂哺的持续时间和频率：持续时间取决于婴儿的需求，让婴儿吸空一侧乳房后再吸吮另一侧。婴儿吸吮不仅仅是为了充饥，同时也为了从中得到享受与安慰。乳房在满足了婴儿充饥需要后仍有少量乳汁流出，但其流速很慢。

喂哺的频率应遵循按需喂哺的原则，出生后 24 小时内每 1~3 小时一次，也可更多些。出生后 2~7 天内是母亲泌乳过程，喂奶次数应频繁些。当婴儿睡眠时间较长或母亲感到奶胀时，则应唤醒婴儿并喂哺，间隔不要超过 3 小时，以后通常每 24 小时 8~12 次。

4）挤奶：挤奶对于母乳喂养的建立和维持都极有益，手法挤奶不需要设备，随时随地可以进行，产后 1~2 天内就应该教会母亲挤奶的技术。

手法挤奶时，将拇指放在乳头、乳晕上方，示指放在乳头、乳晕下方，与拇指相对，其他手指托住乳房。将拇指和示指向胸壁方向轻压，再相对轻挤乳晕下面的乳窦部位。

（4）哺乳期婴儿常见问题的预防和处理

1）吐奶和溢奶：新生儿的胃几乎呈水平位，胃的发育还欠健全，特别是贲门部的括约肌比较松弛，所以当胃部充满乳汁，特别还混有婴儿啼哭或吸吮时吞入的空气时，奶便容易反流出来，出现吐奶和溢奶。预防的方法是在每次喂哺后都应将婴儿竖抱起靠在母亲的肩上，轻拍婴儿背部，使他将胃中的气体吐出来，就可以避免吐奶。

2）体重增长缓慢：母乳喂养的婴儿一般不如人工喂养的婴儿胖，但只要体重增长，每周平均在125g就是正常的，婴儿并不是越胖越好或增重越快越好越健康。如果增重达不到标准，则要寻找原因，如是喂哺次数太少、时间太短，则应增加喂哺次数和延长喂哺时间；另外还需检查婴儿是否患有疾病。

3）婴儿拒绝喂哺：这是个重要的问题，要认真寻找原因：①先从母亲方面看：喂哺的姿势是否正确；是否有足够的信心、耐心和爱心；有没有吃特殊的特别是刺激性的食物；喷射反射是否过强或过弱，有时喷乳反射过强，婴儿来不及吞咽亦会拒哺，有时乳房过胀，使婴儿吸乳含接有困难，都应在喂哺前先挤掉一点奶。②再从婴儿方面找原因：婴儿是否有鼻塞，口腔内有无鹅口疮，这些都会影响吸吮。如婴儿还有呕吐、腹泻、嗜睡、黄疸等情况，则应详细诊治，采取相应措施。

4）母乳性黄疸：新生儿在出生后第2~3天会出现皮肤和巩膜的黄染，一般于7~10天自行消退，称为"生理性黄疸"，母乳喂养的婴儿中有少数在出生后1周末开始出现黄疸，可持续3~10周，黄疸并不严重，除黄疸外，婴儿其他都正常，体重增长亦正常，称为母乳性黄疸。

（5）母婴有病时的母乳喂养问题

1）母亲患病时的母乳喂养：以往，母亲生病就停止母乳喂养，一是怕母亲的病会传给婴儿，二是怕母亲太劳累。

现代新的医学观点认为母亲在有病的情况下几乎都可以继续母乳喂养。当哺乳母亲患病需住院时也允许并鼓励把婴儿带进医院，继续其母乳喂养。乳汁中会含有母亲抵御感染性疾病的抗体，能帮助婴儿增加抵抗力。乳汁中含有的药物浓度，虽有些对婴儿有不良影响，但有一些亦同样有治疗的作用。乳母所患疾病大体上可分为 3 种类型。

①急性感染性疾病：如感冒、产褥感染、乳腺炎。这类疾病都是可以继续喂哺的，因为母婴经常密切接触，导致感染的细菌或病毒，在潜伏期时早已与婴儿接触，继续哺乳可使婴儿在母乳中得到相应的抗体。

②主要脏器疾病：如心、肺、肝、肾等的疾病，主要需考虑疾病的程度和母亲的体力，应听取内科医师的意见。甲型肝炎和乙型肝炎在非活动期是可以母乳喂养的。现在婴儿出生后都常规注射乙肝疫苗，即使是表面抗原（HBsAg）阳性患者的婴儿亦不会增加感染机会，当然最好加注高效免疫球蛋白。如果是 HBeAg 阳性（e 抗原阳性），由于传染性强，不宜喂哺。

③其他一般疾病：基本上都可继续喂哺。如果母亲非常不愿意在患病时继续母乳喂养，则需按时将乳汁挤出，使泌乳仍能继续，病愈后仍可继续喂哺。

2）婴儿有病时的母乳喂养

①早产儿、低体重儿：母乳中的营养成分更适合未成熟儿的消化吸收，且能提高他们的免疫能力。早产儿由于吸吮能力差或需要接受治疗而不能直接喂哺，母亲应按时将乳汁挤出，至少每 3 小时 1 次，然后用滴管或小匙喂，并尽量早日试在乳房上喂哺。

②腹泻、发热和上呼吸道感染：腹泻和肺炎是婴儿的常见病。母乳喂养儿中这些疾病的发病率比人工喂养儿要低得多，即使患病，其程度亦较轻。婴儿患这些病时更加需要继续母乳喂养。病儿有时可能会拒哺，则母亲需要更大的耐心；而且喂得更勤些。发热和腹泻的小儿，需要的水量增加，可用小匙或杯加喂开水或糖盐水。上呼吸道感染时可能因鼻塞不肯哺乳，则要用软棉签轻轻地清除鼻腔内分泌物。

100　营养指导

乳母的营养素推荐摄入量：如前所述乳母要恢复孕期及产时消耗又要分泌乳汁进行哺乳，再加上家务活动及产假后恢复工作的消耗，所需能量与营养素量高于普通妇女。

（1）能量：每 100ml 乳汁含能量 271kJ，如按每日分泌 800ml 计算则含能量 2168kJ。若以母体本身能量转变为乳汁中能量效率为 80% 则需 2710kJ。但母体在孕期平均储备 4kg 脂肪于产后 6 个月内消耗，每月消耗 0.67kg，则每日可供 837kJ，故每日为哺乳要多摄入 1873kJ，但乳母的基础代谢与各种动作的能量消耗比常人大一些，有的乳母孕期未储备 4kg 脂肪，因此我国推荐的每日膳食营养素参考摄入量表提出给乳母加 2090kJ。

（2）蛋白质：乳汁粗蛋白质每 100ml 含量为 1.1~1.2g，而氨基酸总量为 0.9~1.0g。如按每日 800ml 计算则含有蛋白质 8.8~9.6g，体内合成母乳蛋白质效率为 70% 需 12.6~14g 蛋白质。我国推荐的每日膳食营养素参考摄入量建议乳母每日比平时多加 20g 蛋白质是考虑到我国人民膳食蛋白质以植物性蛋白为主，WHO 建议如用含有少量动物性蛋白的混合膳食可比平时加 24g。

（3）脂肪：乳母膳食脂肪与乳脂组成有关。妊娠时孕妇血脂增高，一旦胎盘雌激素不再起作用，母亲血浆甘油三酯在 6~12 周内恢复到孕前水平，胆固醇要 5~6 月可恢复至孕前水平，泌乳对加速血脂复原稍有效果。多数研究表明乳母摄入脂肪多乳脂亦多，但如乳母能量摄入不变，必需脂肪酸摄入量不减，则摄入脂肪总量减少，乳汁脂肪无明显降低。我国推荐乳母脂肪摄入量按脂肪热比占总能量比 25%，如每日摄入能量 2900kcal 则需摄入脂肪 81g，最好有植物脂肪及鱼体脂肪。

婴儿每日约消耗 100mg 胆固醇，奶中含胆固醇（10~20）mg/100ml，但此含量不受母亲膳食影响，为保持母体血脂正常仍以每日胆固醇摄入量不超过 300mg 为宜。

（4）矿物质

1）钙：人乳钙比牛乳钙易于吸收，因人乳在肠道造成的 pH 较低且因人乳中酪蛋白少，钙不易与蛋白结合，人乳中脂肪易于吸收故钙不易与乳脂结合，人乳磷又较低于牛乳，以上三者都有利于钙的吸收。正常母乳每百毫升应含钙 30~32mg，如每日泌乳 800ml 应有 240~250mg 钙。考虑到母体钙转化为乳钙的消耗及植物性食物钙消化吸收率低，可按 50% 计算，则为泌乳应多加 500~600mg 钙。我国推荐乳母钙参考摄入量每日 1200mg，应提倡多用乳类食品，必要时补充钙剂。

2）铁：母乳含铁量很少，约为每百毫升 0.1mg，则每日自乳汁约泌出 0.8mg 铁，按混合膳食铁吸收率 10% 计，乳母应多摄入铁 5mg，我国推荐的乳母铁摄入量为每日 25mg。

3）铜：乳铜含量随泌乳期延长而下降，但蛋白质总量尤其是动物性蛋白质摄入量对维持乳铜含量有益。我国推荐的乳母每日摄入量为 1.4mg。

4）锌：我国膳食锌摄入量不高。血清锌、血清白蛋白含量与胎儿新生儿生长发育有密切关系。乳汁锌含量与乳母膳食中蛋白质、锌、硫胺素、核黄素摄入量之间皆有关，有人提出乳母补锌可见乳锌增高，我国推荐的乳母每日锌摄入量为 25mg。

5）硒：Mannan 测知乳硒与乳母硒营养状况密切相关。我国推荐的乳母硒摄入量为每日 65μg。

6）钠、钾、磷、镁：研究较少，目前认为乳母摄入钠、钾、磷量并不影响母乳中三者的含量。我国推荐的成人钠、钾适宜摄入量为钠 2200mg，钾 2000mg，乳母为钠 2200mg，钾 2500mg，乳母在正常妇女镁适宜摄入量 350mg 之外要加上 100mg 镁，乳母宜注意镁、钾摄入量。

7）碘：除婴儿需要外，乳母基础代谢和能量摄入增高，需相应提高碘摄入量，我国推荐乳母每日膳食中碘的摄入量为 200μg。有人报告乳母服碘盐后乳碘含量可升高。WHO/UNICEF1981 年报告成熟乳中含碘量（4~9）μg/100ml 而牛乳含碘量为 10~70μg/100ml，故乳母用含碘盐对提高婴儿的碘供给有利。

（5）维生素：乳汁中脂溶性维生素 A 也受乳母食入量的影响，因膳食维生素 A 可少量通过乳腺进入乳汁。我国推荐的乳母每日维生素 A 摄入量为 1200μg，维生素 E 为 14mg，维生素 D 为 10μg。乳汁中维生素 E 含量与亚油酸含量呈正相关，乳母如多用植物脂肪乳汁中亚油酸增多，维生素 E 也相应增多。膳食中维生素 D 几乎不通过乳腺，故乳汁中维生素 D 含量很少。鉴于我国母乳中含钙量大多较低，维生素 D 更应充足以促进钙的吸收。我国习俗产后 1 月内饮食极丰富，1 月以后即用平常膳食是急需改良的。乳母应多用粗粮杂粮，减少烹调损失以增加维生素 B_1 摄入量。2000 年修订的乳母膳食推荐摄入量（RNI）维生素 B_1、维生素 B_2，烟酸与维生素 C 分别为 1.8mg、1.7mg、18mg 及 130mg。

第三节　健康危险因素的筛查及处理

101　生理危险因素

　　产褥期母体各系统变化很大，虽属生理范畴，但子宫内有较大创面，乳腺分泌功能旺盛，容易发生感染和其他病理情况，及时发现异常并进行处理非常重要。

　　产后 2 小时内的处理：产后 2 小时内极易发生严重并发症，如产后出血、子痫、产后心力衰竭等，故应在产室严密地观察产妇，若有异常，及时处理。严密观察血压、脉搏、子宫收缩情况及阴道流血量，并注意宫底高度及膀胱充盈否等。最好用弯盘放于产妇臀下收集阴道流血量。若发现子宫收缩乏力，应按摩子宫并肌注子宫收缩剂。若阴道流血量虽不多，但子宫收缩不良、宫底上升者，提示宫腔内有积血，应挤压宫底排出积血，并给予子宫收缩剂。若产妇自觉肛门坠胀，多有阴道后壁血肿，应进行肛查确诊后给予及时处理。在此期间还应协助产妇首次哺乳。若产后 2 小时一切正常，将产妇连同新生儿送回病室，仍需勤巡视。

排尿与排便：妊娠期体内潴留的多量水分主要经肾排出，故产后 5 日内尿量明显增多，应鼓励产妇尽早自解小便。产后 4 小时即应让产妇排尿。若排尿困难，除鼓励产妇坐起排尿，解除怕排尿引起疼痛的顾虑外，可选用以下方法：用热水熏洗外阴，用温开水冲洗尿道外口周围诱导排尿。下腹正中放置热水袋，按摩膀胱，刺激膀胱肌收缩。针刺关元、气海、三阴交、阴陵泉等穴位。肌注甲硫酸新斯的明 1mg 或加兰他敏注射液 2.5mg，兴奋膀胱逼尿肌促其排尿。若使用上述方法均无效时应予导尿，必要时留置导尿管 1~2 日。

产后因卧床休息、食物中缺乏纤维素以及肠蠕动减弱，产褥早期腹肌、盆底肌张力下降，容易发生便秘。应多吃蔬菜并早日下床活动。若发生便秘，应口服缓泻剂、开塞露塞肛或肥皂水灌肠。

观察子宫复旧及恶露：产褥期变化最大的是子宫。胎盘娩出后的子宫逐渐恢复至未孕状态的过程即子宫复旧，主要变化为宫体肌纤维缩复和子宫内膜再生。因此，每日应在同一时间手测宫底高度，以了解子宫逐日复旧过程。测量前应嘱产妇排尿，并先按摩子宫使其收缩后，再测耻骨联合上缘至宫底的距离。

产后随子宫蜕膜的脱落，含有血液、坏死蜕膜等组织经阴道排出，即恶露。每日应观察恶露数量、颜色及气味。若子宫复旧不全，恶露增多、色红且持续时间延长时，应及早给予子宫收缩剂。若合并感染，恶露有腐臭味且有子宫压痛，应给予抗生素控制感染。

会阴处理：阴道及骨盆底的结缔组织和肌纤维组织于妊

娠期增生肥大，血管变粗，血运丰富。于临产后，会阴体虽能承受一定压力，但分娩时若保护会阴不当，也易造成裂伤。分娩后的外阴轻度水肿，因此应用2‰苯扎溴铵液擦洗外阴，每日2~3次，平时应尽量保持会阴部清洁及干燥。产后4周内禁止坐浴。会阴部有水肿者，可用50%硫酸镁液湿热敷，产后24小时后可用红外线照射外阴。会阴部有缝线者，应每日检查伤口周围有无红肿、硬结及分泌物。于产后3~5日内拆线。若伤口感染，应提前拆线引流或行扩创处理，并定时换药。

观察情绪变化：经历妊娠及分娩的激动与紧张，产妇精神极度放松；对哺育婴儿的担心；产褥期的不适等均可造成情绪不稳定，尤其在产后3~10日，可表现为轻度抑郁，应帮助产妇减轻身体不适，并给予精神关怀、鼓励、安慰，使其恢复自信。抑郁严重者，需服抗抑郁症药物治疗。

102　心理危险因素

（1）产褥期心理特征：胎儿娩出后，产妇又进入了一个新的心身转变时期，生理上的恢复和转变加强产妇的心理转变，对各种生物、心理和社会因素的易感性提高，情绪上的波动也较大，易患各种身心障碍。产妇在产后两周内特别敏感，情绪不稳定，具有易受暗示和依赖性强等特点。哺乳期产妇的泌乳、排乳情况受多种激素和神经递质反馈调节，这些激素又受母亲的心理、精神和环境因素影响，心理因素可直接兴奋或抑制大脑皮质来刺激或抑制催乳素及缩宫素的释放，也可通过神经-内分泌来影响调控，这一时期产妇乳汁的产生和排出直接影响产妇自信心和情绪反应，同时心理状态又影响到母乳喂养。

（2）产褥期常见心理问题：焦虑心理：当产妇第一次接触婴儿或哺乳时，由于无照料婴儿的经验，并开始领会今后将承担做母亲责任的重大和难度，产妇便会产生一定程度的担心、焦虑心理。难产或异常新生儿的母亲，其焦虑主要针对婴儿安危，这种焦虑不安对产后恢复可造成负面影响，另外，产妇对本身恢复也有一定的担心和焦虑。哺乳期担心乳汁不足，担心乳汁营养不足及孩子生病是哺乳期焦虑的主要原因。产母郁闷：又称产妇心绪不良，是指从开始分娩至产褥第七天内出现的一过性哭泣或抑郁状态，占产妇的50%~70%，各地发病率不同，发生的时期平均在产后3~5天。其特征是处于愉快心情的产妇，凭一时激动即可流泪不止，情绪波动大时表现出郁闷不安，轻度情绪紊乱，易疲乏，并伴有焦虑、急躁。哭泣和眼泪汪汪是最常见的症状。产妇解释哭泣的原因为丈夫冷落，护士欠关心，本人和婴儿不适，思念家人，不会带婴儿等。抑郁并不常见，而精神不振是较为典型的。少数患者可有自尊心低、自责、罪恶感、悲观等消极体验。

躯体症状可有头痛、失眠、口渴、食欲缺乏、乳房充血，踝部肿胀和衰弱等。

本症的治疗以解释和心理疏导为主，明确告以这一状态是暂时的，是一种反应过程，持续数日便可消除。社会支持是重要的，丈夫和父母应尽可能在侧照料，予以安慰和鼓励。不需给予特殊的治疗，预后良好。

第四节　常见健康问题

103　发热

正常人的体温受体温调节中枢所调控，并通过神经、体液因素使产热和散热过程呈动态平衡，保持体温在相对恒定的范围内。当机体在致热原作用下或各种原因引起体温调节中枢的功能障碍时，体温升高超出正常范围，称为发热。

正常人的体温一般为 36~37℃，正常体温在不同个体之间略有差异，且常受机体内、外因素的影响稍有波动。在 24 小时内下午体温较早晨稍高，剧烈运动、劳动或进餐后体温也可略升高，但一般波动范围不超过 1℃。妇女在月经前及妊娠期体温稍高于正常。另外，在高温环境下体温也可稍升高。

引起发热的病因甚多，临床上可区分为感染性与非感染性两大类，而以前者为多见。常见的产褥期发热有以下几种情况：

（1）泌乳热：产后的体温多数在正常范围内。若产程延长致过度疲劳时，体温可在产后最初 24 小时内略升高，一般不超过 38℃。乳汁开始产生的最初 24 小时（多见于产后 3~4 日）乳房血管、淋巴管极度充盈，乳房胀大，可有 37.8~39℃的发热，称为泌乳热，一般持续 4~16 小时，体温即下降，不属病态。

（2）产褥感染：是指分娩和产褥期生殖道受病原体侵袭而引起局部或全身的感染。产褥病率是指分娩 24 小时以后的

10 日内，每日用口表测 4 次体温，每次间隔 4 小时，其中有 2 次体温达到或超过 38℃。产褥病率多由产褥感染所引起，亦可由泌尿系统感染、呼吸系统感染及乳腺炎等引起。产褥感染是常见的产褥期并发症，其发病率为 6% 左右。至今产褥感染对于产妇仍构成严重威胁。

（3）产后血栓性静脉炎：产后血栓性静脉炎多发生在产褥感染的同时或之后，分为盆腔血栓性静脉炎和下肢血栓性静脉炎。其中盆腔内血栓性静脉炎占全部分娩的 0.042%～0.18%。血栓性静脉炎多为厌氧菌感染所致。与血栓形成有关的因素有静脉内血流缓滞、静脉壁损伤和高凝状态。

血栓性静脉炎的病程常持续较久，最后炎症消退，血栓机化。感染血栓脱落进入血液循环，引起脓毒血症、感染性休克及脓肿形成，其中以肺脓肿、胸膜炎及肺炎最为常见。其次为肾脓肿；也可累及皮肤和关节引起局部脓肿。

（4）产褥中暑：是指产褥期间产妇在高温、高湿和通风不良的环境中体内余热不能及时散发，引起以中枢性体温调节功能障碍为特征的急性疾病，表现为高热、水电解质代谢紊乱、循环衰竭和神经系统功能损害等。本病起病急骤，发展迅速，处理不当可遗留严重后遗症，甚至死亡。

产褥中暑的易感因素有：①外界气温 >35℃、相对湿度 >70% 时，机体靠汗液蒸发散热受到影响；②居住条件差，居室通风不良且无降温设备；③产妇分娩过程中体力消耗大且失血多致产后体质虚弱，产后出汗过多又摄盐不足；④产褥感染患者发热时，更容易中暑。

（5）晚期产后出血：是指分娩 24 小时后，在产褥期内发生的子宫大量出血。多见于产后 1～2 周，亦可迟至产后 2

月左右发病。临床表现为持续或间断阴道流血，有时是突然阴道大量流血，可引起失血性休克。晚期产后出血多伴有寒战、低热。

104　　乳汁淤积

尽管垂体催乳激素是乳汁分泌的基础，但乳汁分泌很大程度依赖哺乳时的吸吮刺激。吸吮动作能反射性地引起神经垂体释放缩宫素，缩宫素使乳腺腺泡周围的肌上皮细胞收缩，使乳汁从腺泡通过导管排至乳窦而喷射出乳汁，表明吸吮是保持乳腺不断泌乳的关键。不断排空乳房，也是维持乳汁分泌的一个重要条件。此外，乳汁分泌还与产妇营养、睡眠、情绪和健康状况密切相关。因此，保证产妇休息、睡眠和饮食并避免精神刺激至关重要。

胎盘一娩出，产妇便进入以自身乳汁哺育婴儿的哺乳期。母乳喂养对母儿均有益处。哺乳有利于生殖器官及有关器官组织得以更快恢复。

乳汁淤积多因乳房过度充盈及乳腺管阻塞所致。哺乳前湿热敷3~5分钟，并按摩、拍打抖动乳房，频繁哺乳、每次哺乳后应将两侧乳房吸空。可口服散结通乳中药。

105　　乳头皲裂

婴儿错误的吸吮会损伤乳头皮肤，发生皲裂，损伤的皮肤容易引入细菌，发生感染。婴儿与母亲乳房的正确含接，是保证母乳喂养顺利进行最重要的技巧，母亲要学会，同时帮助婴儿学会。

喂婴儿的正确姿势也很重要。母亲可以任意选择坐着或躺着的体位进行喂哺，但必须采用使自己感到轻松、舒适，能够放松。抱婴儿时应注意使婴儿面向乳房，鼻子对着乳头；婴儿的腹部要紧贴母亲；要托住婴儿的肩背部，而不只是托着头或后脑勺；头和身体呈直线，颈部不要扭曲。母亲的手应呈"C"字形支托乳房；手指不应呈剪刀状向胸壁方向压迫乳房，也不必在喂奶时用一手指放在婴儿鼻子旁。

乳头皲裂好发于初产妇，轻者可以哺乳。发现乳头皲裂后首先要纠正婴儿的吸吮方式，继续喂哺，喂哺时让婴儿先吃无皲裂一侧的乳头。每次喂奶结束后，在乳头上留一滴奶，且在哺乳间隔时尽可能让乳房暴露于空气和阳光下，有助于皮肤的愈合。在哺乳前先将乳头洗净，哺乳后再洗净乳头并于皲裂处涂10%复方安息香酸酊或蓖麻油铋糊剂，下次哺乳前将其洗净后再哺乳。皲裂严重者可用乳头罩哺乳，或用吸乳器将乳汁吸出，以免影响乳汁分泌。

106　乳量不足

母亲泌乳和婴儿吸吮构成了母乳喂养不可分割的全过程。乳汁的分泌是乳房在乳母神经内分泌系统的调节下，特别是催乳素和缩宫素的作用和反射所产生的生理过程，这个过程还和婴儿的吸吮刺激密切相关。两者巧妙配合，对泌乳进行调节。乳汁通过婴儿吸吮进入体内，满足婴儿生长发育的需要，促使婴儿健康生长。

缩宫素是由脑下神经垂体分泌的一种激素，它除了能促进子宫收缩外，还能促使乳腺周围的肌细胞收缩。当婴儿吸吮乳头时，感觉冲动传到大脑，刺激脑下垂体后叶分泌缩宫素。缩宫素经血液到达乳房，使乳腺周围的肌细胞收缩，将腺泡内的乳汁压向导管，到达乳窦，便于婴儿吸出，有时甚至会使乳汁从乳头喷出或流出。这就是缩宫素反射，也称喷乳反射。许多妇女在刚开始哺乳时会感到乳房内有挤压感，就是这个反射的作用。婴儿也需要有喷乳反射的帮助，才能得到足够的乳汁，缩宫素反射建立不好，乳汁流出不畅，会增加婴儿哺乳的困难。

缩宫素反射更易受母亲思想、情绪的影响而促进或阻碍其发生。母亲情绪良好，对哺乳能力有信心，都能促进反射；婴儿的形象、声音和母亲对婴儿的抚摸、接触引起母亲挚爱的感受以有利于此反射的建立。相反，担忧或恐惧的情绪，疼痛或困窘，以及对自己喂哺能力发生怀疑时，都可能内抑制反射的建立，亦可阻止乳汁的流通。因此，实行母婴同室，医务人员及家庭成员对乳母哺乳多加鼓励和支持，营造温馨的环境，都是很重要的。

乳汁内存在乳汁分泌抑制因子，是一种多肽，如大量乳汁存留在乳房内，抑制因子就抑制泌乳细胞的分泌。若通过婴儿吸吮或挤奶的方式，排空乳房，抑制因子被排除，乳房就能分泌更多的乳汁。这是自我保护机制，可保护乳房不致因过度充盈而受损害。但亦提示在哺乳过程中，如不注意排空乳房，使常有乳汁积聚在乳房内，会减少乳汁的分泌量。

若出现乳汁不足，鼓励乳母树立信心，指导产妇正确哺乳、按需哺乳、夜间哺乳，适当调节饮食，保证产妇有足够的营养和水分的摄入。还可选用下述方法催乳：①针刺膻中、合谷、外关、少泽等穴位，用强刺激手法；气血虚弱者取足三里穴，用弱刺激手法，或用耳针取乳腺、胸、内分泌、皮质下等穴位，每日一次；②服用中药：肝郁气滞型选用下乳涌泉散（当归、川芎、花粉、白芍、生地、柴胡、青皮、漏芦、桔梗、木通、白芷、山甲、甘草、王不留行）加减；气血虚弱型选用通乳丹（人参、黄芪、当归、麦冬、木通、桔梗）加减，纱布包好，用猪蹄2只炖烂吃肉喝汤。此外，也可用成药催乳饮催乳。

如因射乳不良，可考虑在哺乳前5分钟用4u缩宫素鼻腔雾化吸入，有助于乳汁的排出，减轻乳胀感。

107 尿潴留

手术后尿潴留较为多见，可引起尿路感染。凡是手术后6~8小时尚未排尿，或者虽有排尿，但尿量甚少，次数频繁，都应在下腹部耻骨上区作叩诊检查，如发现有明显浊音区，即表明有尿潴留，应及时处理。

首先应安定情绪，焦急、紧张更会加重括约肌痉挛，使排尿困难。如无禁忌，可协助病人坐于床沿或立起排尿。下腹部热敷，轻柔按摩，用镇痛镇静药解除切口疼痛，或用氨贝胆碱等刺激膀胱壁层肌收缩药物，都能促使患者自行排尿。如采用上述措施无效，则可在严格无菌技术下进行导尿。尿潴留时间过长，导尿使尿液量超过500ml者，应留置导尿管1~2日，有利于膀胱壁的迫尿肌恢复收缩力。

产后5日内尿量明显增多，应鼓励产妇尽早自行排尿。产后4小时即应让产妇排尿。若排尿困难，除鼓励产妇坐起排尿，解除怕排尿引起疼痛的顾虑外，可选用以下方法：①用热水熏洗外阴，用温开水冲洗尿道外口周围诱导排尿。下腹正中放置热水袋，按摩膀胱，刺激膀胱肌收缩。②针刺关元、气海、三阴交、阴陵泉等穴位。③肌注甲硫酸新斯的明 1mg，兴奋膀胱逼尿肌促其排尿。若使用上述方法均无效时应予导尿，必要时留置导尿管 1~2 日，并给予抗生素预防感染。

108　便秘

便秘是指排便频率减少，7 天内排便次数少于 3 次，排便困难，粪便干结而言。正常人排便习惯不一，部分人习惯于隔数天排便一次而并无异常，故不能以每天排便一次作为正常排便的标准。正常人一般每周排便不少于 3 次。便秘患者可表现为每周排便少于 3 次，有的虽然每日排便多次，但排便相当费力，每次排便所费时间相当长，排出粪便干结如羊粪且数量少，排便后仍有粪便未排尽的感觉。引起便秘的病因很多，如能排除引起便秘的器质性疾病，则这类便秘称功能性便秘。

已知膳食纤维与粪便量密切相关，部分功能性便秘患者可能与饮食中纤维摄入不足有关。但纤维摄入不足不一定是主要因素，因为不少患者摄入纤维并不少于普通人，且即使增加饮食的纤维仍然便秘。排便习惯对便秘发生有相当影响。有研究证明有便意时刻意抑制排便，不但可导致大便次数及量的减少，且可使胃肠通过时间延长。这种不良的排便习惯可能最终导致便秘的发生。有些患者即使肠通过时间及排出道正常，但仍诉排便不畅，这可能与精神心理因素有关。

产后因卧床休息、食物中缺乏纤维素以及肠蠕动减弱，产褥早期腹肌、盆底肌张力下降溶易发生便秘。应多吃蔬菜并早日下床活动。若发生便秘，应口服缓泻剂、开塞露塞肛或肥皂水灌肠。注意增加膳食纤维和多饮水、养成定时排便习惯、体能锻炼、避免滥用泻药等。膳食纤维本身不被吸收，能吸附肠腔水分从而增加粪便容量，刺激结肠动力。含膳食纤维丰富的食物有麦麸或糙米、蔬菜、含果胶丰富的水果如芒果、香蕉等。

109　中暑

产褥中暑是指产褥期间产妇在高温、高湿和通风不良的环境中体内余热不能及时散发，引起以中枢性体温调节功能障碍为特征的急性疾病，表现为高热、水电解质代谢紊乱、循环衰竭和神经系统功能损害等。本病起病急骤，发展迅速，处理不当可遗留严重后遗症，甚至死亡。

【病因】

（1）外界气温>35℃、相对湿度>70%时，机体靠汗液蒸发散热受到影响。

（2）居住条件差，居室通风不良且无降温设备。

（3）产妇分娩过程中体力消耗大且失血多致产后体质虚弱，产后出汗过多又摄盐不足。

（4）产褥感染患者发热时，更容易中暑。

在产褥期尤其是产褥早期除尿量增多外，经常出现大量排汗，夜间尤甚，习称"褥汗"。若产妇受风俗旧习影响在产褥期为"避风"而紧闭门窗、衣着严实，使身体处在高温、高湿环境中，严重影响机体的散热机制，出现一系列的病理改变。

【临床表现】

（1）中暑先兆：起初多表现为口渴、多汗、皮肤湿冷、四肢乏力、恶心、头晕、耳鸣、视物模糊、胸闷等前驱症状。

此时体温正常或略升高，一般在38℃以下。若及时将产妇移至通风处，减少衣着，并补充盐与水分，症状可迅速消失。

（2）轻度中暑：中暑先兆未能及时处理，产妇体温可逐渐升高达38.5℃以上，症状亦明显加重。出现剧烈头痛、颜面潮红，恶心胸闷加重，脉搏和呼吸加快，无汗，尿少，全身布满"痱子"，称为汗疹。此期经及时治疗多可恢复。

（3）重度中暑：体温继续上升，达40℃以上。出现嗜睡、谵妄、抽搐、昏迷等中枢神经系统症状，伴有呕吐、腹泻、皮下及胃肠出血。检查时可见面色苍白，脉搏细数，心率加快，呼吸急促，血压下降，瞳孔缩小然后散大，各种神经反射减弱或消失。若不及时抢救可因呼吸循环衰竭、肺水肿、脑水肿等而死亡，幸存者也常遗留严重的中枢神经系统后遗症。

【诊断】

根据发病季节，患病产妇居住环境和产妇衣着过多，结合典型的临床表现，一般不难诊断。但应注意与产后子痫和产褥感染、败血症等相鉴别。患严重产褥中暑的患者亦易并发产褥感染，这些在诊断时应引起重视。

【治疗】

产褥中暑的治疗原则是迅速改变高温、高湿和通风不良的环境，降低患者的体温，及时纠正脱水、电解质紊乱及酸中毒，积极防治休克。迅速降低体温是抢救成功的关键。

（1）降温

1）环境降温：迅速将产妇移至凉爽通风处，脱去产妇过多的衣物。室内温度宜降至25℃。

2）物理降温：鼓励多饮冷开水、冷绿豆汤等；用冰水或乙醇擦浴；在头、颈、腋下、腹股沟、腘窝浅表大血管分布区放置冰袋进行物理降温。

3）药物降温：氯丙嗪 25~50mg 加入 0.9%氯化钠液或 5%葡萄糖液 500ml 中静脉滴注，1~2 小时内滴完，必要时 6 小时重复使用。氯丙嗪可抑制体温调节中枢，降低基础代谢，降低氧消耗，并可扩张血管，加速散热。高热昏迷抽搐的危重患者或物理降温后体温复升者可用冬眠疗法。使用药物降温时需监测血压、心率、呼吸等生命体征。如血压过低不能用氯丙嗪时，可用氢化可的松 100~200mg 加入 5%葡萄糖液 500ml 中静脉滴注。另外可同时用解热镇痛类药物如阿司匹林和吲哚美辛等。

药物降温与物理降温具有协同作用，两者可同时进行，争取在短时间内将体温降至 38℃左右。降温过程中必须时刻注意产妇体温的变化，每隔 30 分钟测量一次体温，体温降至 38℃左右时应停止降温措施。

（2）对症处理

1）保持呼吸道通畅，及时供氧。

2）患者意识尚未完全清醒前应留置导尿，并记录 24 小时出入量。

3）周围循环衰竭者应补液，可输注晶体液、血浆、代血浆或右旋糖酐 40 等，但 24 小时内液体入量需控制于 2000~3000ml 之间，输液速度宜缓慢，以免引起肺水肿。

4）纠正水电解质紊乱和酸中毒，输液时注意补充钾盐和钠盐，用 5%碳酸氢钠纠正酸中毒。

5）脑水肿表现为频繁抽搐，血压升高，双瞳孔大小不等，可用 20%甘露醇或 25%山梨醇 250ml 快速静脉滴注。

6）呼吸衰竭可给予呼吸兴奋剂，如尼可刹米、洛贝林等交替使用，必要时应行气管插管。

7）心力衰竭可给予洋地黄类制剂，如毛花苷丙 0.2～0.4mg 缓慢静注，必要时 4～6 小时重复。

8）应用广谱抗生素预防感染。

【预防】

产褥中暑可以预防，且应强调预防。关键在于对产妇及其家属进行卫生宣教。让他们了解并熟悉孕期及产褥期的卫生，破除旧的风俗习惯，使卧室凉爽通风和衣着被褥适宜，避免穿着过多影响散热。积极治疗和预防产褥期生殖道及其他器官的感染，也是预防产褥中暑的主要环节。此外，还应让产妇了解产褥中暑的先兆症状，一旦察觉有中暑先兆症状时能够应急对症处理。

第五节　常见产褥期疾病的防治

110　晚期产后出血

晚期产后出血是指分娩 24 小时后，在产褥期内发生的子宫大量出血。多见于产后 1～2 周，亦可迟至产后 2 个月左右发病。临床表现为持续或间断阴道流血，有时是突然阴道大量流血，可引起失血性休克。晚期产后出血多伴有寒战、低热。

【病因】

（1）胎盘、胎膜残留：这是最常见的病因，多发生于产后 10 日左右。黏附在子宫腔内的小块胎盘组织发生变性、坏死、机化，可形成胎盘息肉。当坏死组织脱落时，基底部血管受损，引起大量出血。

（2）蜕膜残留：产后一周内正常蜕膜脱落并随恶露排出，若蜕膜剥离不全或剥离后长时间残留在宫腔内诱发子宫内膜炎症，影响子宫复旧，可引起晚期产后出血。

（3）子宫胎盘附着部位复旧不全：胎盘娩出后，子宫胎盘附着部位即刻缩小，可有血栓形成，随着血栓机化，可出现玻璃样变，血管上皮增厚，管腔变窄、堵塞，胎盘附着部位边缘有内膜向内生长，内膜逐渐修复，此过程需 6~8 周。如果胎盘附着面复旧不全，可使血栓脱落，血窦重新开放，导致子宫大量出血。

（4）感染：以子宫内膜炎为多见，炎症可引起胎盘附着面复旧不全及子宫收缩不佳，导致子宫大量出血。

（5）剖宫产术后子宫切口裂开：多见于子宫下段剖宫产横切口两侧端，其主要原因为：

1）子宫切口感染的原因：①子宫下段与阴道口较近，增加感染机会，细菌易感染宫腔；②手术操作过多，尤其是阴道检查频繁，增加感染机会；③产程过长；④无菌操作不严格。

2）切口选择过低或过高：①过低，宫颈侧以结缔组织为主，血液供应较差，组织愈合能力差；②过高，切口上缘宫体肌组织与切口下缘子宫下段肌组织厚薄相差大，缝合时不易对齐，影响愈合。

3）缝合技术不当：出血血管未扎紧，尤其是切口两侧角未将回缩血管结扎形成血肿；有时缝扎组织过多过密，切口血循环供应不良，均影响切口愈合。

（6）肿瘤：产后滋养细胞肿瘤，子宫黏膜下肌瘤等均可引起晚期产后出血。

【诊断】

（1）病史：产后恶露不净，有臭味，色由暗变红，反复或突然阴道流血。若为剖宫产术后，应注意剖宫产指征及术中特殊情况与术后恢复情况，尤其应注意术后有无发热等情况，同时应排除全身出血性疾病。

（2）症状和体征：除阴道流血外，一般可有腹痛和发热。双合诊检查应在严格消毒、输液、备血等及有抢救条件下进行。检查可发现子宫增大、软、宫口松弛，子宫下段剖宫产者，应以示指轻触切口部位，注意切口愈合情况。

（3）辅助检查：血、尿常规，了解感染与贫血情况，宫腔分泌物培养或涂片检查，B 型超声检查子宫大小，宫腔内有无残留物，剖宫产切口愈合情况等。

【治疗】

（1）少量或中等量阴道流血，应给予足量广谱抗生素及子宫收缩剂。

（2）疑有胎盘、胎膜、蜕膜残留或胎盘附着部位复旧不全者，应行刮宫术。刮宫前做好备血、建立静脉通路及开腹手术准备，刮出物送病理检查，以明确诊断，刮宫后应继续给予抗生素及子宫收缩剂。

（3）疑有剖宫产术子宫切口裂开，仅少量阴道流血可先给予广谱抗生素及支持疗法，密切观察病情变化；若阴道流血多量，可作剖腹探查。若切口周围组织坏死范围小，炎症反应轻微，可作清创缝合及髂内动脉、子宫动脉结扎止血或行髂内动脉栓塞术。若组织坏死范围大，酌情作低位子宫次全切除术或子宫全切术。

（4）若因肿瘤引起的阴道流血，应作相应处理。

【预防】

（1）产后应仔细检查胎盘、胎膜，注意是否完整，若有残缺应及时取出。在不能排除胎盘残留时，应行宫腔探查。

（2）剖宫产时子宫下段横切口应注意切口位置的选择及缝合技巧，避免子宫下段横切口两侧角部撕裂。

（3）严格按无菌操作要求做好每项操作，术后应用抗生素预防感染。

111　产褥感染

产褥感染是指分娩和产褥期生殖道受病原体侵袭而引起局部或全身的感染。产褥病率是指分娩 24 小时以后的 10 日内，每日用口表测 4 次体温，每次间隔 4 小时，其中有 2 次体温达到或超过 38℃。产褥病率多由产褥感染所引起，亦可由泌尿系统感染、呼吸系统感染及乳腺炎等引起。产褥感染、产后出血、妊娠合并心脏病、重度妊娠高血压综合征仍是导致孕产妇死亡的四大原因。

【病因】

女性生殖道对细菌的侵入有一定的防御功能，其对入侵病原体的反应与病原体的种类、数量、毒力及机体的免疫力有关。妇女阴道有自净作用，羊水中含有抗菌物质。妊娠和分娩通常不会给产妇增加感染机会。只有在机体免疫力、细菌毒力和细菌数量 3 者之间的平衡失调，则会增加产褥感染的机会，导致感染发生。其发病可能和孕期卫生不良、胎膜早破、严重贫血、产科手术操作、产后出血等因素有关。

【病原体】

正常妇女阴道寄生大量细菌，包括需氧菌、厌氧菌、真菌及衣原体、支原体。细菌可分为致病菌和非致病菌。有些非致病菌在一定条件下可以致病称为条件致病菌。

（1）需氧菌

1）链球菌：以β-溶血性链球菌致病性最强，能产生多种外毒素和溶组织酶，使病变迅速扩散，引起严重感染。

2）杆菌：以大肠杆菌、克雷伯菌属、变形杆菌属多见，这些细菌平时可寄生在阴道中，能产生内毒素，引起菌血症或感染性休克。

3）葡萄球菌：主要为金黄色葡萄球菌和表皮葡萄球菌，多为外源性感染传播给产妇。

（2）厌氧菌：厌氧菌感染通常为内源性，来源于宿主全身的菌群。厌氧菌感染的主要特征为化脓，有明显的脓肿形成及组织破坏。

1）球菌：以消化球菌和消化链球菌最常见。厌氧菌感染者，阴道分泌物可出现恶臭味。

2）杆菌属：常见的厌氧性杆菌有脆弱类杆菌。这类杆菌多与需氧菌和厌氧性球菌混合感染，形成局部脓肿，产生大量脓液，有恶臭味。

3）梭状芽胞杆菌：主要是产气荚膜杆菌，可以产生两种毒素，一种毒素可溶解蛋白质而产气，另一种毒素可引起溶血。

（3）支原体与衣原体：支原体和衣原体均可在女性生殖道内寄生，可引起生殖道的感染。

【感染途径】

（1）内源性感染：寄生于产妇阴道内的细菌，在一定的条件下，细菌繁殖能力增加或机体抵抗力下降，使原本不致病的细菌转化为致病菌引起感染。

（2）外源性感染：外界的病原菌进入产道所引起的感染，其细菌可以通过医务人员、消毒不严或被污染的医疗器械及产妇临产前性生活等途径侵入机体。

【临床表现及病理】

（1）急性外阴、阴道、宫颈炎：会阴裂伤及会阴后-侧切开部位是会阴感染的最常见部位。会阴部可出现疼痛，产妇活动受限，局部伤口充血、水肿，并有触痛及波动感，严重者伤口边缘可裂开。阴道若有感染，可出现阴道部疼痛，严重者可有畏寒、发热，阴道黏膜充血、水肿，甚至出现溃疡坏死。宫颈裂伤引起炎症，症状多不明显。

（2）子宫感染：产后子宫感染包括急性子宫内膜炎、子宫肌炎。细菌经胎盘剥离面侵入，先扩散到子宫蜕膜层引起急性子宫内膜炎。炎症可继续侵犯浅肌层、深肌层乃至浆膜层，导致子宫肌炎。这些患者还出现高热、头痛、白细胞增多等感染征象。

（3）急性盆腔结缔组织炎和急性附件炎：感染沿淋巴管播散引起盆腔结缔组织炎和腹膜炎，可波及输卵管、卵巢，形成附件炎。患者可出现持续高热、寒战、腹痛、腹胀，检查下腹部有明显压痛、反跳痛及腹肌紧张，宫旁组织增厚，有时可触及包块，肠鸣音减弱甚至消失。

（4）急性盆腔腹膜炎及弥漫性腹膜炎：炎症扩散至子宫浆膜，形成急性盆腔腹膜炎，继而发展为弥漫性腹膜炎，出现全身中毒症状，病情危重。

（5）血栓静脉炎：多由厌氧性链球菌引起。炎症向上蔓延可引起盆腔内血栓静脉炎，可累及子宫静脉、卵巢静脉、髂内静脉、髂总静脉，盆腔静脉炎向下扩散可形成下肢深静脉炎。患者早期表现为下腹痛，尔后向腹股沟放射。当下肢血栓静脉炎影响静脉回流时，可出现肢体疼痛、肿胀、变粗，局部皮肤温度上升，皮肤发白，习称"股白肿"。若小腿深静脉有栓塞，可有腓肠肌和足底部压痛。小腿浅静脉炎症时，可出现水肿和压痛。若患侧踝部、腓肠肌部和大腿中部的周径大于健侧 2cm 时，则可作出诊断。血栓静脉炎可表现为反复高热、寒战、下肢持续性疼痛。

（6）脓毒血症和败血症：感染血栓脱落进入血循环，可引起脓毒血症。若细菌大量进入血循环并繁殖形成败血症，可危及生命。

【诊断与鉴别诊断】

（1）详细询问病史及分娩经过，对产后发热者，应首先考虑为产褥感染。

（2）全身及局部体检：仔细检查腹部、盆腔及会阴伤口，可基本确定感染的部位和严重程度。

（3）实验室检查：确定病原体，对宫腔分泌物、脓肿穿刺物、后穹隆穿刺物作涂片镜检。必要时，需做血培养和厌氧菌培养。

（4）鉴别诊断：主要应和上呼吸道感染、急性乳腺炎、泌尿系统感染相鉴别。

【治疗】

（1）一般治疗：加强营养，给予足够的维生素，若有贫血或患者虚弱可输血或人血白蛋白，以增加抵抗力。

（2）抗生素治疗：开始必须根据临床表现及临床经验选用广谱抗生素，待细菌培养和药敏试验结果再作调整。抗生素使用原则：应选用广谱抗生素，同时能作用革兰阳性菌和阴性菌、需氧菌和厌氧菌的抗生素；给药时间和途径要恰当；给药剂量充足，要保持血药有效浓度。

（3）引流通畅：会阴部感染应及时拆除伤口缝线，有利引流。每日至少坐浴 2 次。如疑盆腔脓肿，可经腹或后穹隆切开引流。若会阴伤口或腹部切口感染，则行切开引流术。

【预防】

（1）加强孕期保健及卫生宣传教育工作，临产前 2 个月内避免盆浴和性生活，积极治疗贫血等内科合并症。

（2）待产室、产房及各种器械均应定期消毒。严格无菌操作，减少不必要的阴道检查及手术操作，认真观察并处理好产程，避免产程过长及产后出血。

（3）预防性应用抗生素。对于阴道助产及剖宫产者，产后预防性应用抗生素，对于产程长、阴道操作次数多及胎膜早破、有贫血者，应预防性应用抗生素。

112　血栓性静脉炎

产后血栓性静脉炎多发生在产褥感染的同时或之后，分为盆腔血栓性静脉炎和下肢血栓性静脉炎。子宫胎盘附着面的血栓感染向上蔓延可引起盆腔内血栓性静脉炎，可累及卵巢静脉、子宫静脉、髂内静脉、髂总静脉及阴道静脉，尤以卵巢静脉最常见。病变常为单侧，左侧卵巢静脉炎可扩展至左肾静脉甚至左侧肾，右侧卵巢静脉炎则扩展至下腔静脉。

子宫静脉炎可扩展至髂总静脉。下肢血栓性静脉炎系盆腔静脉炎向下扩展或继发于周围结缔组织炎。血栓性静脉炎的病程常持续较久，最后炎症消退，血栓机化。感染血栓脱落进入血液循环，引起脓毒血症、感染性休克及脓肿形成。

【诊断】

（1）症状和体征

1）盆腔血栓性静脉炎：患者多于产后 1~2 周继子宫内膜炎后，连续出现寒战及高热。常在严重的寒战后体温急骤上升，达到甚至超过 40℃，1~2 小时后又下降至 36℃ 左右。如此反复发作，持续数周。同时可伴有下腹部持续疼痛，疼痛也可放射至腹股沟或脊肋角。由于病变部位较深，多无肯定的阳性体征。下腹软，但有深压痛。子宫活动受到限制，移动宫颈时可引起患侧疼痛，有时可扪及增粗及触痛明显的静脉丛。有少数患者表现为急性腹痛，剖腹探查后方能确诊。

2）下肢血栓性静脉炎：下肢血栓性静脉炎的临床症状随静脉血栓形成部位而有所不同。患者多于产后 1~2 周出现持续发热和脉快。髂静脉或股静脉栓塞时，影响下肢静脉回流，出现下肢疼痛、肿胀、皮肤发白、局部温度升高及栓塞部位压痛，有时可触及硬索状有压痛的静脉。小腿深静脉栓塞时出现腓肠肌及足底部疼痛和压痛。血栓感染化脓时形成脓毒血症，导致感染性休克、肺脓肿、胸膜炎、肺炎及肾脓肿等，出现相应的症状和体征；也可累及皮肤、关节引起局部脓肿，或因过度消耗、全身衰竭而死亡。

（2）辅助检查

1）下肢静脉压测定：正常人站立时下肢静脉压为 130cm 水柱，踝关节伸曲活动时，压力下降为 60cm 水柱，停止活动 20 秒后压力回升。下肢主干静脉有血栓形成阻塞时，无论患者休息或活动，下肢静脉压力均明显升高，停止活动后压力回升时间一般为 10 秒。

2）其他检查方法：包括下肢静脉造影和超声多普勒下肢血管血流测定，下肢静脉造影对诊断有确诊价值；最近也有用 CT 和磁共振检查诊断血栓性静脉炎者。

【处理】

（1）卧床休息，抬高患肢。下肢静脉栓塞时局部可服中药活血化瘀。

（2）积极控制感染，选择对需氧菌和厌氧菌均有较强作用的抗生素。

（3）经大量抗生素治疗后体温仍持续不降者，可加用肝素治疗。每 6 小时静脉滴注肝素 50mg，24～48 小时后体温即可下降，肝素需继续应用 10 天。如肝素治疗无效，则需进一步检查有无脓肿存在。

（4）外科治疗：如不断有化脓性血栓播散，可结扎发生栓塞性静脉炎的卵巢静脉或下肢静脉。

【预防】

（1）鼓励产妇产后早下地活动，不能离床活动者应在床上活动下肢。

（2）预防和积极治疗产褥感染。

113　　肺栓塞

肺栓塞症是与妊娠有关的较严重血管疾患，虽其发病率不似产科四大疾病之高，但一旦发病，尤其肺栓塞症，常危及生命，故应引起临床工作者的重视。

　　静脉血栓形成可见于妊娠期及产后期，而肺栓塞症则为静脉血栓形成的急性严重并发症。

　　【正常妊娠期血液及静脉的生理性改变】

　　妊娠期由于血液与静脉的生理学及解剖学的改变，易致血栓形成。妊娠期比非孕期血栓形成的机会可高 5 倍，主要由于：

　　（1）凝血因子较非孕期增加：纤维蛋白原凝血因子Ⅶ、Ⅷ以及其他维生素 K 依赖性因子，均有所增加，尤其在妊娠晚期。

　　（2）静脉血流缓慢：妊娠晚期，静脉血流减慢一半，同时静脉压升高约 100mmHg（1.3kPa）。

　　1）胀大子宫的压迫，直接影响血液回流。仰卧位时子宫可直接压迫下腔静脉，使回心血量减少，减慢。

　　2）盆腔血管高度扩张，血流缓慢，大量血从子宫静脉注入髂内静脉，故在一定程度上对股静脉血液回流产生阻力。

　　3）下腔静脉位于脊柱右侧，左侧下肢静脉注入下腔静脉的途径较右侧既长又迂曲，故左侧（占 1/2）较右侧（占 1/3）易于形成静脉血栓。

　　（3）肺部栓塞可见于妊娠期：在死于子痫的尸解中发现肺部的滋养细胞栓塞。近年来亦于正常分娩及剖宫产后，经肺扫描发现肺血灌注不良者各占 20% 及 32%，这些发现被认为是肺栓塞所造成，但这些患者临床未见明显的症状。

　　结合以上特点，可认为妊娠期血流动力学改变以及高凝状态是妊娠期血栓形成的主要病理生理基础。

　　【诊断】

　　凡有静脉血栓形成者，均有发生肺栓塞的可能性。如血栓堵塞了肺动脉的主要分支，则可造成急性肺梗死。只有多数小血栓或微血栓形成或微型栓塞可产生肺栓塞的典型症状。极小或少量栓塞临床可无症状，但大多数患者可突然血压下降，休克，心率快，四肢厥冷，呼吸困难，发绀。有的患者可发生胸痛胸闷，咳嗽，咯血，或有泡沫状粉红色痰。检查心脏有奔马律，两肺可闻及湿啰音，心电图显示急性肺心病改变。

【治疗】

因肺栓塞症多半为急性发作的缺氧及缺血症状，故应针对原因采取以下措施：

（1）氧吸入。

（2）盐酸罂粟碱 30 ~ 60mg 肌内注射或/及阿托品 0.5 ~ 1mg 反复静脉注射，每 15 分钟一次。

（3）肝素首次剂量应大，为 1000U（1mg=125U）。对严重肺栓塞可加至 15000U，以后应用 1mg/kg，每 4 ~ 6 小时静滴 1 次，或持续静脉滴注。每次用肝素之前或用药过程中，均需作凝血功能测定，加强监护。最常用试管法凝血时间及凝血酶原时间测定。肝素可用之凝血时间较正常延长 2 ~ 3 倍。对有明显出血倾向或有遗传性出血倾向的患者，不宜应用。

（4）严重肺栓塞症伴有肺水肿及左心衰竭者，则按肺水肿及心衰处理。

【预后】

预防肺栓塞症亦为降低孕产妇死亡率的措施之一。据国外统计，死于肺栓塞症者高于妊娠高血压疾病及产后出血者而跃居第二位。在我国，肺栓塞症虽然发病率不高，但亦应引起重视，以便及时发现。血栓形成的抗凝治疗，产后仍应继续一个月；对肺栓塞症者则应结合具体情况，继续治疗3~6个月，以防复发。

114　产后抑郁症

产褥期妇女精神疾病的发病率明显高于妇女的其他时期，尤其以产褥期抑郁症较常见。病因不明，可能与下列因素有关：遗传因素、心理因素、妊娠因素、分娩因素和社会因素等。童年遭受苦难，内向性格，文化素质差，孕产期经受生活压力如夫妻或家庭关系紧张，甚至关系恶劣、亲人丧亡、生活困境、家人和亲朋关心帮助少、围生育期保健服务质量差等都是本病的好发因素。

产褥期抑郁症的主要表现是抑郁，多在产后2周内发病，产后4~6周症状明显。主要好发于30岁以上初产妇和多子女及低社会经济阶层的妇女。

产妇多表现为：失眠、焦虑、烦躁、伤心流泪呈昼夜变化的趋势且夜间加重。心情压抑、沮丧、感情淡漠、不愿与人交流，甚至与丈夫也会产生隔阂。有的产妇还表现为对生活、对家庭缺乏信心，主动性下降，流露出对生活的厌倦，平时对事物反应迟钝、注意力不易集中，食欲、性欲均明显减退。

产褥期抑郁症患者亦可伴有头晕、头痛、胃部不适、心率加快、呼吸增加、便秘等症状，有的产妇有思维障碍、迫害妄想，甚至出现伤婴或自杀行为。

本病至今尚无统一的诊断标准。许多医院采用美国《精神疾病的诊断与统计手册》（1994版）中制定的"产褥期抑郁症的诊断标准"，其内容如下（表5-1）。

表 5-1 产褥期抑郁症的诊断标准

1. 在产后4周内出现下列5条或5条以上的症状，必须具备（1），（2）两条

（1）情绪抑郁

（2）对全部或多数活动明显缺乏兴趣或愉悦

（3）体重显著下降或增加

（4）失眠或睡眠过度

（5）精神运动性兴奋或阻滞

（6）疲劳或乏力

（7）遇事皆感毫无意义或自罪感

（8）思维力减退或注意力涣散

（9）反复出现死亡想法

2. 在产后4周内发病

（1）心理治疗：对产褥期抑郁症非常重要。心理治疗的关键是根据患者的个性特征、心理状态、发病原因给予个体化的心理辅导，解除治病的心理因素。心理治疗必须在详细了解患者心理状态及个性特征的基础上，予以解释、疏导及支持。

（2）药物治疗：积极采用心理治疗，同时根据抑郁症状程度，是否母乳喂养，宜选用对母婴安全的最低有效剂量的药物联合治疗其效果最佳。

产褥期抑郁症的发生，受到许多社会因素、心理因素及妊娠因素的影响。因此，加强对孕产妇的精神关怀，了解孕产妇的生理特点和性格特点，运用医学心理学、社会学知识，

及时接触致病的心理因素、社会因素，在孕期和分娩过程中，多给一点关心、爱护，对于预防产褥期抑郁症具有积极意义。加强围生期保健，利用孕妇学校等多种渠道普及有关妊娠、分娩常识，减轻孕妇对妊娠、分娩的紧张、恐惧心理，完善自我保健。对有精神疾患家族史的孕妇，应定期密切观察，避免一切不良刺激，给予更多的关爱、指导。在分娩过程中，医护人员要充满爱心和耐心，尤其对产程长、精神压力大的产妇，更需要耐心解释分娩过程。对于有不良分娩史、死胎、畸形胎儿的产妇，应向她们说明产生的原因，用友善、亲切、温和的语言，给予她们更多的关心，鼓励她们增加自信心。

（董　玲　李宝娟　温　静）

第六章

新生儿保健

第一节　胎儿到新生儿的过渡

115　　呼吸系统

　　胎儿的液体肺—产道里的泡沫肺—新生儿的气体肺的过渡。

　　胎儿生活在子宫的羊膜腔内，没有游离的气体，从孕 15~25 周起胎肺内充满液体，也称液体肺，至足月时达 30~35ml/kg，与功能残气量相近。肺泡表面活性物质在也存在肺液，当胎儿呼吸时肺液可以流入羊膜腔中，所以检查羊水的 L/S 比值可以判断表面活性物质的含量，预测胎儿肺的成熟度。胎肺内充满液体使肺泡保持一定的容量，使新生儿在首次建立呼吸时减少用力，只需将肺液排出用气体置换，肺即可以保持稳定的容量。

　　在阴道分娩时胎儿胸腔受产道挤压，此时有 1/3~1/2 的肺液约 30ml 可通过气道被挤出。出生后由于解除了产道的压力，胸壁回弹，并由于各种刺激使新生儿产生第一口呼吸后，气体进入含有部分肺液的肺泡内，气体分散于液体中形成泡沫。由于肺血流量增加，使残存的肺液经血管和淋巴管吸收，

24 小时可被清除干净，泡沫肺即完成了向气体肺的过渡。

116　循环系统

胎儿血液循环向新生儿循环的过渡。

（1）出生后即刻的改变：胎儿娩出后由于脐带搏动的停止或脐带的结扎，胎盘循环终止，体循环阻力即刻上升。并由于呼吸建立，使肺血流量增加，肺循环阻力下降，肺内血流可比胎儿期增加 8～10 倍，右室输至肺动脉的血几乎全部注入肺循环，胎儿期的暂时性通道已经失去其生理功能。

（2）卵圆孔的功能性关闭，使得从右向左的分流停止，这一变化在出生后数分钟即可发生。是由于体循环阻力上升，肺血管阻力增加，而且肺静脉回到左房的血量增加。左房压力上升，右房因为胎盘循环的停止，回心血量减少，右心压力降低，使得卵圆孔功能性关闭。

（3）由于氧分压的提高和前列腺素的影响，生后 4～12 小时动脉导管收缩，24 小时内即可完成完全的功能性闭合。

117　新生儿出生时的评估

新生儿出生时的短时间内是从宫内寄生生活到宫外独立生活的生死攸关的过渡时期，因此出生后应即刻进行新生儿重要生命体征评估。

新生儿出生后立刻擦干全身，置于保温环境中，然后立刻判断有无呼吸、心率、皮肤颜色。如无呼吸则应先清理呼吸道后进行触觉刺激，如拍打脚底或快速按摩后背，如仍无呼吸则按照新生儿窒息进行复苏，并根据心率和呼吸决定复苏方式。以上过程应在出生后 20～30 秒内完成。

118　是否需要复苏

新生儿出生后立刻判断有无呼吸、心率、皮肤颜色。在清理呼吸道后进行触觉刺激，如拍打脚底或快速按摩后背，如仍无呼吸则需要进行复苏。

119　APGAR 评分

Apgar 评分是 Virginia Apgar 医生于 1953 年推荐的评分方法，是对新生儿出生后短期内健康状况的综合评估，包括心跳、呼吸、肌张力、对刺激的反应以及皮肤颜色五个方面，每项 2 分，满分 10 分。应在产后 1 分钟、5 分钟和 10 分钟各评估一次。1 分钟的 Apgar 评分代表新生儿出生时的状况，反映其在宫内生活及产程中经历的状况；5 分钟及以后的评分则代表新生儿独立生活的能力，与以后的生命质量关系密切。

Apgar 评分与围生儿缺氧状态基本一致，方法简单，不需要特殊设备，适用于所有单位。故目前国际上仍以 Apgar 评分来诊断新生儿窒息：0~3 为重度窒息，4~7 分为轻度窒息，8~10 分无窒息。

120　成熟度评估

胎儿成熟度的评估是估计出生后生活能力的重要指标。如果母亲月经规律，常用末次月经推算胎龄，但对于月经不规律或者不能明确受孕日期时，则需要根据新生儿的体格特征和神经发育成熟度来评定胎龄，从而制定保健措施和判断预后。国际上常采用 Dubowitz 评分法和 Ballard 评分法。目前国内多采用石树中的简易胎龄评估法，从新生儿足底纹理、乳头形成、指甲、皮肤四项进行评分，胎龄周数＝总分+27，胎龄37周以上为成熟儿。

第二节　新生儿的各系统生理特点

121　各系统生理特点

（1）呼吸系统：新生儿气管和支气管相对狭窄，软骨柔软，腺体分泌不足，干燥，肺弹力组织发育差，因此轻微的炎症即可造成严重的呼吸困难和缺氧。新生儿肋间肌薄弱，呼吸主要依靠膈肌的升降，若胸廓软弱，随吸气而凹陷，则通气效能低，在早产儿中能引起窒息。新生儿的呼吸呈腹式呼吸，呼吸运动较表浅，但呼吸频率快（35～45次），早产儿可以达到每分钟60次。最初2周呼吸频率>80次/分无重要临床意义。

（2）循环系统：新生儿心脏容量小，每次排血量少；心率快，每分钟可达120～140次，心搏出量是成人的2～3倍，心脏负荷能力差。正常新生儿在出生后数分钟卵圆孔关闭，动脉导管24小时功能性关闭，结束胎儿期的从右到左的分流。

（3）消化系统：新生儿口腔小，舌短而宽，双颊脂肪垫发达，利于吸吮。消化酶分泌少，活性低，容易引起消化功能紊乱。对于母乳的消化吸收好，而对牛乳蛋白和脂肪的吸收较差。新生儿的胃呈水平位，容量小，贲门括约肌松弛而幽门括约肌发育好，易于呕吐和溢乳。

（4）神经系统：新生儿生后即有觅食、吸吮、吞咽、拥抱、握持等先天性反射活动。新生儿的味觉、触觉及温度觉较灵敏，痛觉、嗅觉、听觉较迟钝。大脑皮层兴奋性低，睡眠时间长，脑的需氧量大，完全断氧 10 分钟即可造成不可逆的损害。新生儿大脑沟回已明显形成，但较浅，大脑皮质和锥体束尚未发育成熟。因此新生儿动作慢，不协调，肌张力稍高，哭闹时可有一定程度的肌强直。

122　　体温调节

恒定的体温对于人体正常生理活动是非常重要的，体温调节主要依靠产热和散热机制平衡来完成。新生儿的产热来自基础代谢、食物的特殊动力、活动产热和冷刺激的代谢反应四个部分。新生儿的散热机制有与外环境之间的对流、传导、辐射和蒸发四种。新生儿的体温调节有以下特点。

（1）新生儿体表面积大，每公斤体重的体表面积为成人的 2 倍，新生儿头部表面积占总体表面积的 20% 多，故头部的失热量多。

（2）皮下脂肪薄，隔热作用差，皮下毛细血管丰富，易散热。

（3）各种医护操作如：洗澡、检查、吸氧等均可丢失热量。

（4）遇高温时新生儿的出汗散热能力有限。尤其是早产儿出汗功能不健全，更易受高热的损害。

（5）生儿来自食物的热量取决于喂养者的提供。

（6）热的棕色脂肪少，主要分布于肩胛区，颈部，腋窝等。

（7）新生儿的活动能力相对不足，靠活动产热差，早产儿和病儿尤其明显。

综合以上特点，新生儿尤其是早产儿的体温调节功能不完善，故保温措施就显得非常重要。

123　免疫功能

新生儿是处于相对的免疫缺陷阶段的人群，容易感染，而且一旦感染不易局限，易于向全身扩散。新生儿体内的免疫球蛋白主要是 IgG、IgM 和 IgA。IgG 是由母体经过胎盘而来。IgM 主要由胎儿自身合成，量少，当有宫内感染时增高。新生儿出生时血中 IgA 极少，但母乳的初乳中分泌型 IgA 含量高，有助于抗肠道和呼吸道的感染。新生儿血中补体水平不足，吞噬细胞的吞噬和杀菌能力低于成人。新生儿的皮肤、黏膜、血脑屏障等功能差，肠道的通透性高，易于吸收毒素。

124　接受喂养的能力

足月儿出生时吞咽功能已经完善，但食管下部括约肌松弛，胃呈水平位，幽门括约肌发达，易溢乳或者呕吐。除淀粉酶以外，消化道已能分泌足够的消化酶，因此不宜过早喂食淀粉类食物。早产儿吸吮能力差，吞咽反射弱，胃容量小，常出现哺乳困难，或者乳汁吸入引起吸入性肺炎。消化酶接近足月儿，但胆酸分泌少，脂肪消化能力差。

125　新生儿日常保健

（1）皮肤护理：每日用温水洗澡，最好是流动水。洗的顺序是先洗头面部，然后胸腹上肢，最后下肢和外阴部。浴后应用柔软的干毛巾迅速擦干全身，并于皱褶处撒少许滑石粉。洗澡时室温至少保持在 26℃以上，动作要轻柔，要快。

（2）五官：洗澡后每日用 0.25%氯霉素滴眼，并注意有无分泌物。注意观察鼻、耳有无异常分泌物，洗澡时不要将水灌入外耳道。

（3）脐部：洗澡后用 75%酒精擦脐部，由中心向外擦，然后待自然干燥，不必覆盖敷料。放尿布时注意不要盖住脐部，以免摩擦污染。

（4）体重：正常新生儿应每日测体重，至少每天 2~3 天测一次，以了解体重下降，回升和增长情况。正常新生儿生理性体重下降不超过 10%，生后一周左右可回升到出生体重，以后每日增长 20~30g。体重可以很好地反映孩子的健康状况和喂养情况。

（5）新生儿的外环境应保持明亮、整洁、空气新鲜、湿度适中，并维持适中温度，使新生儿体温保持在 36.5~37.3℃之间。

126　新生儿生长发育指标

全面的体格发育评估是根据详细的形态学指标如：体重、身长、胸围、头围、上臂等测量指标来判断，但出生短时间内测量的指标只包括体重和身长。根据出生体重和胎龄可以判断胎儿宫内发育的状况，出生体重在该胎龄平均体重的第 10 至 90 百分位数内者为适于胎龄儿（AGA），是胎儿正常发育的结果；出生体重在该胎龄平均体重的第 10 百分位数以下者为小于胎龄儿（SGA），是胎儿发育迟缓的结果，如小于胎龄第 5 百分位数则预后差；出生体重在该胎龄平均体重的第

90 百分位数以上者为大于胎龄儿（LGA），是胎儿发育加速的结果。

体重测量应在出生后一小时内完成，磅秤的精确读数应可至 10g，误差不应大于 50g。

新生儿身长可在出生时测量，但头位胎儿胎头有明显塑形时可能影响结果，可在出生后 24~72 小时内完成。测量是应用木制测量床或测量板，新生儿仰卧，两下肢完全伸直，测量从头顶到足底的长度，不可用软尺测量。

127　新生儿保温

由于新生儿易于散热，而产热机制不够完善，因此保温措施尤其重要。具体如下：

（1）生儿出生或洗澡后需要立即擦干，并用温热的毯子包裹，由于头部散热较多，最好戴帽子。

（2）保持周围环境温度适中，新生儿的环境适中温度为 35℃左右。各种护理操作应该使新生儿处于一个适中温度的微环境中。

（3）包裹保温是最常用的方法。而暖箱保温可以提供不同的适中温度，适合早产儿，低体重儿和高危儿。理想的皮肤温度为 36.5~37.3℃，箱内的湿度保持在 55%~65% 之间。

（4）正常新生儿应该及早喂奶，及时提供足够的热能和营养。

128　新生儿生活护理

新生儿应该实行母婴同室，与母亲 24 小时不分开，日常生活护理除洗澡外应该在母亲身边进行。新生儿每日应该用温热的流水洗澡，先洗头面部，然后胸腹部，最后下肢和外阴部。浴后应用柔软的干毛巾迅速擦干全身，并于皱褶处撒少许滑石粉。洗澡时室温至少保持在 26℃ 以上，动作要轻柔，要快。洗澡后每日用 0.25% 氯霉素滴眼，并注意有无分泌物。洗澡后用 75% 酒精擦脐部，由中心向外擦，然后待自然干燥，不必覆盖敷料。放尿布时注意不要盖住脐部，以免摩擦污染。

129　新生儿喂养

母乳喂养是最合理的喂养方式，不给母乳喂养的孩子吃其他食物，用纯母乳喂养 4~6 月，4~6 个月以后循序添加辅食。若有不宜母乳喂养（如母亲有严重疾病或者服用对婴儿有害的药物），可用人工喂养，应根据新生儿的不同情况，如胎龄、体重、疾病等选择不同的配方奶，新鲜牛奶不是理想的新生儿食品。

130　新生儿免疫接种

目前我国在新生儿期的免疫接种有卡介苗，乙肝疫苗。

（1）卡介苗接种

1）适应证：足月新生儿出生后 12~24 小时，难产儿或高危儿生后 3 天，如无异常均可接种。早产儿需待体重增至大于 2300g 时方可接种。

2）禁忌证：早产儿，低体重儿（体重小于 2300g），体温在 37.5℃ 以上者，有严重呕吐、腹泻、湿疹、脓疱疮，产伤或其他疾病者。

3）接种方法：用结核菌素注射器，将 0.1ml 卡介苗于左臂三角肌下端偏外侧作皮内注射。

（2）乙肝疫苗接种：凡血清乙肝免疫标志物五项均阴性，或者表面抗体、e抗体阳性者，可于生后24小时内注射基因工程乙肝疫苗10μg，生后1个月注射5μg，生后6个月注射5μg，共三次。如生后9个月内，婴儿产生抗体（抗HBs抗体阳性），表示免疫成功。一般在注射后1个月约30%；3个月约80%；6个月约90%以上可以产生抗体。

第三节　母乳喂养

131　母乳喂养对婴儿好处

母乳喂养对婴儿身心健康及智力发育有利，母乳喂养除能为婴儿提供最理想的食品和丰富的抗感染物质，有利于婴儿健康的生长发育，少得疾病外，还能通过母婴频繁接触，有利于促进婴儿心理与社会适应性的发育和智力的开发。

132　母乳喂养对母亲的益处

能使母亲更深刻地体验到为人母之乐，增强母婴间的感情联系。喂哺有利于促进子宫收缩，减少产后出血，加速子宫复旧。哺乳期闭经有利于改善母亲的贫血和产后的康复。喂哺能消耗母亲在怀孕期储备的脂肪，加速减肥，提早恢复体型。母乳喂养经济、实惠、方便，还可以减少乳腺癌和卵巢癌的发病。

133　母亲及新生儿母乳喂养必备的生理反射

乳汁的分泌很大程度上依赖哺乳时吸吮的刺激。新生儿在生后半小时内吸吮乳头时，由乳头传来的感觉信号，由传入神经纤维抵达下丘脑，可能通过抑制下丘脑多巴胺及其他催乳激素抑制因子，致使垂体催乳激素呈脉冲式释放，促进乳汁分泌。吸吮动作能反射性地引起神经垂体释放缩宫素，缩宫素使得乳腺腺泡周围的肌上皮细胞收缩，增加乳腺管内压喷出乳汁。

134　促进母乳喂养的十大措施

1989 年世界卫生组织和联合国儿童基金会发表了《保护、促进和支持母乳喂养的联合声明》，要求每个妇幼保健机构都应做到《促进母乳喂养成功的十点措施》，即：

（1）有书面的母乳喂养政策，并常规地传达到所有的保健人员。

（2）对所有保健人员进行必要的技术培训，使他们实施这一政策。

（3）要把有关母乳喂养的好处及处理方法告诉所有的孕妇。

（4）帮助母亲在产后半小时内哺乳。

（5）指导母亲如何喂奶，以及在需要与其婴儿分开的情况下如何保持泌乳。

（6）除母乳外，禁止给新生婴儿喂任何食物或饮料，除非有医学指征。

（7）实行母婴同室，让母亲与新生儿一天 24 小时在一起。

（8）鼓励按需哺乳。

（9）不要给母乳喂养的婴儿吸橡皮乳头，或使用乳头作安慰物。

（10）促进母乳喂养支持组织的建立，并将出院母亲转给这些组织。

第四节　健康危险因素的筛查及指导

135　新生儿窒息

引起新生儿窒息是因素很多，往往是胎儿宫内窘迫的延续。例如：母亲的严重贫血，急性失血，心脏病，肺结核等母亲血氧含量较低引起；多胎，羊水过多，胎盘早剥，胎盘功能低下等影响胎盘之间循环；脐带绕颈，打结，产程延长，各种手术产以及应用麻醉、镇静药；胎粪羊水吸入，早产儿，极低体重儿，心血管畸形、膈疝等。

预防：提高产前检查质量，早期发现危险因素，及时处理。同时指导孕妇自我监护数胎动有助于早期发现胎儿缺氧。寻找各种病因而解除之，积极降低新生儿窒息的发生。而新生儿的窒息复苏必须及时到位，每个相关医护人员必须全部掌握新生儿窒息复苏处理的技术和流程。

136　湿肺

新生儿湿肺（wet lung of the newborn）又称暂时性呼吸困难。湿肺是由于肺内液体积聚引起，是一种自限性疾病，是早期新生儿呼吸窘迫常见原因之一，湿肺多见于足月儿。其发生与产科因素、孕母状态尤其分娩方式密切相关。剖宫产、急产、特别是选择性的剖宫产，宫内窘迫和生时窒息者发病率高。病史中具有上述高危因素，患儿主要表现呼吸窘迫，如出生时有窒息，抢救复苏后即出现呼吸急促，发绀，呻吟，吐沫，反应差，不吃，不哭，轻症反应正常，哭声响，体温正常。本症预后良好，病程短者 5~6 小时或 1 天内呼吸正常，长者 4~5 天恢复。

137　新生儿呼吸窘迫综合征

新生儿呼吸窘迫综合征（neonatal respiratory distress syndrome）的病因多种，其中最重要的是由于缺乏肺表面活性物质引起，主要发生在早产儿。临床以进行性呼吸困难为主要表现，病理以出现嗜伊红透明膜和肺不张为特征。

138　高血红素血症

多发生在新生儿早期，由于胆红素生成过多，肝对胆红素摄取和结合能力低下，肠-肝循环增加所致，为多种因素所引起的，临床表现为皮肤、巩膜黄染，血清胆红素升高为特点。早产儿、新生儿溶血、宫内感染；母亲有妊娠期高血压疾病、慢性心脏病、肾病、贫血、糖尿病等容易发生高血红素血症。缩宫素引产是当前引起新生儿高血红素血症的较常见原因。产钳助产，胎头吸引、臀位助产均可增加其发生的危险性。由于黄疸以轻、中度占多数，主要采用光疗。降低早产儿发生率，加强高危妊娠管理，对于高危儿娩出后进行血胆红素监测，可及早诊断和防治高胆红素血症的发生。

139　　贫血

新生儿期贫血有生理性和病理性两类。后者一般由出血、溶血、红细胞生成障碍三种原因引起。对于出生后即有严重贫血的要考虑产前或产时失血，如胎盘早剥、产伤、脐带断裂史，多胎妊娠以及妊娠期有无感染史等。生后 48 小时内出现贫血伴有黄疸者，以新生儿溶血症可能较大，溶血病患儿除苍白以外，常有黄疸、肝脾肿大、水肿等症状。

140　　代谢异常

（1）低血糖：足月儿最初 3 天内血糖低于 1.7mmol/L，3 天后低于 2.2 mmol/L 称为低血糖。新生儿低血糖常缺乏症状，主要表现为反应差、阵发性发绀、震颤、惊厥、呼吸暂停、有的出现多汗、苍白及反应低下。主要发生在母亲糖尿病史，妊娠期高血压疾病、ABO 或者 Rh 血型不合溶血、围生期窒息、感染、呼吸窘迫综合征等，尤其是早产儿、SGA 儿和哺乳晚，摄入量不足等。对于有可能发生低血糖新生儿应该出生后 1 小时给予喂 10% 葡萄糖，每次 5～10ml/kg，连续 3～4 次。

（2）低血钙：主要是神经、肌肉的兴奋性增高，表现惊厥、手足抽搐，震颤等常伴有不同程度的呼吸改变、心率增快和发绀。常见于低体重儿、各种难产儿、患儿颅内出血、窒息、败血症、低血糖以及母亲患糖尿病，食物中钙和维生素 D 不足、甲状旁腺亢进者。

（3）低血镁：血镁在 0.3～0.6mmol/L 间，常伴有低血钙，临床表现无特异性，以神经肌肉的兴奋性增高为主，包括烦躁、惊厥、抽搐等。新生儿可仅表现为眼角、面肌小抽动，四肢强直、及两眼凝视，有的表现为阵发性屏气或呼吸停止。低镁血症和低钙血症临床表现难以区分，且 2/3 伴发低钙血症。因此在低钙血症患儿经钙剂治疗无效时应该考虑有低镁血症的可能。宫内发育不良、多胎、母患低镁血症；新生儿患肝病、肠道疾病、腹泻以及牛乳喂养者易发生。血镁低于 0.6mmol/L 时诊断成立，但血镁并不能完全反映体内镁的情况，24 小时尿镁比血镁更能反映实际情况。

141　新生儿感染性疾病

感染性疾病是新生儿期重要疾病之一，并是引起新生儿死亡的主要原因，细菌和病毒是新生儿感染最常见的病原。主要通过宫内感染、分娩时产道感染、出生后喂乳以及母亲密切接触感染。常见的病原有：肝炎病毒、腺病毒、TORCH、人类免疫缺陷病毒；葡萄球菌、大肠杆菌、链球菌等。加强妊娠妇女病毒检测，发现病毒感染早期进行治疗，选用合适的分娩方式减少胎儿与病毒的接触。对于胎膜早破，产程延长者应该及时进行预防病原菌经产道上行性感染。

142　缺血缺氧性脑病

缺血缺氧性脑病（hypoxic-ischemic encephalopathy，HIE）是指各种围生期窒息引起的部分或完全缺氧、脑血流减少或暂停而导致胎儿或新生儿脑损伤，是引起新生儿急性死亡和慢性神经系统损伤的主要原因。早产儿的发病率明显高于足月儿。本病的预后与病情严重程度、抢救是否正确及时有关。积极推广新法复苏、防止围生期窒息是预防本病的主要方法。

143　新生儿自然出血症

是由于维生素 K 缺乏而导致体内某些维生素 K 依赖凝血因子活性降低的自限性出血性疾病，根据发病时间分两型。早发型：生后 24 小时之内发生，多与母亲产前服用干扰维生素 K 代谢的药物有关，轻重不一，严重者可出现多器官的出血和颅内出血。经典型：生后 2~5 天发病，早产儿可迟至生后 2 周发病，表现为皮肤的淤斑、脐带残端渗血、胃肠道出血等，而一般情况好，出血呈自限性。因此对于母亲孕期服用干扰维生素 K 代谢的药物者，应在妊娠最后 3 个月期间及分娩前各肌注 1 次维生素 K_1 10mg，所有新生儿出生后应该立即给予维生素 K_1 0.5~1mg 肌注 1 次来预防。早产儿、有肝胆疾病、慢性腹泻、长期全静脉营养的高危儿应每周静脉注射 1 次维生素 K_1 0.5~1mg。

（陈大鹏）

第七章

围生期用药

　　由于围生期母体、胎儿和新生儿有其各自的生理特性，围生期各个阶段对药物的敏感性也各有差异，在此期用药会影响到两代人的健康。研究显示妊娠期大多数药物可通过胎盘屏障进入胎儿循环，且哺乳期多数药物可经血浆乳汁屏障进入乳汁；因而，围生期的药物使用常使许多医生和患者感到困惑。围生期用药十分普遍，有统计，孕妇用药情况，每人用药 3~4 种，甚至 10 余种。目前妊娠合并症及并发症越来越多，而对疾病有效地控制对母亲、胎儿及其新生儿的健康都很重要。因此，如何在围生期选择安全、有效药物，适时适量用药，对母体疾病的有效治疗及保障围产儿健康均很重要。

第一节　妊娠期用药对胎儿的影响

144　妊娠期药物代谢与转运的特点

　　孕妇对药物的代谢：妊娠期为了适应胎儿发育的需要，母体各系统发生一系列的生理改变，代谢状况与非妊娠期有很大差异，这些改变主要是由于激素的影响，自身调节系统也起一定作用。妊娠期胃肠系统的张力和活动力主要受孕激素的影响而减弱，使排空延迟，以致药物在胃肠道停留时间长，吸收更完全。孕期血容量增加，至孕 32～34 周时血容量达高峰值，其中血浆容积约增加 50%，药物分布容积亦随之增加，药物吸收后稀释度亦增加，故药物需要量高于非孕期。孕期血液稀释，单位体积血清蛋白含量降低，而其中清蛋白下降更为明显，常出现低血清清蛋白血症，使妊娠时药物与清蛋白结合减少，血内游离药物增多，因而妊娠期用药效力增高。妊娠期肾血流量及肾小球滤过率增加，加速了药物从肾的排出，如一些主要从尿中排出的药物注射用硫酸镁、地高辛等。另外，肾功能不全，明显影响到药物在体内的蓄积。

胎盘对药物的转运：几乎所有的药物都能通过胎盘转运到胎儿体内，也能从胎儿再转运回到母体。药物本身的特点和母体胎儿循环中药物的浓度差是影响药物经胎盘转运速度和程度的主要因素。分子量小（<500）、脂溶度高、非结合、非离子化程度高的药物容易通过胎盘，通过胎盘的速度与胎盘的血流速度呈正相关。除具有转运功能外，现已确定胎盘也具有氧化、还原、水解和结合等代谢形式的催化系统，可使一些药物经胎盘代谢。例如，皮质醇及泼尼松通过胎盘转化失活为 11-酮衍生物，而地塞米松通过胎盘时不经代谢直接进入胎儿体内。因此治疗孕妇疾病，可用泼尼松、氢化可的松；治疗胎儿疾病则宜应用地塞米松。

胎儿的药理特点：药物进入胎儿体内途径主要经过胎盘，也可通过胎儿吞咽羊水，自胃肠吸收少量药物。在整个妊娠期间，即使对母体不致造成危害的药物，对胎儿却可能产生损害作用。这主要是由于胎儿的器官功能尚不完善的缘故。例如，当胎儿肝中缺乏葡萄糖醛酸转移酶时，不能将药物的代谢产物与之结合，从尿中排出；又如胎儿脑屏障的渗透性较高，药物容易透过屏障在脑中积聚；再如胎儿肾的功能较低，对药物的排泄缓慢，也容易发生蓄积中毒。

145　妊娠期用药对胎儿影响的决定因素

影响药物对胎儿影响的主要因素是使用药物本身的特性，胎儿对药物的亲和性，而最重要的是用药时的胎龄。

药物的特性：药物对胎儿的影响程度，主要取决于药物的性质、剂量、疗程长短与毒性的强弱，以及胎盘的通透性等因素。脂溶性药物渗透性最大易透过胎盘；离子化程度愈高（渗透性愈低）愈不容易透过胎盘；分子量愈小愈易转运至胎儿，如镇痛剂、镇静剂和安眠药等。胎儿对药物有的可无反应，有的甚至可致死，效应与剂量有很大关系。小剂量药物有时只造成暂时性机体损害，而大量则可使胚胎死亡，用药的持续时间愈长和重复使用都会加重对胎儿的危害。

胎儿对药物的亲和性：药物对胎儿的损害和胎儿遗传素质对药物的敏感性有关，即胎儿的基因组成决定了药物对不同胎儿影响的个体差异。同样药物，动物与动物、动物与人之间有不同影响。不同人因遗传素质不同，对药物反应也不尽相同。例如，丙戊酸钠可致胎儿发生脊柱裂、小头畸形发生率增高，但暴露于丙戊酸钠的孕妇仍有约95%的机会获得正常婴儿。因而当前仍只能对药物致畸的危险度作估计。

用药时的胎龄：用药时胎龄与损害性质有密切关系，着床前期指受精后 2 周内，受精卵着床之前。药物对胚胎的影响是"全"或"无"效应。此期虽然对药物高度敏感，但如受到药物损害严重，可造成极早期的胚胎死亡导致流产，表现为"全"；如若受到部分损害，有时还有补偿功能，胚胎可能继续发育而不发生后遗问题，表现为"无"。故如在此期曾短期服用少量药物，不必过分忧虑。致畸高度敏感期指受精后 3~9 周（即停经 5~11 周），是胚胎、胎儿各器官处于高度分化、迅速发育阶段，胚胎开始定向发育。此期服用有害药物可能导致某些系统和器官畸形。具体地说，神经组织于 15~25 日、心脏于 20~40 日、肢体于 24~46 日易受药物影响。可见妊娠 12 周内是致畸最敏感的时期。故此期用药应特别慎重。胎儿发育期是受精后第 9 周至足月是胎儿生长、器官发育，功能完善的阶段。胎儿绝大多数器官已形成，药物致畸的敏感性降低。虽然不致造成严重畸形，但对尚未分化完全的器官（如生殖系统）仍有可能受损；特别是神经系统分化、发育和增生是在妊娠晚期和新生儿期达最高峰。在此期间受到药物作用后，药物的不良影响主要表现在上述各系统、各器官发育迟缓和功能异常，可表现为宫内发育迟缓，低出生体重和功能行为异常，早产率也有所增加。此外，有些药物对胎儿的致畸不良影响，不表现在新生儿期，而是在若干年后才显示出来。如孕妇服用己烯雌酚致生殖道畸形或阴道腺癌，至青春期才明显表现出来。

妊娠期致畸因素很多，致畸原因往往不明确。1986 年 Beekman 报道，因药物引起的先天畸形较少见，仅占先天畸形原因中的 1%。另外，至今对药物致畸危险性的评定，动物实验资料的结果和临床实践经验并不完全符合；流行病学调查中也存在颇多不确定因素。因此，临床上进行孕期用药与胎儿畸形的咨询时需结合所使用药物本身的特性（FDA 分类），孕妇暴露于该药时间长短、剂量大小，用药时的胎龄以及药物致畸的概率综合判断。同时要充分权衡用药的利弊，有时疾病对母儿的危害远远大于使用药物可能的致畸风险。

146　美国 FDA 的药物分类

美国药物和食品管理局自 1980 年起根据动物实验和临床实践经验，将药物对妊娠的影响（按其危险性）分为 A、B、C、D、X 五类。

（1）A 类：孕妇的对照试验未发现药物对妊娠前三个月的胎儿有危害，也没有发现对妊娠其他阶段的胎儿有不良影响，估计药物对胎儿的危险性极小，是最安全的一类。属于 A 级的药物很少。部分维生素属于 A 类，如维生素 B、维生素 C 等，以及在正常范围剂量的维生素 A。

（2）B 类：目前尚无孕妇对照试验来证实药物对胎儿的安全性，但动物试验未发现药物对胎儿产生危害；或者在动物试验中发现药物对胎儿会产生危害，但在孕妇的对照试验中未发现药物对胎儿产生危害。多种临床常用药属此类。

（3）C 类：动物研究发现对胎儿有不良作用（致畸、杀胚或其他作用），但未在孕妇中做对照研究。或者孕妇或动物试验的结果不可靠。本类药物只有在权衡了对孕妇的好处大于对胎儿的危害之后，方可应用。如硫酸庆大霉素、氯霉素、盐酸异丙嗪等。

（4）D 类：有明确证据表明对人类胎儿有危害，但治疗孕妇疾病的疗效肯定，又无代替之药物，其效益明显超过其危害时，再考虑应用。例如，存在危及生命的或严重的疾病时，没有更安全的药物可供使用时。

（5）X 类：在动物或人的研究表明它可使胎儿异常，本类药物禁用于妊娠或将妊娠的患者。

目前药物的 FDA 分类有时是建立在个案报道及有限的动物实验基础上，它的更新也比较缓慢。因此，有学者质疑其临床指导价值。今后，更多药物的 FDA 分类将是建立在循证医学的基础上。表 8-1 列举了常用抗微生物药物的 FDA 分类。

表 8-1　常用抗微生物药物对妊娠影响的分类

A 类	B 类	C 类	D 类	X 类
无	青霉素类、头孢菌素类、青霉素类+β内酰胺酶抑制剂、红霉素、阿奇霉素、两性霉素 B、美罗培南、甲硝唑、克林霉素、克霉唑、呋喃妥因（分娩时禁用）、磺胺（分娩时禁用）、乙胺丁醇	氯霉素、环丙沙星、克拉霉素、氨苯砜、醋氨苯酚、呋喃唑酮、灰黄霉素、亚胺培南、氟康唑、伊曲康唑、酮康唑、咪康唑、甲氧苄啶、（去甲）万古霉素、氟胞嘧啶、乙胺嘧啶、利福平、异烟肼	阿米卡星、多西环素、庆大霉素、链霉素、四环素	乙硫异烟胺、利巴韦林、奎宁

147 常见对胎儿有不良作用的药物（表8-2）

表8-2 已知对胎儿有危害的药物

药 物	对胎儿可能的危害
1. 抗肿瘤药	肢体畸形、腭裂. 外耳缺损
环磷酰胺	肾、输尿管缺损
苯丁酸氮芥	多发性畸形
白消安	无脑儿、脑积水、腭裂等
甲氨蝶呤	脑积水、脑膜膨出、兔唇、腭裂
6-硫嘌呤	
2. 性激素	女性胎儿性器官男性化
睾酮	女性胎儿性器官男性化
炔雌酮、炔诺酮	苗勒管发育障碍、阴道腺癌阴道、宫颈透明细
己烯雌酚	胞癌
抗雄性激素	男性胎儿性器官女性化
3. 抗微生物类	骨骼、牙齿发育受损、多种先天缺陷
四环素类	听力、肾损害
氨基糖苷类	灰婴综合征的危险性增高
氯霉素	四肢畸形、脑瘫、发育迟缓
青霉胺	小头畸形、四肢畸形
利巴韦林	
4. 抗惊厥药	腭裂、兔唇、发育迟缓、智力低下
苯妥英钠	骨畸形、小头等多发性畸形
三甲双酮	多发性畸形、发育迟缓
丙戊酸	
5. 抗糖尿病药	多发性畸形，妊娠末期应用致新生儿低血糖
氯磺丙脲、甲苯磺丁脲	

续　表

药　　物	对胎儿可能的危害
6. 抗疟药 　氯喹	视网膜及第八对脑神经损害，四肢缺陷
7. 三环类抗抑郁症药	血细胞损害
8. 镇静剂 　巴比妥类、地西泮	长期用药新生儿对药物有依赖性
9. 抗凝剂 　双香豆素类 　华法林	胚胎病变、中枢、骨骼、颜面畸形 流产、死胎、胎儿华法林综合征
10. 抗甲状腺药 　碘剂 　丙硫氧嘧啶	先天性甲状腺肿大、甲状腺功能低下 先天性甲状腺肿大
11. 美沙酮、海洛因	长期应用新生儿对药物有依赖性
12. 反应停	四肢缺陷、心脏畸形
13. 乙醇	发育迟缓、异常面型、智力障碍

148　　妊娠、分娩期用药原则

　　生育年龄，有受孕可能的妇女用药时，需注意月经是否过期，孕妇在其他科诊治，应告诉医生自己已怀孕和孕期时间而任何一个医生问病时勿忘询问末次月经及受孕情况。以免"忽略用药"。

　　孕妇健康有利于胎儿的正常生长发育，有急、慢性疾病的患者应注意在孕前进行治疗，待治愈后或在医生指导监护下妊娠。孕妇患病则应及时明确诊断，并给予合理治疗，包括药物的治疗和是否需要终止妊娠的考虑。正确选择对胎儿无损害而又对孕妇所患疾病最有效的药物。

孕妇自服药有一定的普遍性，因此必须加强宣教。孕期可用可不用的药物尽量少用，尤其是在孕 3 个月以前。烟、酒、麻醉药均属药物范畴，对孕妇和胎儿同样有害。

孕期患病，必须用药时，能用一种药物就避免联合用药，能用效果肯定的老药就避免使用尚未确定对胎儿有无不良影响的新药，能用小剂量药物就避免用大剂量药物。应根据孕妇病情需要选用有效且对胎儿比较安全的药物。应尽量选用确经临床多年验证无致畸胎作用的 A 类或 B 类药物，若病情需要选用 C 类或 D 类药物，宜在患者及家属知情选择的情况下使用。根据药物对胎儿影响程度不同，从选择对胎儿影响最小的药物用起。在必须用药时，要告知患者继续妊娠可能引起的风险。

根据孕周大小即胎儿所属发育时期考虑用药，如孕 3 个月以内是胎儿器官发育重要时期，用药要特别慎重，可以推迟治疗的，尽量推迟到这个时期以后。为防止药物诱发胎儿畸形，在妊娠前 3 个月，不宜用 C、D 类药物（动物 C 和人体 D 有危害的证据）。若病情急需，要应用肯定对胎儿有危害的药物，则应先终止妊娠，再用药。在妊娠 3 个月后使用 C 类药时也需权衡利弊，确认利大于弊时方能应用。一般情况下 D 类药物在孕期避免使用。

如孕妇已用了某种可能致畸的药物，应根据药物用量、用药的持续时间及用药时的孕龄等因素综合考虑评估危险度。

中药或中成药一般可按药物说明书孕妇"慎用"或"禁用"执行。孕期应尽量避免不必要的用药，包括保健品。国内资料显示：人参的主要活性成分人参皂苷对大鼠胚胎有致畸作用，建议妇女在妊娠前 3 个月内慎用人参。国外也有甘草能刺激孕妇体内制造前列腺素，可使孕妇早产的报道。

　　严格掌握用药指针、剂量、用药持续时间，注意及时停药。

149　　父亲用药对胎儿的影响

　　长期以来，父亲接触有害物质是否可引起子代的畸形一直是人们关注的问题。来自动物和人类的一些数据提示父亲暴露于有害环境或药物可能增加子代不良结局的风险。如雄鼠接触甲醛、铅等与子鼠行为缺陷风险增加密切相关。尽管人类观察结果报告的不一。有报道显示，父亲接触汞、铅、杀虫剂、麻醉气体等增加早期流产的比例；从事艺术、纺织行业的男性，其子代死胎、早产、发育迟缓的风险增加。但根据美国疾病控制中心 1998 年的研究报道，父亲接触治疗性药物、原子辐射及橙剂（一种除莠、落叶剂）与子代异常无相关性。父亲有害物质接触对子代影响的可能机制为：诱导精子的基因突变或染色体异常，由干细胞发育为功能成熟的精原细胞约需 64 天，因此受孕前 2 个月内任何时间接触有害物质都有导致精子突变的可能。所以服用具有诱导细胞突变作用药物男性的配偶，2 个月内不宜怀孕。蓄积在精液内的药物在交配时可能暴露给胚胎。暴露于药物或有害物质的男性干细胞可能会发生基因印记的改变，或者导致基因表达的其他改变。

（邢爱耘）

第二节　哺乳期用药对新生儿的影响

150　哺乳期用药对新生儿影响的决定因素

母乳是婴儿最理想的营养品，而且还含有多种免疫物质，鼓励母乳喂养和提前授乳是有利于婴儿的保健措施。近年来国内外均推崇母乳喂养，而哺乳期妇女用药时药物是否要向乳汁中转运以及对婴儿有无危害等问题也逐渐被人们关注。研究显示，哺乳期患者接受药物治疗后，药物可自乳汁分泌，通常母乳中药物含量不高，不超过哺乳期患者每日用药量的1%；少数药物乳汁中分泌量较高，而无论乳汁中药物浓度如何，均存在对婴儿潜在的影响，并可能出现不良反应，因此给母亲用药时不仅要考虑对乳母本身的影响，还必须考虑其可能对婴儿的危害。

几乎所有药物都能通过血浆乳汁屏障（由毛细血管、内皮-间质、基底膜、细胞膜、腺上皮细胞组成）转运至乳汁中，婴儿吮吸后通过消化道吸收入血然后排泄和代谢。母体用药后经乳汁向婴儿转运过程如图8-1所示。

乳汁中的药物可能会对婴儿产生影响和危害，这主要取决于药物本身的性质，几乎能通过胎盘的药物均能通过血浆乳汁屏障进入乳汁，因此孕期不适宜用的药物，哺乳期也不宜应用。除此之外，婴儿接受的药物剂量及其对婴儿的影响主要决定于以下因素：

乳汁中药物浓度。绝大部分药物均能通过血浆乳汁屏障从乳汁排出并能测出药物浓度，乳汁中药物浓度受多种因素

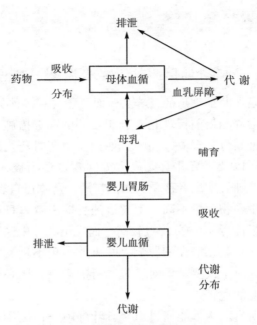

图 8-1 母体用药经乳汁向婴儿转运过程

的影响。各种常见药物在母体血浆、乳汁和新生儿血浆中的
药物水平不相同（表 8-2）。

表 8-2 药物排入乳汁及婴儿体内的浓度

药物	浓度（μg/ml）		
	母血浆	乳汁	新生儿血浆 *
头孢噻吩	17~31	0.4~0.6	2.8~12.5

药物	浓度（μg/ml）		
	母血浆	乳汁	新生儿血浆*
氨苄西林	20~35	5~10	0.5~1.0
氯霉素	20~40	13~30	2~5
多黏菌素	3~5	0.5~0.9	0.01~0.05
红霉素	5~20	20~50	10~20
庆大霉素	3~8	1~3	—
异烟肼	6~12	6~12	3~6
卡那霉素	5~35	2~5	0.05
白霉素	3~15	0.5~2	0.01~0.05
萘啶酸	20~40	5~10	10~20
呋喃妥因	0.3~1.5	微量	微量
新生霉素	12~52	3~5	5~20
苯唑西林	5~10	0	0
青霉素 G	60~120	5~35	0.2~1
利福平	5~15	2~5	0.5~2
磺胺异噁唑	60~120	60~120	50~100
甲苯磺丁脲	33~40	3~18	
苯妥因	6~16	1.1~3.1	0
扑米酮	6~16	2.3	0
乙琥胺	30~70	23~57	0
苯巴比妥	20~50	20~50	10~20
卡马西平®	6~12	5~10	5~7
地西泮	0.5~1.5	0.2~1	0.2~0.8
溴化物	150~200	10~50	10~60

续　表

药物	浓度（μg/ml）		
	母血浆	乳汁	新生儿血浆＊
氯丙嗪	1	0.3	0.05~0.1
丙米嗪	2~13	0.5~1.5	0.05~0.5
碳酸锂	2~11	0.7~1	0.5~1.5

＊24小时婴儿哺乳量为500~700ml

　　哺乳量及哺乳时间。婴儿每日哺乳量和哺乳时间也影响婴儿所摄入的药量。婴儿接受的药物剂量与哺乳量密切相关。哺乳时间不同，乳汁中药物浓度也不同，因此，应尽量在药物在乳汁中分布最低的时候给婴儿哺乳。

　　婴儿胃肠道吸收功能。乳汁中药物水平相同的药物，由于各种药在新生儿胃肠道吸收程度不一致，所以对婴儿影响不相同。吸收差的药物除了可能发生过敏，很少有其他不良影响。婴儿胃肠道对乳汁中的脂溶性药物均可吸收。早产儿、新生儿的胃肠道似能吸收某些大分子物质，从而造成婴儿对乳汁中的微量药物可能变得更为敏感。新生儿胃酸分泌较少，青霉素等遇酸不稳定的药物破坏少而吸收多。

　　婴儿肝肾功能对药物的清除能力。新生儿的肝代谢功能和肾排泄功能均未完善，且缺少与代谢相关的酶，故对药物敏感性高，易产生毒性作用。

151　药物在乳汁中浓度

　　药物主要是以被动扩散的方式通过血浆乳汁屏障从乳母血液转运到乳汁中，有许多因素能影响药物向乳汁中的转运，其中最主要的影响因素如下：

（1）母体的血浆药物浓度：乳母血浆与乳汁间药物浓度梯度是决定药物向乳汁转运的主要因素。而母体血浆药物浓度除依赖于母体用量、给药途径外，还依赖于母体内药物的药动学过程，并以药物的分布容积最为重要。由于大多数药物的分布容积均较高，血浆浓度相对较低，因此转运入乳汁中的药物含量有限，一般仅占乳母用药量的 0.5%～1.5%，但也有例外，如红霉素、地西泮、苯巴比妥类、磺胺药、卡马西平等。

（2）给药途径：静脉给药后母血中立即出现峰值，而口服则因药而异，常需 60～120 分钟后出现峰值，乳汁中峰值一般较母血浆中峰值晚出现 30～120 分钟，其峰值一般不超过血浆峰值。乳汁中药物消散随时间而减少，减少的速度慢于血浆的药物消散速度。

（3）药物的理化性质

1）药物的 pH 值：母体血液 pH 值为 7.35～7.45，乳汁 pH 值为 6.35～7.30，故弱碱性的药物（如红霉素、异烟肼等）易于通过血浆乳汁屏障，用药后乳汁中药物浓度接近甚至可超过母血浆浓度；相反弱酸性的药物（如青霉素、磺胺类）不易通过血乳屏障，则乳汁中药物浓度常低于母血浆中浓度。

2）药物的脂溶性：乳汁中脂肪含量较高，脂溶性高的药物为非离子型，易于透过富含脂质的细胞溶于母乳的脂肪中；脂溶性低的药物，即使是非离子型，也难以向乳汁转运。

3）药物的分子量：药物分子量愈小愈容易转运，分子量<200 的水溶性药物（如酒精、吗啡、四环素等）通过简

单扩散即可从血浆向乳汁转运，乳汁中浓度与母血浆接近。临床上应用的药物分子量大多在 250~500 之间，不能自由移行入母乳中，如肝素、胰岛素等高分子化合物难以向乳汁中转运。

4）药物的蛋白结合能力：药物与血浆蛋白结合后，难以通过生物膜，只有游离型的药物才能扩散进入乳汁。因此游离型药物浓度大小影响药物向乳汁的转运，如蛋白结合率高的磺胺类药物、苯唑西林钠（新青霉素Ⅱ）等难以向乳汁转运。

（4）母体的因素：乳房的血流量、乳汁分泌量、乳母健康状况及乳汁的 pH 值、脂肪含量等都可影响药物向乳汁中的转运。如氨基糖苷类抗生素在母血中浓度可因母体肝肾功能不全而显著增高，故乳汁转运药量亦相对增多。

152　哺乳期用药原则

为了婴儿的健康，哺乳期不要滥用药物，应权衡母婴利弊，慎重选择安全、有效、适量、必用的药物（常用药物的选择见表 8-3）。哺乳期用药原则如下：

表 8-3　哺乳期用药选择

药　名	乳汁中含量	对婴儿影响	哺乳期妇女选择
1. 抗生素类及抗感染药物			
青霉素类	少~中	微小、偶有过敏	可用
头孢菌素类	少	微小、偶有过敏	可用
氨基糖苷类	少	耳毒性、肾毒性	慎用

药　名	乳汁中含量	对婴儿影响	哺乳期妇女选择
大环内酯类	中	肝毒性	可用（注意剂量）
氯霉素	多	灰婴综合征、骨髓抑制、拒食、呕吐	禁用
四环素类	多	乳齿受损、珐琅发育不全	禁用
林可霉素	多	有引起假膜性结肠炎的潜在危险	慎用
克林霉素	多	无有害报道	慎用
喹诺酮类	多	可引起未成年动物关节病变	慎用
甲硝唑	多	对婴儿安全性尚未肯定	慎用
异烟肼	多	未肯定有害	长期应用应停止哺乳
奎宁	多	偶见血小板减少	慎用
氯喹	无		可用
2. 心血管系统及呼吸系统药物			
β-受体阻滞剂	微	无	可用
血管紧张素转化酶抑制剂（如卡托普利）		骨髓抑制、影响肾	避免应用
钙通道阻滞剂		临床研究尚不充分	避免应用
呋塞米	无	无	可用

续　表

药　名	乳汁中含量	对婴儿影响	哺乳期妇女选择
氢氯噻嗪	多	影响水电解质平衡、血小板减少	禁用
地高辛	中	无（婴儿吸收极少）	可用
奎尼丁	少	潜在毒性，产生中枢抑制	慎用
维拉帕米	少	无	可用
抗心绞痛药		临床研究尚不充分	避免应用
氨茶碱	多	引起婴儿兴奋、烦躁	慎用

3. 激素类及内分泌病用药

促肾上腺皮质激素	无		可用
^{131}I	非常明显	永久性甲状腺功能丧失	禁用
甲状腺素	少~中		可用
硫脲嘧啶	多	甲状腺肿及粒细胞减少	禁用
丙硫氧嘧啶	微	无	可用，注意随访
甲巯咪唑	微	无	可用，注意随访
胰岛素	无	无	可用
甲苯磺丁脲	中	引起新生儿黄疸和低血糖	不宜应用

药 名	乳汁中含量	对婴儿影响	哺乳期妇女选择
口服避孕药	多	男性乳房大、致癌	禁用

4. 镇静催眠药、麻醉镇痛药及抗精神病药

药 名	乳汁中含量	对婴儿影响	哺乳期妇女选择
苯巴比妥	多	产生肝微粒体酶、镇静	小量可用
苯妥英钠	微量	抑制中枢神经	小量可用
水合氯醛	微	无	可用
地西泮	中	镇静	慎用
甲丙氨酯	血浆水平的4倍	镇静	禁用
碳酸锂	$1/3 \sim 1/2$血浆量	肌无力、低温、发绀	禁用
卡马西平	中	无	可用
氯丙嗪	多	昏睡	慎用
哌替啶	少		可用
吗啡	多	抑制呼吸、成瘾	禁用
可待因	少		可用
咖啡因	中	兴奋	避免大量

5. 解热镇痛药

药 名	乳汁中含量	对婴儿影响	哺乳期妇女选择
吲哚美辛	多	长期可致惊厥	小量安全
阿司匹林	微	微小，血小板功能改变	小量安全
保泰松		毒性强	慎用
布洛芬	无		可用

续　表

药　名	乳汁中含量	对婴儿影响	哺乳期妇女选择
6. 胃肠道用药			
缓泻药	中	腹泻	慎用
西咪替丁		抑制胃酸分泌、影响肝功能	慎用
雷尼替丁		毒性大	禁用
复方氢氧化铝	微	无	可用
	中		慎用
麻黄碱	无		可用
酚酞	多	稀便	小量安全
7. 抗凝药			
双香豆素	微	无	可用
华法林	少		可用
肝素	少		可用
苯茚二酮	多	出血、过敏	禁用
8. 其他			
抗肿瘤药		危害大	禁用
酒精	微	镇静、假库欣综合征	偶可用少量
氯苯那敏			可用
阿司咪唑			可用

（1）避免应用禁用药物，如必须使用，应停止哺乳。乳母必须用药，但该药对婴儿的安全性又未能证实时，应暂停哺乳或改用人工喂养。

（2）必须使用慎用药物时，应在临床医师指导下用药，并密切观察婴儿的反应。值得注意的是，企图通过挤空乳房来清除乳汁中的药物是徒劳的。

（3）确定乳母用药指征并选择疗效好、半衰期短的药物；剂量大或疗程长时，应检测婴儿血药浓度。

（4）用药途径以口服或局部最好，尽可能用最小有效剂量，不要随意加大剂量。

（5）乳母可在授乳后立即用药，并适当延迟下次哺乳时间，或在婴儿较长睡眠前用药，有利于婴儿吮吸乳汁时避开血药浓度的高峰期，减少药物向婴儿移行。

（张　力　邢爱耘）

第三节　新生儿期用药

153　新生儿药物代谢的特点

新生儿作为未完全发育成熟的个体，对药物代谢有其独有的特点，并且受到胎龄、日龄和病理改变的影响。为了达到新生儿用药的安全有效，临床医师需要了解新生儿药物代谢的特点以合理使用药物。药物的代谢包括药物吸收、分布、代谢和排泄。

（1）药物吸收

1）肠道给药：新生儿胃排空延迟，药物达到肠道缓慢，常导致新生儿肠道给药达不到可靠的药物浓度。同时在新生儿期胃食管反流极为常见，可降低口服药物的治疗效果。新生儿，尤其是早产儿，由于脂肪吸收不良，也可改变肠道药物的吸收。

2）肌内注射：新生儿由于局部血流灌注不足，肌肉组织较少，特别在缺氧、休克等情况下，肌内注射难以充分吸收。同时，局部肌内注射可导致局部硬肿或脓肿，药物在局部蓄积，吸收缓慢，血药浓度可能在较长时间内缓慢上升，故新生儿应尽量避免肌内注射，特别是多次的肌内注射。

3）静脉注射：可最好保证新生儿有效药物使用的途径。但对于极低出生体重儿，当静脉输注速度极慢时，可延缓药物进入血循环。推荐在新生儿静脉给药时使用输液泵。

（2）药物分布

1）细胞外液：新生儿总的体液量（从早产儿至少占体重的80%到足月儿的70%）大大高于成人（55%~60%），细胞外液也较多。由于药物首先在细胞外液均匀分布才能达到位于细胞膜或细胞内的药物受体部位，故新生儿过多的细胞外液体可使受体部位药物浓度降低。

2）脂肪：新生儿脂肪含量低，特别是早产儿。由此，脂溶性药物（如地高辛）不能与之充分结合，则血中游离药物浓度升高。

3）血浆蛋白：新生儿药物血浆蛋白的结合力低于成年人，结果使更多的药物与受体位点结合，从而引起一个更强烈的药理反应。这样，在成人被认为是安全的血浆药物浓度就可能引起副反应。

（3）药物的代谢

大多数药物均需要通过体内代谢转化为水溶性及离子化的代谢产物排出体外。药物代谢的过程包括I期反应（氧化、还原、水解）和II期反应（结合）。肝是药物代谢的最重要器官，早产儿肝脏药物代谢能力较差。

1）细胞色素 P-450 是 I 期反应中最重要的酶，新生儿肝脏微粒体中细胞色素 P-450 总量明显不足，足月时仅为成人的 50%，造成茶碱、咖啡因、地西泮等需要细胞色素 P-450 代谢的药物清除率和半衰期明显延长。

2）II 期反应是合成或结合反应，有增加药物亲水性的功能，从而促进肾脏的清除。在 II 期反应中最重要的是葡萄糖醛酸转移酶（UDPGT）。尽管 UDPGT 活性在出生后迅速上升，但新生儿期 UDPGT 酶活性明显不足。典型的例子即在新生儿使用经 UDPGT 代谢的氯霉素后，发生致死性循环衰竭（灰婴综合征）。

（4）药物的排泄：绝大多数药物将最终通过肾排泄，少部分通过肠道、胆道和肺排出。新生儿出生时肾小球和肾小管功能均低，按体表面积计算，新生儿肾血流量只有成人的 20%~40%，肾小球滤过率为成人的 30%~40%；早产儿更低。出生后肾小球滤过率明显上升而肾小管功能成熟缓慢。这种球管功能不平衡的现象将持续数月。故新生儿肾对药物的清除率明显低于成人，容易发生药物在体内的积聚。所以，新生儿用药剂量宜小，间隔时间宜长。

154　常见对新生儿有不良影响的药物

（1）抗生素类

1）氯唑西林：氯唑西林钠为一种半合成的异唑类抗葡萄球菌青霉素。氯唑西林钠主要用于耐药金黄色葡萄球菌引起的感染如败血症、泌尿系统感染、骨髓炎、心内膜炎、皮肤软组织感染、创伤和烧伤感染等，也可用于化脓性链球菌或肺炎球菌与耐青霉素葡萄球菌所致的混合感染。由于其静脉大剂量注射可引起口周围、面部和四肢皮肤发麻，严重时有肌颤、抽搐等神经毒性反应故在新生儿应慎用或禁用。

2）氯霉素：是治疗伤寒、副伤寒的首选药物。外用可治疗沙眼。因脑脊液浓度高，常用于治疗细菌性脑膜炎和脑脓肿。可引起粒细胞缺乏症、再生障碍性贫血以及精神症状，长期应用可引起二重感染。在新生儿、早产儿用量过大可发生骨髓抑制，即灰婴综合征。其他副作用包括腹胀、呕吐、呼吸不规则、进行性面色苍白等；过敏反应等。目前已在新生儿禁用。

3）林可霉素：林可霉素能抑制细菌蛋白质合成，对大多数革兰阳性菌和某些厌氧菌有抗菌作用。其副作用有：①胃肠道反应：应口服或注射给药均可发生胃肠道反应，可表现为食欲缺乏、恶心、呕吐、胃部不适、胃炎、舌尖或肛门瘙痒和腹泻。腹泻多于用药后 3~10 天内发生。肝损害据报道，大剂量用药可引起转氨酶升高，胆红素升高伴有肝的病理改变。因此，肝功能不全者应慎用。②过敏反应表现为药疹、皮炎、黏膜溃疡、血管神经性水肿、血清病以及日光过敏等。有时还可引起过敏性哮喘、嗜酸性粒细胞增多、血小板减少性紫癜等。甚至有引起过敏性休克的报道。③心血管反应大剂量快速静脉注射可引起血压下降、心电图改变、潮红及发热感等，甚至可致心跳骤停。因此，本品不可直接静脉推注，宜稀释后静脉点滴，且滴速要慢。④其他：林可霉素还可致口周麻木、耳鸣、眩晕等。由于林可霉素能进入胎儿循环，孕妇及哺乳期妇女慎用。新生儿禁用。

（2）中枢神经系统用药

1）吗啡：由于其对呼吸中枢的抑制作用，在新生儿禁用。

2）阿片全碱：作用同吗啡。连续使用可致依赖（成瘾）性，需慎用。因本品可经胎盘、乳腺排出而抑制新生儿及婴儿呼吸，故不仅在新生儿，而且在哺乳期妇女、临产妇女均禁用。

3）舒必利：本品属苯甲酰胺类抗精神病药，还具有强止吐和抑制胃液分泌作用。其常见的副作用包括失眠、早醒、头痛、烦躁、乏力、食欲缺乏等。剂量大时可出现锥体外系反应，如震颤、僵直、流涎、运动迟缓、静坐不能、急性肌张力障碍。并可引起血浆中泌乳素浓度增加，引起相关的症状。有报道可出现心电图异常和肝功能损害。少数患者可发生兴奋、激动、睡眠障碍或血压升高。长期大量服药可引起迟发性运动障碍。在新生儿禁用。

（3）泌尿系统的药物：阿佐塞米，作用类似呋塞米，但降压作用较弱和抗利尿激素作用较强。常见的不良反应有电解质紊乱，血栓栓塞，血中尿酸及血糖增多，禁用于中毒、肝昏迷、肾功能不全、低血钾等患者。新生儿、孕妇、授乳妇慎用。

（4）抗过敏药物

1）苯海拉明：为乙醇胺的衍生物，本药可透过血脑屏障进入中枢。由于其中枢神经抑制作用，并可导致共济失调、恶心、呕吐、食欲缺乏等。新生儿、早产儿禁用。

2）氯苯那敏：竞争性阻断组胺 H_1 受体的作用甚强，对中枢抑制作用较轻，抗胆碱作用用亦较弱，是最常用的抗组胺药。由于其具有一定的中枢抑制作用，2 岁以下儿童应慎用。该药中毒时表现为：瞳孔散大，面色潮红，幻觉，兴奋，共济失调，惊厥，最后出现昏迷，心脏及呼吸衰竭而死亡。解救时应采取对症治疗和支持疗法。出现惊厥时，可酌情给予硫喷妥钠予以控制。切不可将组胺作为解毒剂。

（5）消化系统的药物：西沙必利为一种新型全胃肠动力药，在治疗胃食管反流、溃疡病、小儿便秘等疾病中疗效好。但是应注意西沙必利为一种致心律失常的药物，其能够延长QT间期，尤其和红霉素等药物合用时，故在应用西沙必利时，应定期监测心电图，以防心律失常的发生。目前对在新生儿使用的安全性存在较大的争议。大部分临床医师建议在没有更多和确实的临床资料之前，不推荐在新生儿使用该药物。

由于新生儿各器官发育的不完善，临床在使用药物时应充分考虑药物的不良反应，详细参阅药典，以保证用药安全为原则，尤其对新药的应用，更需有新生儿安全性的资料。

155　新生儿用药原则

（1）首先应明确诊断，对症下药，应有明确的用药指针，避免盲目选择药物。避免多种药物同时使用。许多药物的药理作用时相互对抗的，另外还可能存在配伍禁忌。如洋地黄化后给予大剂量钙剂，可能导致洋地黄中毒。同时还可能出现理化配伍禁忌，如维生素 C 和苯巴比妥合用，可造成苯巴比妥析出和维生素 C 的水解。

（2）了解新生儿的药物代谢特点，注意避免使用禁用和忌用的药物。如新生儿体内酶系统不成熟、影响某些药物（如氯霉素）代谢灭活，致血浓度异常增高；肾发育不全，许多经肾排泄的药物如氨基糖苷类排泄减少，毒性反应发生增多；细胞外液容量较大，药物消除相对缓慢，消除半衰期延长；血浆蛋白与药物（磺胺药）结合能力较成人为弱，游离药物浓度较高，磺胺药与胆红素竞争血浆蛋白结合，血中游离胆红素增高并沉积于脑组织，引起胆红素脑病。

（3）熟悉药物本身的作用和副作用、药物剂量和用法。如在使用阿托品抢救休克患儿时，主要利用其抗胆碱作用，解除平滑肌痉挛，改善微循环；同时，其抗胆碱能作用还可抑制腺体分泌，解除迷走神经对心脏的抑制，造成心率增快、瞳孔散大、眼压增高，故在使用时，应加强呼吸道湿化，防止痰液干结，并密切注意心率和血压变化，及时处理不良反应。

（4）选择合适的给药途径及方法。给药的方法主要根据病情的轻重缓急、用药目的和药物本身的性质决定。静脉给药可短期达到较高的血药浓度，保证药物的完全注入，主要用于危急重症，但需要警惕输液反应。在静脉输液时应严密观察，防止渗漏所导致的局部组织坏死、静脉炎以及血管栓塞。尽量避免肌注给药。

（5）目前抗生素的使用非常广泛，需要特别明确新生儿的抗生素用药量宜适当减少，尽量减少抗生素使用的种类，病因不明时可使用两联抗生素，罕有使用三联抗生素；对新投放市场的抗生素，应有在新生儿使用的安全性报告后才能使用

（6）新生儿期肝、肾均未发育成熟，肝酶的分泌不足或缺乏，肾清除功能较差，因此新生儿应避免应用毒性大的药物，包括主要经肾排泄的氨基糖苷类、万古霉素、去甲万古

霉素等，以及主要经肝代谢的氯霉素。确有应用指征时，必须进行血药浓度监测，据此调整给药方案，个体化给药，以确保治疗安全有效。不能进行血药浓度监测者，不可选用上述药物。

（7）新生儿期由于肾功能尚不完善，主要经肾排出的青霉素类、头孢菌素类等β内酰胺类药物需减量应用，以防止药物在体内蓄积导致严重中枢神经系统毒性反应的发生。

（8）新生儿的体重和组织器官日益成熟，药物在新生儿的药代动力学亦随日龄增长而变化，因此使用药物时应按日龄调整给药方案。

（陈大鹏　邢爱耘）